权威·前沿·原创

皮书系列为
"十二五""十三五""十四五"时期国家重点出版物出版专项规划项目

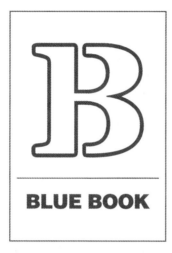

BLUE BOOK

智 库 成 果 出 版 与 传 播 平 台

医改蓝皮书

BLUE BOOK OF HEALTH CARE REFORM

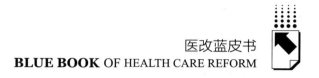

公立医院高质量发展报告（2024）

REPORT ON HIGH-QUALITY DEVELOPMENT OF PUBLIC HOSPITALS (2024)

组织编写／上海交通大学中国医院发展研究院

主　编／许树强　范先群　瞿介明　宁　光

副主编／赵维莅　张抒扬　李为民　梁廷波　雷光华

社会科学文献出版社
SOCIAL SCIENCES ACADEMIC PRESS (CHINA)

图书在版编目（CIP）数据

公立医院高质量发展报告 . 2024 / 许树强等主编；
赵维莅等副主编 . -- 北京：社会科学文献出版社，
2024.3（2024.5 重印）
（医改蓝皮书）
ISBN 978-7-5228-3136-7

Ⅰ . ①公… Ⅱ . ①许… ②赵… Ⅲ . ①医院-管理-
研究报告-中国-2024 Ⅳ . ①R197.32

中国国家版本馆 CIP 数据核字（2024）第 024635 号

医改蓝皮书

公立医院高质量发展报告（2024）

主　　编 / 许树强　范先群　瞿介明　宁　光
副 主 编 / 赵维莅　张抒扬　李为民　梁廷波　雷光华

出 版 人 / 冀祥德
组稿编辑 / 周　丽
责任编辑 / 张丽丽
责任印制 / 王京美

出　　版 / 社会科学文献出版社 · 生态文明分社（010）59367143
　　　　　　地址：北京市北三环中路甲 29 号院华龙大厦　邮编：100029
　　　　　　网址：www.ssap.com.cn
发　　行 / 社会科学文献出版社（010）59367028
印　　装 / 天津千鹤文化传播有限公司

规　　格 / 开本：787mm×1092mm　1/16
　　　　　　印张：20.25　字数：305 千字
版　　次 / 2024 年 3 月第 1 版　2024 年 5 月第 2 次印刷
书　　号 / ISBN 978-7-5228-3136-7
定　　价 / 128.00 元

读者服务电话：4008918866

编　委　会

主　　编　许树强　范先群　瞿介明　宁　光

副 主 编　赵维莅　张抒扬　李为民　梁廷波　雷光华

编写成员　（按姓氏拼音排序）

陈跃来　丁　强　高学成　顾建英　顾志冬

金昌晓　冷熙亮　刘　彬　刘连新　刘逸杰

刘志刚　马建明　马辛格　沈　洁　沈士祺

孙　斌　孙　锟　王拥军　肖海鹏　谢泽宁

徐小平　殷善开　张　琪　张铁山　郑军华

郑兴东

主要编撰者简介

许树强 医学硕士、法学博士、经济学博士后，教授，主任医师，博士生导师，现任上海交通大学讲席教授，上海交通大学中国医院发展研究院院长，上海交通大学医学院附属瑞金医院特聘教授。第十一、十二届全国政协委员及教科文卫委员会委员。国家有突出贡献中青年专家，享受国务院政府特殊津贴专家。曾任中日友好医院院长兼党委副书记、国家卫生健康委员会原卫生应急办公室（突发公共卫生事件应急指挥中心）主任、国家卫生健康委员会体制改革司司长等。

范先群 医学博士，教授，主任医师，博士生导师，中国工程院院士，教育部长江学者特聘教授，眼科学专家，第十四届全国人大代表。现任上海交通大学副校长、上海交通大学医学院院长，上海市眼眶病眼肿瘤重点实验室主任。兼任亚太眼肿瘤眼病理学会主席，亚太眼整形外科学会第五届主席，国际眼科科学院院士，英国皇家眼科学院院士和爱丁堡皇家外科学院荣誉院士。致力于眼科疾病的临床诊疗和基础研究。尤其聚焦眼肿瘤和眼眶病诊疗技术创新和发病机制研究，是我国眼眶外科和眼恶性肿瘤介入治疗领域的主要开拓者。以第一完成人获两项国家科技进步二等奖，获何梁何利基金科学与技术进步奖、亚太眼科学会最高学术成就奖"De Ocampo Lecture"。

瞿介明 医学博士，呼吸内科主任医师，二级教授，博士生导师，上海市领军人才，现任上海交通大学医学院附属瑞金医院党委书记、学术委员会主任，中华医学会呼吸病学分会主任委员、中国医师协会呼吸医师分会副会长、上海交通大学医学院呼吸病研究所所长。致力于呼吸系统疑难危重疾病临床和基础研究。主持多项国家重大科技研究项目，主编或副主编10部著作。获得教育部科技进步二等奖、上海市科技进步一等奖等共9次。

宁 光 医学博士，主任医师，教授，博士生导师，中国工程院院士，上海交通大学光启讲席教授，上海交通大学医学院附属瑞金医院终身教授。现任上海交通大学医学院附属瑞金医院院长，上海市内分泌代谢病研究所所长。兼任中国医师协会内分泌代谢科医师分会名誉会长，中华医学会内分泌学分会原主任委员，《中华内分泌代谢杂志》总编辑，*Journal of Diabetes* 主编。致力于内分泌代谢病，尤其是内分泌肿瘤与糖尿病诊治及研究。在国际高水平学术期刊发表成果500余篇，获国家科技进步二等奖等奖项，获树兰医学奖、中国医师奖、吴阶平医药创新奖、白求恩式好医生称号、以色列糖尿病联盟终身成就奖、美国内分泌医师协会国际内分泌医师奖和 Yutaka Seino 杰出领导奖。

赵维莅 医学博士，主任医师，教授，博士生导师，教育部长江特岗学者特聘教授，国家杰出青年科学基金获得者，科技部领军人才，国家有突出贡献中青年专家。现任上海交通大学医学院附属瑞金医院副院长，上海市重中之重临床医学中心主任，上海血液学研究所所长，中华医学会血液学分会副主任委员，中国病理生理学会实验血液学专委会秘书长，中国临床肿瘤学会抗淋巴瘤联盟副主席，*Frontier in Oncology* 等杂志副主编。致力于淋巴细胞恶性疾病的临床诊治和转化研究。主持多项国家重大科技研究项目，获国家科技进步二等奖，教育部自然科学一等奖、科技进步一等奖等奖项。

张抒扬 医学博士，主任医师，教授，博士生导师，内科学和罕见病学专家，中国医学科学院北京协和医学院长聘教授。现任北京协和医院院长、党委副书记，兼中国医学科学院北京协和医学院副院校长、党委常委。担任中华医学会常务理事和第一届罕见病分会主任委员、中华医学会心血管病学分会常委兼秘书长、国家卫生健康委罕见病诊疗与保障专家委员会主任委员、国家卫生健康委药事管理与药物治疗学委员会主任委员。主持科技部重点研发计划等国家和省部级科研项目 16 项，主编《罕见病学》等规划教材 11 部，主持制定国家卫生健康委发布的《罕见病诊疗指南（2019 版）》和专病指南 8 部。荣获教育部"国家级教学成果奖"一等奖、全国五一劳动奖章、全国三八红旗手标兵。

李为民 医学博士，主任医师，教授，博士生导师，教育部长江特岗学者。现任四川大学华西医院呼吸和共病研究院院长，中华医学会副会长、中国医师协会副会长、中华医学会呼吸病学分会副主任委员。致力于呼吸系统疾病的临床诊疗及临床研究，在 *Cell* 及 *Nature Biomedical Engineering* 等期刊发表研究论文 200 余篇。研究成果以第一完成人获国家科技进步二等奖。

梁廷波 医学博士，主任医师，教授，博士生导师，教育部长江学者特聘教授，国家杰出青年科学基金获得者，第十四届全国人大代表，浙江省特级专家，浙江大学求是特聘教授，原卫生部有突出贡献中青年专家。现任浙江大学医学院附属第一医院党委书记、浙江大学医学院副院长（兼），教育部胰腺疾病国际合作联合实验室主任、浙江省胰腺病研究重点实验室主任，中国研究型医院学会副会长兼加速康复外科专业委员会主任委员、浙江省医学会副会长兼器官移植专业委员会主任委员等。致力于肝胆胰外科疑难复杂疾病和肝脏移植研究。主持多项国家重大科技研究项目，获全国创新争先奖、谈家桢生命科学奖、吴阶平－保罗·杨森医学药学奖、省部级一等奖（4 项）等。

雷光华 骨科学博士，一级主任医师，二级教授，博士生导师，教育部长江学者特聘教授，科技部"中青年科技创新领军人才"，国家卫生健康突出贡献中青年专家，湖南省"芙蓉学者"特聘教授，湖南省科技领军人才和卫生健康领军人才，中南大学"湘雅名医"。现任中南大学湘雅医院院长、国家老年疾病临床医学研究中心（湘雅医院）主任和老年骨关节疾病防治教育部重点实验室主任，兼任中国医师协会骨科医师分会副会长兼骨关节炎学组组长、中华医学会运动医疗分会常委、中国医师协会内镜医师分会关节镜专业委员会副主任委员、中国医院协会副会长、中国研究型医院学会副会长等，担任《中华医学杂志》副总编辑和《中国内镜杂志》主编。致力于骨关节退行性疾病的危险因素、发病机理、临床防治与转化医学研究。主持国家重点研发计划项目、国家自然科学基金重点项目和国家自然科学基金区域创新发展联合基金项目等多项国家级项目，主（参）编（译）著作16部，以第一完成人获中华医学科技奖一等奖、教育部科技进步一等奖、华夏医学科技奖一等奖、全国创新争先奖和吴阶平医药创新奖各1项。

摘　要

2021年5月14日，国务院办公厅印发《关于推动公立医院高质量发展的意见》（国办发〔2021〕18号），公立医院改革进入新的阶段。在新形势新要求下，助推公立医院有效落实高质量发展工作，是当前进一步深化医药卫生体制改革的重中之重。

推动公立医院高质量发展，主要内容在于"一个中心、一个目标、一条主线"，即以人民健康为中心，以建立健全现代医院管理制度为目标，坚持和加强党对公立医院的全面领导；在于"三个转变、三个提高、三个化"，即发展方式从规模扩张转向提质增效、运行模式从粗放管理转向精细化管理、资源配置从注重物质要素转向更加注重人才技术要素，提高效率、提高质量、提高医务人员的待遇，人性化是目的、功能化是定位、智能化是手段；在于"五个新"，构建公立医院高质量发展新体系、引领公立医院高质量发展新趋势、提升公立医院高质量发展新效能、激活公立医院高质量发展新动力、建设公立医院高质量发展新文化。

国家层面点面结合推进公立医院高质量发展，以医院为单位，国家卫生健康委已遴选9个省份14家大型高水平公立医院开展试点，通过委省共建的方式，由中央和地方共同发力，突破政策壁垒，整合优质资源，推动医疗技术和医院管理升级换代、弯道超车，打造公立医院高质量发展的样板、现代医院管理制度的模板。国家正推动试点医院在体制机制转变的基础上，着力开展医疗技术攻关，带动全国医疗水平迈上新台阶。国家进一步推动全国公立医院在当前阶段明确发展任务，发现自身发展优势与不足，通过借鉴国

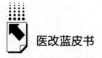

内外领先实践经验，更好迈向高质量发展。

本书包含总报告、政策篇、实践引领篇、案例篇、国际借鉴篇五个部分。总报告对我国公立医院高质量发展背景、现状、趋势进行归纳凝练，并提出公立医院高质量发展建议。政策篇基于对公立医院高质量发展政策背景、内涵、评价指标的深入研究，明确高质量发展导向。总结全国推动公立医院高质量发展的整体进展，对省级实施方案进行横向对比，分析高质量发展政策文件以及高质量发展试点医院建设情况。实践引领篇总结了党建引领公立医院高质量发展的经验，提出相关建议，基于卓越绩效模式提出公立医院高质量发展的科学指导体系，一方面在此框架下分享国家高质量发展试点医院建设举措，另一方面提炼出公立医院高质量发展的四个突破口。案例篇基于公立医院高质量发展的突破口，从国内医院具体管理实践中分析改革趋势，介绍可落地的实操举措，为全国公立医院落实高质量发展提供指导借鉴。最后，国际借鉴篇分析了权威世界医学中心评价榜单综合实力排名前十的国际医学中心优秀案例，并将国际卓越实践经验与我国公立医院高质量发展的"五个新"进行映射性案例研究，印证了国家公立医院高质量发展体系的全面性、系统性和科学性，为我国公立医院实现高质量发展提供国际视角。

关键词： 高质量发展　公立医院改革　国际医院对标

目 录 ↖↘

Ⅰ 总报告

Ⅱ 政策篇

Ⅲ 实践引领篇

皮书数据库阅读**使用指南**

总 报 告

General Report

B.1

2023年公立医院高质量发展状况与趋势

公立医院高质量发展研究课题组*

摘　要： 进入"十四五"时期后，全国医疗卫生健康发展面临人民日益增长的健康需求与医疗卫生事业发展不平衡不充分的矛盾，"看病难、看病贵"的问题仍然存在，而公立医院"以药补医"机制全面破除后，医疗服务价格改革仍未到位，我国亟待进一步推动公立医院运行机制转变，并通过深层能力建设进行技术攻关，推动国家医学整体进步。国务院办公厅印发《关于推动公立医院高质量发展的意见》（国办发〔2021〕18号）后，我国公立医院改革进入新的阶段。从目前各省份已发布的高质量发展省级实施方案来看，一些省份制定了具有属地化特色的举措，不同地

* 课题组成员：许树强、范先群、瞿介明、宁光、赵维莅、张抒扬、李为民、梁廷波、雷光华、张铁山、冷熙亮、沈洁、孙斌、刘志刚、张琪、刘逸杰、沈士祺、谢泽宁、马建明。执笔人：张铁山，博士，国家卫生健康委体制改革司公立医院改革处处长，主要研究方向为公立医院改革；沈洁，博士，上海交通大学中国医院发展研究院执行院长，研究员，主要研究方向为医院发展；刘志刚，上海交通大学医学院附属瑞金医院高质量发展办公室执行主任，主要研究方向为医院精细化管理。

区医疗发展水平以及各地区对高质量发展的理解程度仍存在着一定的差异。高质量发展要求我国大型高水平医院未来建成世界一流水平医院，本文通过分析国内领先公立医院的高质量发展趋势，总结国际顶尖医学中心发展经验，结合科学理论的架构，提出从体系建设、学科塑造、数字创新、服务变革等方面进行突破，实现机制转换与技术提升。

关键词： 高质量发展　公立医院改革　国际医院对标

一 高质量发展背景

中国特色社会主义进入新时代，我国社会主要矛盾已经转化为人民日益增长的美好生活需要和不平衡不充分的发展之间的矛盾。党的十九大报告提出"高质量发展"概念，"我国经济已由高速增长阶段转向高质量发展阶段，正处在转变发展方式、优化经济结构、转换增长动力的攻关期，建设现代化经济体系是跨越关口的迫切要求和我国发展的战略目标。必须坚持质量第一、效益优先，以供给侧结构性改革为主线，推动经济发展质量变革、效率变革、动力变革"。高质量发展是适应我国社会主要矛盾变化的必然要求。

在医疗卫生健康领域，我国同样面临人民日益增长的优质医疗卫生健康需求与发展不平衡不充分的矛盾，区域发展不均衡、优质医疗资源相对匮乏，人民群众医疗负担仍较为沉重。公立医院是我国医疗卫生健康服务的提供主体，公立医院发展质量直接关系到人民群众能否享受到满意的医疗卫生健康服务，公立医院改革结果影响着新医改的实质成效。因此，在我国医疗卫生健康领域主要矛盾发生变化的情况下，公立医院必须实现高质量发展。

2020年10月29日，党的十九届五中全会通过《中共中央关于制定国民经济和社会发展第十四个五年规划和二〇三五年远景目标的建议》，提出

"十四五"时期我国经济社会以推动高质量发展为主题，以深化供给侧结构性改革为主线，以改革创新为根本动力，以满足人民日益增长的美好生活需要为根本目的，推进国家治理体系和治理能力现代化。要求落实医疗机构公共卫生责任，坚持基本医疗卫生事业公益属性，加快建设分级诊疗体系，加强公立医院建设和管理考核。

2021年2月，全国卫生健康工作会议充分肯定了我国公立医院在改革发展中取得的成效，并要求继续深化医药卫生体制改革。明确提出推动公立医院高质量发展，要坚持以人民健康为中心，坚持基本医疗卫生事业公益属性，坚持医防融合、平急结合、中西医并重，以健全现代医院管理制度为目标，强化体系创新、技术创新、模式创新、管理创新，加快优质医疗资源扩容和区域均衡布局，为更好提供优质高效医疗卫生服务、防范化解重大疫情和突发公共卫生风险、建设健康中国提供有力支撑。

2021年2月19日，中央全面深化改革委员会第十八次会议审议通过了《关于推动公立医院高质量发展的意见》。2021年5月14日，国务院办公厅印发《关于推动公立医院高质量发展的意见》（国办发〔2021〕18号）（以下简称《意见》），由此公立医院进入了高质量发展新阶段。面对新形势新要求，我们亟待落实高质量发展工作，探索出具有中国特色的高水平公立医院高质量发展路径和模式，通过深层次的能力建设解决当前医药卫生领域"临门一脚"和"卡脖子"的关键问题，进一步推动国家医学整体进步。唯有医药卫生体制改革的配套到位，医疗卫生健康服务才能加速达到世界一流的水平，我国公立医院才能实现高质量发展。

二 高质量发展现状

《意见》出台后，国家层面积极推动公立医院高质量发展落地见效。以省份为单位，在11个综合医改试点省份率先推动公立医院高质量发展，对省域内各级各类公立医院，明确具体目标、重点任务清单和配套措施清单，探索各级各类公立医院高质量发展的路径；对非试点省份也要求因地制宜推

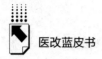

动各级各类公立医院高质量发展。国家以地市为单位，实施公立医院改革与高质量发展示范项目。"十四五"期间，通过竞争性评审遴选部分城市，按照3年一个周期，对每个城市予以中央财政补助5亿元，激励引导一批改革创新积极性高、基础条件好的地市，率先形成市县级公立医院高质量发展经验，2022年和2023年遴选确定了两批共30个城市。以医院为单位，在9个省份的14家大型高水平公立医院开展高质量发展试点，通过委省共建的方式，由中央和地方共同发力，突破政策壁垒，整合优质资源，推动医疗技术和医院管理升级换代、弯道超车，打造公立医院高质量发展的样板、现代医院管理制度的模板，打造未来世界一流的医院。

（一）"构建公立医院高质量发展新体系"方面

省级方案聚焦"均衡布局、优质医疗资源扩容、资源下沉共享、网络协同与集群发展、重大疫情救治体系"。各地在医学中心建设数量、城市医疗集团建设质量、县域就诊率与建设水平、紧急医学救援基地建设等方面各自设置了具体目标。

各省份也结合自身发展水平、地方特色，出台了许多具体做法与政策。上海、广东、福建3个沿海省份勇于对标国际一流水平，为建设国家医学中心、省级区域医疗中心提供更大的政策空间和更多的资源支持，授予试点医院更大的交流合作自主权，以开放的姿态拥抱新技术，同时探索国际医疗服务模式。浙江、湖南、云南对于加强省级医疗高地建设提出了具体的要求。福建、湖南、安徽3省对于差异化定位有明确的政策与导向，其中福建省明确鼓励部分市属医院转型为社区医院、康复和长期护理机构，这种做法值得参考与借鉴。浙江、广东、福建、安徽、河北、陕西、山西、辽宁、青海、宁夏、新疆、内蒙古12个省份对于城市医疗集团与县域医共体的协作明确了人、财、物、信息、业务、绩效、药械等多方面的统一管理政策。甘肃与河北对于城市医疗集团与县域医共体内人员的培训使用与流动提出了值得借鉴的做法。广东、福建、河北、湖北、甘肃5省明确了专科联盟建设方向。对于五大中心建设，辽宁、山东、福建特别提出要加强急诊急救体系建设。广东、湖北、河北、青海提出要加强绩效考核工作，以促进医联体建设。

（二）"引领公立医院高质量发展新趋势"方面

省级方案聚焦"科创引领的产学研一体化发展、医疗服务改善、专科建设、同质化诊疗、智慧医院"。各省份在临床重点专科培育、中医医院建设、中医优势诊疗方案推广、临床路径管理应用、重点实验室建设、临床医学研究中心建设、重大临床科研项目实施、新型医疗服务模式构建、智慧医院建设等方面设置了具体目标。

各省份提出了各具特色的举措。广东、上海、山西、内蒙古、山东、福建等省份提出要通过充分与外部建立合作，促进产学研一体化发展。上海、广东、江西、重庆、青海提出要建立重点实验室、临床研究中心等设施，加强科研平台建设。上海、福建、黑龙江、河北正在探索新的科研转化激励机制，以提升科研人员推动成果转化的积极性。四川、福建、上海、陕西、浙江、湖北、内蒙古根据人民群众需求进一步细化了服务模式转型要求，以满足不同人群的多元化就医需求。安徽、重庆、福建、内蒙古力图创新院前急救网络与服务模式，从急救信息系统、急救技能培训、急救队伍建设、急救经费支付和应急心理救助等方面，明确了急救模式转型方向。吉林、陕西、福建、甘肃、湖北积极发挥中医在优势病种、治未病、康复等领域的优势，集中力量推进实现中西医结合的综合诊疗模式转变。广东、青海、湖北、陕西、江西、河北、四川提出了新的药学服务建设方向，以加速推动公立医院药事服务管理职能转型升级。广东、安徽、云南、福建、黑龙江、广西、宁夏、青海等8个省份指出要建成权威统一的全民健康信息平台，部分省份也提出了具有属地化特色的信息化建设方案，加强了信息化对于业务的支撑导向。

（三）"提升公立医院高质量发展新效能"方面

省级方案聚焦"数智融合、合法化、精细化、科学化、规范化"。各省

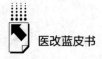

份在发挥绩效"国考"指挥棒作用、提升病例组合指数（CMI）、提升高难度手术占比、落实运营管理、降低能耗支出等方面设置了具体目标。

各省份从管理组织、管理系统、管理机制和考核应用等方面细化了实施重点。甘肃、湖北、内蒙古、河北、浙江、四川、黑龙江、西藏等省份提出通过成立运营管理组织、外请顾问、信息系统建设等方式，提升运营管理效率，强化高质量运营配套。广东、重庆、黑龙江、安徽、湖北等12个省份明确指出要加强总会计师制度的落实。广西、河北、青海、陕西等14个省份明确指出要全面做好公立医院绩效考核，加强绩效考核结果应用与落地，并将其作为资源投入与人员调整的重要依据。浙江、河北、山西、广西、吉林5个省份特别提出具体举措以强化综合监管体系，推进清廉医院建设、行风管理建设与医保自律体系建设。

（四）"激发公立医院高质量发展新动力"方面

省级方案聚焦"三医联动、现代化治理、体制机制改革、人员能力提升"。各省份在人员科学配置、高层次与急需紧缺人才培养、培训基地建设、薪酬结构优化、医疗收入优化、医保支付方式改革、药品采购与配备等方面设置了具体目标。

各省份出台了各具特色的举措与方案。甘肃、重庆、浙江、江西、河北提出了明确的人事管理制度改革方向，力求搞活选人用人管理机制。广东、辽宁、四川、湖北从培育方向、带教形式、评价标准等方面提出了具体的要求，以促进高层次复合型人才培养。广东、福建、广西、辽宁、内蒙古从基地建设、带教形式、师资待遇、住培医师保障等方面提出了具体的要求，力图做好教学保障和同质化管理。河北、山西、山东对于中医药师承教育提出了具体的建设方向。内蒙古、吉林、四川、浙江、云南、河北、陕西、山西、宁夏等省份对于加速落实"两个允许"的要求、以多样化的分配方式建立适合不同层级不同专业人才的激励导向，提出具体要求。广东、上海、安徽、江西、山东、青海、山西对于深化医疗服务价格改革明确了具体做法，在理顺比价关系的同时兼顾新技术发展。广东、青海、宁夏、山东、新疆、河北在建立多元的医保支付体系，满足不同层次、不同类型的患者需求方面提出了一些可以参考的建设方向。广东、甘肃、河北、新疆在促进三医联动、加强医保资金的有效使用，以及结余留用政策方面提出了具体的应用方向。

（五）"建设公立医院高质量发展新文化"方面

省级方案聚焦"文化培育、精神力量、医患和谐、健康中国、人文关怀"。各省份在改善医疗服务、老年友善医院建设、医院文化建设、关爱医务人员等方面设置了具体目标。

各省份从便民服务、就诊环境、健康科普、关爱医务人员等方面细化了实施重点。上海、陕西、宁夏、山西、重庆、湖北、广东、福建、安徽、河北、甘肃围绕为人民群众提供安全、适宜、优质、高效的医疗卫生服务，在改善医疗服务行动的实践基础上，提出了深化要求与举措。广西和上海对于健康促进与教育宣传提出了具体落实举措，以推动医疗卫生机构承担起开展健康教育、提高全民健康意识和健康素养的责任。内蒙古、辽宁、四川、湖南、新疆、安徽、重庆、广东提出了新文化建设的具体导向与内容，以挖掘医院文化历史内涵，凝聚支撑医院高质量发展的精神力量。青海、河北、宁夏、上海、广东、广西、四川、湖南、云南等省份在建立关心爱护医务人员长效机制方面提出了创新的建设导向与内容。

（六）"坚持和加强党对公立医院的全面领导"方面

省级方案聚焦"党委领导、党管人才、党支部规范化标准化建设、作风建设、责任落实"。各省份在落实党委领导下的院长负责制、领导班子和干部人才队伍建设、党组织和党员队伍建设、党建工作责任落实与保障等方面设置了具体目标。

各地区在国家要求的基础上进行了明确与深化。重庆、安徽、宁夏、山西在院级党委组织架构和机制保障方面提出了具体规划，推动建立健全医院党务工作机构，充分发挥公立医院党委等院级党组织领导作用，落实党委领导下的院长负责制。广东、四川、安徽、辽宁、山西、内蒙古、新疆及新疆生产建设兵团要求加强领导班子成员配置和岗位管理，选优配强医院党政领导班子成员，明确领导班子职责，加强班子成员培训。四川、重庆、辽宁、山西、新疆及新疆生产建设兵团对于干部人才选拔任用、干部人才培养提出了具体规划，把握用人标准、完善政策待遇、加强交流锻炼与考核评价，着力发挥干部人才在卫生健康事业发展中的引领作用。广东、辽宁、江西、宁夏、内蒙古提出加强党支部标准化规范化建设，引导基层党组织围绕医院发展、贴近医患需求开展工作。四川、广东、广西、辽宁、安徽、河南、云南等省份深化了党员队伍的管理与教育，充分发挥党员先锋模范作用。上海、广东、四川、宁夏明确要求制定党建工作评价考核制度，浙江、辽宁、江西深化了党风廉政建设内容，推动落实公立医院党建工作责任。

在省级实施方案出台的同时，国家卫生健康委与 14 家试点医院所在的 9 个省份签署了委省共建合作协议，14 家试点医院也都制定了实施方案，正在按照"1 年能起步、3 年见成效、5 年上台阶"的目标，对标对表、挂图作战，力争尽快把蓝图变成现实。通过委省共建的方式，由中央和地方共同发力，实现优质资源整合，努力打造出顺应现代医院管理制度、适合在全国公立医院进行推广的高质量发展示范样板。

我国公立医院高质量发展的规划与试点工作已经取得初步进展，但从全国公立医院整体来说，高质量发展仍处于起步阶段。公立医院在推进高质量发展过程中还面临着很多挑战，主要体现在三个方面。

一是公立医院发展不平衡问题依然存在。虽然 31 个省（区、市）和新疆生产建设兵团均已发布公立医院高质量发展实施意见（方案），但各地在推进具体落实的进程与力度方面仍存在差异，进一步具体到医院层面，虽然部分公立医院已有高质量发展的成功实践，已具备高质量发展意识、正在积极推进高质量发展，但仍存在部分公立医院对高质量发展政策理解不深与落实意识不足的问题。从不同区域发展现状看，东北地区三级公立医院的信息化发展水平、人力资源配置水平和资金保障水平等相对较低，西北和西南地区提供医疗服务的能力还有待提升。从区域内部来看，各区域同样存在差异。如华北地区排名位于前列的优质医疗资源主要集中在北京，西南地区排名位于前列的优质医疗资源主要集中在四川，东北地区的优质医疗资源主要集中在吉林和辽宁。

二是公立医院精细化管理能力仍需进一步提高。如在合理用药方面，较多公立医院抗菌药物使用强度高于40DDDs；在可持续发展方面，急需紧缺专业医师配备不足为当前公立医院普遍存在的问题；在设备使用与维保方面，大部分公立医院对于大型医用设备质量控制工作的重视程度还需要进一步提升。另外，目前在经济运行层面，公立医院对于检验、检查收入的依赖程度仍较高，可能与当前医疗服务定价改革配套不足，不利于服务模式转型有关，因此公立医院高质量发展只有与医药卫生体制改革相结合，才能促进公立医院运营结构更加合理。

三是公立医院人文建设仍需进一步改善。人文建设不能狭隘地以满意度作为衡量标准，而是要深入患者的社会心理层面，在医疗服务环节当中融入家庭关怀的要素。如为患者在住院、治疗方案、康复和家庭护理等方面提供人文服务，为患者及其家人提供支持。在特殊人群，尤其是60岁以上老年人对就医过程中挂号便捷程度、医院空间便利程度、服务设施配备、出入院手续办理便捷度等要求更高的情况下，公立医院亟待提升"适老化""人文友善医疗"建设水平。此外，公立医院需进一步关注员工的工作负担、薪酬待遇、福利保障，以及员工的身心健康。

三　高质量发展趋势

我国公立医院目前处于高质量发展探索阶段，在体系建设、学科塑造、数字创新、服务变革方面，趋势逐渐明朗。

（一）体系建设

在体系建设方面，我国公立医院在国家区域医疗中心、专科联盟、城市医疗集团建设方面呈现的发展趋势如下。

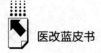

在国家区域医疗中心建设方面，我国公立医院相关举措主要呈现四大趋势。一是依托国家区域医疗中心加强重点专科建设。二是推广跨区域的多学科综合诊疗。三是探索建立多学科融合的疑难危重罕见病协作救治与研究网络。四是建立从单纯医疗帮扶转变为医、教、研、管全面协作的同质化平移新模式。

在专科联盟建设方面，我国公立医院相关举措主要呈现三大趋势。一是建立个性化联盟协同合作机制。二是推动专科联盟内分级诊疗落地。三是推进跨区域医疗信息互联互通，进行连续性的医疗服务流程管理。

在城市医疗集团建设方面，我国公立医院相关举措主要呈现三大趋势。一是集团内部运行管理一体化。二是推动人事制度改革，人员编制一体化。三是医疗服务一体化，强基层、强社区，提供高标准的基层医疗服务，健全疾病预防控制体系。

（二）学科塑造

在学科塑造方面，我国公立医院在学科定位与集群融合、人才培育与评价管理、科研创新与技术发展、病种精益管理等方面呈现的发展趋势如下。

在学科定位与集群融合方面，我国公立医院相关举措主要呈现两大趋势。一是从学科粗放型规模扩张转向个性化的分层分类发展建设。二是从多学科门诊的松散型协作转向学科集群的紧密型协作。

在人才培育与评价管理方面，我国公立医院相关举措主要呈现六大趋势。一是创新"医+X"交叉化、个性化、阶梯化的人才培养模式。二是突出业绩水平和实际贡献的人才评价分类管理。三是强化住院医师规培项目管理与招收考评体系。四是优化人才评聘制度与充分调动人员积极性。五是优化胜任力导向的师资培训与师资评价体系。六是临床教学、人才评价与新一代信息技术深度融合。

在科研创新与技术发展方面，我国公立医院相关举措主要呈现五大趋势。一是打造专业化的临床研究队伍。二是实现科研平台和资源共享。三是建立健全科技转化体系。四是创新职务科技成果产权规范。五是健全专业人才创新激励机制。

在病种精益管理方面，我国公立医院相关举措主要呈现五大趋势。一是建立院级重点病种管理体系，并将其作为精益管理抓手。二是加强重点病种诊疗规范，提高服务质量与同质化水平。三是加强疾病早诊早治与科学防治，提供延续性诊疗服务。四是做好重点病种监测分析，加速学科业务结构的调整。五是选取适宜的重点病种，探索人工智能辅助诊疗应用。

（三）数字创新

在数字创新方面，我国公立医院正探索强化信息化升级对医疗决策、医疗服务和管理决策的支撑作用。

在数字赋能医疗决策方面，我国公立医院的探索初步呈现四大趋势。一是通过建设医疗专有云数据中心，打造基于云技术、区块链的电子病历系统。二是基于大数据分析、云计算技术实现临床数据采集与分析，构建基于数据库的临床智能决策支持系统。三是聚焦患者质量安全和单病种管理，完善医疗风险的预警分析与监测干预系统。四是夯实肿瘤患者诊疗数据基础，强化肿瘤病理大数据与精准诊断建设。

在数字赋能医疗服务方面，我国医院的探索初步呈现四大趋势。一是建设互联网医院，将5G技术贯穿院前、院中和院后各个诊疗环节，实现线上线下一体化服务。二是基于互联网、物联网、医疗设备、可穿戴设备、智能视频等技术，实时监测患者生理与心理数据。三是建立异地医保持卡和医保电子凭证结算、线上线下门诊和住院医疗服务费用一体化结算系统，为患者支付提供便利。四是通过高清监控、电子围栏、人脸识别、车辆识别、轨迹追踪、报警联动等技术，构建智慧型安防保障体系。

在数字赋能管理决策方面，我国公立医院的探索主要呈现八大趋势。一是打造统一物联网端网云体系，建设混合云服务支撑平台，加强数字化基础设施建设。二是构建集成大数据与人工智能的运营管理平台，建设数字化运营管理体系。三是将所有经济活动纳入预算管理范围，再造信息系统预算管理模块。四是利用可视化三维技术等强化院区建筑设备运维。五是综合运用

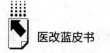
射频识别（RFID）、物联网、大数据等技术，升级资产全周期管理。六是基于大数据进行疾病诊断相关分组（DRG）病组精准分类与消耗成本分析，建立运营指标监测体系。七是综合运用绩效管理工具进行多维度分析，建立科学完善的绩效考核体系。八是建立科研智能管理系统，对项目进行生命周期全过程管理。

（四）服务变革

在服务变革方面，我国公立医院在多学科诊疗、日间治疗、延伸护理服务、药事管理创新、一站式服务、便民服务配套、友善医疗服务等方面呈现的发展趋势如下。

在多学科诊疗方面，我国公立医院相关举措主要呈现四大趋势。一是整合现有医疗资源，针对肿瘤等疑难危重症设置诊疗中心。二是通过医联体合作发挥重点专科技术优势，围绕专病设置医联体内的多学科诊疗（MDT）团队。三是针对核心病种及关键治疗环节，建立中西医多学科诊疗体系。四是拓展多学科诊疗模式覆盖场景，深化多学科诊疗内涵。

在日间治疗方面，我国公立医院相关举措主要呈现四大趋势。一是论证拓展日间手术病种覆盖范围。二是构建日间手术患者"医院-社区一体化医疗护理服务网络"协作机制，整合从医院到社区的服务网络。三是构建多学科协作的加速康复外科（ERAS）工作团队，优化日间手术的全程管理。四是完善日间质量安全评价指标，全面统筹保障日间手术的质与量。

在延伸护理服务方面，我国公立医院的相关举措主要呈现五大趋势。一是建立以医院为主体的"互联网+护理服务"模式，逐步与全国医疗机构建立横向和纵向的联动机制。二是设置专病的护理专家门诊。三是打造一站式的无陪护病房。四是做实责任制整体护理，健全以"患者-家庭"为中心的"医院-社区-家庭"一体化整体照护模式。五是探索以患者为中心的全流程个案管理模式。

在药事管理创新方面，我国公立医院的相关举措主要呈现三大趋势。一是开设药学咨询门诊。二是建设精准化药事服务中心。三是构建从处方开具到患者用药的全过程用药风险防控体系。

在一站式服务方面，我国公立医院的相关举措主要呈现三大趋势。一是提供线上线下门诊与检查预约的一站式服务。二是构建固定病种、人员、地点与时间的标准化多学科诊疗一站式服务。三是打造外科加速康复的"一站式 ERAS"服务。

在便民服务配套方面，我国公立医院的相关举措主要呈现三大趋势。一是实现系统互通，完善多途径预约方式。二是重视基础建设和诊疗环境的人性化设计，提升医院环境品质。三是优化院内标识导向系统。

在友善医疗服务方面，我国公立医院的创新举措主要呈现五大趋势。一是关注患者社会心理，实现医患关系向"共同参与型"转变。二是建设老年友善医院。三是针对老年人、婴幼儿、残疾人、急危重症患者等特殊人群推进个性舒适医疗。四是开展医务社工和志愿者服务。五是加强员工人文素质教育，引导员工在诊疗过程中融入人文关怀。

四 国际顶尖医学中心发展借鉴

我国公立医院高质量发展，以建设世界一流医院为目标。通过对国际顶尖医学中心的整体概况、发展沿革、核心竞争力、发展特色与具体举措等方面进行深入研究，发现国际顶尖医学中心的实践亮点完全契合我国公立医院高质量发展的政策导向，证明了我国公立医院高质量发展体系的全面性和科学性。通过分析国际先进经验，进一步发现我国公立医院高质量发展政策与世界一流医院发展导向一致，且更与我国国情相适应，有利于塑造我国更为完备的公立医院发展体系。

（一）对应"构建公立医院高质量发展新体系"，国际顶尖医疗中心的领先举措

一是发挥顶尖医疗集团的牵头作用。克利夫兰医学中心不仅仅在一个区域提供护理服务，还基于同心圆网络系统，通过设置医疗网点将服务拓展至

其他区域。通过集中有更多特长、更高价值的医疗机构与设备、药品供应商，整合医疗系统，使患者得到更高质量、更低成本的医疗服务。梅奥医学中心构建了自身的医疗保健网络系统，为合作组织提供产品和信息共享工具，以技术输出带动医院形成品牌效应。哈佛大学医学院附属麻省总医院，在类似于多院区的架构下体现不同的医疗功能，避免了床位资源重复投入的问题。苏黎世大学医院与从州医院到地区医院、康养中心、家庭医生诊所的众多合作伙伴建立了合作关系，开展研究、教学、诊疗和护理等方面的合作，并通过远程医疗带动专科诊断服务的全域覆盖能力。

二是健全分层分流的重大疫情救治体系。约翰·霍普金斯医院成立运营指挥中心，通过大数据分析应用，在新冠肺炎疫情期间利用指挥中心的运营管理经验和整合预测分析能力，实时集成院内疫情防控各类数据，并将数据推送至移动终端，实现工作流程的预测和优先级排序，协调使用各单位病床、调度人力资源、提升患者入院安置与出院管理效率，高效应对新冠肺炎疫情。卡罗林斯卡大学医院通过设定警报级别、建立并动态疫情照护预测模型调整等方式强化疫情应急处置能力，并开展疫情应对相关研究。

（二）对应"引领公立医院高质量发展新趋势"，国际顶尖医疗中心的领先举措

一是加强临床专科建设。哈佛大学医学院附属麻省总医院在癌症、消化系统疾病、神经科学、心脏病、骨科、移植、泌尿系统疾病和创伤护理等方面构建多学科团队，建设临床重点学科群。卡罗林斯卡大学医院将各学科分为六大临床领域和三大功能专业，通过学科整合打造更精锐的外科医生团队，让每名医师积累更多的手术经验，快速培养医师的手术技能。夏里特医院、多伦多综合医院、希巴医疗中心通过整合医疗资源，以专科协同发展带动诊疗能力提升，构建专病多学科治疗中心，并开展相关的研究工作。梅奥医学中心建立守护患者安全的紧急事件"加一制度"，任何员工都可以在患者遇到紧急情况的时候向其他员工求助，不论级别也不必得到批准，以此确保及时有效地满足患者的需要。克利夫兰医学中心创建了质量与安全研究

所，主要关注医院的认证体系、医疗风险管理、数据资源管理、环境健康与安全、感染控制、患者医疗安全等方面。哈佛大学医学院附属麻省总医院创立质量和安全中心，其专业领域包括患者安全、质量测量和报告、应用信息学、流程改进、临床合规性、风险管理、培训和教育以及研究。

二是推进医学技术创新。哈佛大学医学院附属麻省总医院每年将收入的约1/4投入科研，设立转化研究中心，面向罕见病等关键领域开展研究，配备高精尖的硬件设备、专业的医护人员、研究人员和项目经理，并与生物制药界建立合作关系，在医疗实践、医疗创新和医疗收益上形成了一个良性闭环。卡罗林斯卡大学医院将医学研究作为核心任务，积极寻求外部研究资助，设置医工结合创新中心，加强对技术创新的资金与资源支持，并重视技术创新相关数据库建立与维护。克利夫兰医学中心设立专病研究所，联合领域内专家建立工作沟通机制。苏黎世大学医院与苏黎世联邦理工学院以及外部合作伙伴开展协作，设立临床护理科学中心、临床试验中心、研究生物样本库服务中心、创新管理与创业支持中心等，构建起成熟规范的科研管理体系。梅奥医学中心通过建设科研孵化平台、组建多学科创新团队等方式，推动科研与转化成果产出。

三是强调医疗服务模式创新。哈佛大学医学院附属麻省总医院、希巴医疗中心、梅奥医学中心基于"以患者为中心、多学科协作"的服务理念，打造多学科合作的医疗团队，汇集临床多个领域的专家为患者提供全面的诊断、评估与治疗方案。克利夫兰医学中心围绕空间、食物、沟通以及护理人员行为专业化等方面，从信息技术、医护运输、护理路径以及家庭医疗四个角度，整合并完善护理服务体系。克利夫兰医学中心、约翰·霍普金斯医院通过专病个案管理模式提供一体化的医疗服务，促进多学科诊疗模式的落地，同时传递人文关怀。苏黎世大学医院积极推动门诊与日间治疗模式转型，通过集中资源、改进流程来加速业务门诊与增强日间规范化管理，提高整体业务效率。克利夫兰医学中心积极建设院前急救网络，提升患者空中运输与抢救能力。

四是强化信息化支撑作用。克利夫兰医学中心在电子病历系统上投入了大量的财力，汇集大规模的信息数据资源，由顶尖的统计学家、计算机工程师和研究院的学者组成小型团队，共同进行临床研究数据分析并编写研究报告，为医生和研究者提供有效的数据和信息支持。梅奥医学中心利用健康管理平台和可穿戴设备，在远程指导、虚拟查房、专业护理、药物治疗观察、临床检验、居家小型影像检查、康复理疗、心理咨询等方面提供远程医疗服务。卡罗林斯卡大学医院不仅招聘开发人员和信息人员，改善医院 IT 系统的运维，开发标准化的地区应用程序，以实现对管理基准化、医学研究、精准医疗和临床决策的支持；还通过居家护理监控和随访健康测量数字化，实现远程患者评估，提供连续性的医疗护理服务。希巴医疗中心创造了临床智能康复系统，除了通过虚拟现实技术模拟康复环境，还通过传感器监控并记录患者运动数据以调整康复方案，将 AR 技术充分应用于康复治疗。

（三）对应"提升公立医院高质量发展新效能"，国际顶尖医疗中心的领先举措

一是健全运营管理体系。梅奥医学中心建立医生-管理者合作模式，由临床专家和运营主管各自发挥所长，共同搭档开展工作，促进提升科室经营效率与产出。卡罗林斯卡大学医院让专业人员规划医院整体流程，设置主题经理，由主题经理负责推进主题业务的流程与管理优化，同时简政放权，提升临床工作人员参与度。克利夫兰医学中心通过成本分析、可视化管理、供应商价格谈判等多个渠道找出资金浪费的源头，降低业务运营成本，实现运营成本、服务价值与患者需求的精准平衡。

二是完善内部控制制度。哈佛大学医学院附属麻省总医院首席财务官直接向首席执行官汇报，首席运营官根据财务数据和各种预测模型制定医院战略，帮助医院高管和理事会评估并管理财务、投资、收入和成本等各方面的风险。卡罗林斯卡大学医院、苏黎世大学医院优化财务年报，提高民众知晓度并强化社会监督，促进年度报告以业务为导向，更加重视展示业务过程、医疗质量与结果、医疗进步等相关信息。苏黎世大学医院通过引入绿色能源供应、硬件设施改造等方式，推动可持续发展的能耗管理。

（四）对应"激发公立医院高质量发展新动力"，国际顶尖医疗中心的领先举措

一是薪酬分配制度创新。梅奥医学中心的医生薪酬根据其他学术医疗中心和医生市场的总体情况确定，同时医院组织由公共董事组成的董事委员会监督薪水管理工作。医生不会从患者的检查和治疗上获得经济利益，即医生薪酬不与医院收入挂钩。

二是人才培养评价制度创新。苏黎世大学医院为医护人员提供终身学习的培训服务，以线上与线下相结合的形式展开。克利夫兰医学中心不局限于传统的医学教学方式，学生被分为若干研究小组，以解决问题为导向，合作研究现实生活中的患者案例。梅奥医学中心开设职业与领导能力项目，并使项目覆盖各部门各阶段的员工。哈佛大学医学院附属麻省总医院通过实施"学术界与行业之间的桥梁"战略联盟计划，指导医院研究人员进行成果转化思考并加强与行业人员的合作。

（五）对应"建设公立医院高质量发展新文化"，国际顶尖医疗中心的领先举措

一是强化患者需求导向。梅奥医学中心通过改造医院建筑结构来缓解患者的紧张感，规定医生工作期间需要身着商务正装或手术服，展现医生对于就诊场合的重视以及对于患者的尊重。哈佛大学医学院附属麻省总医院将社会工作者和牧师纳入照护团队，满足患者的精神安抚需求；同时通过以全科病房为主、专科病房为辅的模式，从全科病房的视角，整体性、系统性地诊治患者的病情。克利夫兰医学中心成立患者体验办公室并任命首席体验官，关注患者的身体舒适度、情感诉求和精神诉求，致力于研究并改善患者体验。梅奥医学中心-儿童中心、克利夫兰医学中心-儿童医院各具特色的Child Life服务实践，关注儿童和家庭的社会心理需求，帮助缓解儿童在住院和医疗保健中出现的负面行为并提供全程家庭支持服务。

二是突出特色鲜明的医院文化。梅奥医学中心制定《梅奥诊所护理手

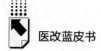
册》，该手册记载了梅奥医学中心自建立以来的基本运营情况，梅奥医学中心始终坚持"患者需求第一"的服务宗旨。夏里特医院通过柏林医学史博物馆强化医院历史底蕴，凝练责任与使命。苏黎世大学医院关注医院多样性与包容性，有来自全世界90个国家的员工，一些研究小组有数名研究助理和来自世界各地的学生。

五　高质量发展建议

我国公立医院高质量发展落实，离不开高效的组织引领与科学方法的指导。党建引领医院建设是促进公立医院高质量发展的关键，加速推进党建与业务工作深度融合及同频共振是公立医院高质量发展的坚实保障。而医院管理作为一门科学，其实践离不开科学理论的指导，高质量发展更离不开战略框架的指导。因此，我国公立医院高质量发展首先应坚持党建引领，针对医院发展实际，构建适用的战略指导框架，保障高质量发展有章可循并持续深化。

在具体落实上，本文基于当前我国公立医院的主要发展情况，从人民至上、健康导向、医院发展、体系建设、学科塑造、数字创新、服务变革等方面，为公立医院高质量发展提出相应建议。

（一）人民至上

习近平总书记在参加十四届全国人大一次会议江苏代表团审议时强调，"必须以满足人民群众日益增长的美好生活需要为出发点和落脚点，把发展成果不断转化为生活品质，不断增强人民群众的获得感、幸福感、安全感"①。公立医院高质量发展，必须把解决人民群众最关心、最直接、反映最突出的健康问题作为出发点和落脚点，以人民群众健康需求为导向，优化

---

① 《习近平在参加江苏代表团审议时强调：牢牢把握高质量发展这个首要任务》，https://www.gov.cn/xinwen/2023-03/05/content_ 5744877. htm? eqid = f2bba65200000a87000000006645a0893。

医疗服务流程，完善医疗服务模式，提高医疗服务质量，为人民群众提供连续性医疗服务。

党的二十大报告提出，高质量发展是全面建设社会主义现代化国家的首要任务。公立医院高质量发展的最终目的就是满足人民群众对美好健康生活的需要，具体内涵就是建立能够满足人民群众对美好健康生活的需要、以人民健康为中心的医疗服务模式。公立医院高质量发展要以人民群众是否获益作为衡量指标，改革要让百姓有感，创建以人民健康为中心的医疗服务模式，包括推行多学科诊疗（MDT）、团队诊疗、日间诊疗、无痛诊疗、整体护理等新型服务模式；建设床位调配中心、患者服务中心等集成式服务单元，打造无陪护病房；以先进技术为特色，应用新型生物治疗产品和高端医疗设备器械等，满足人民群众多层次多样化医疗服务需求；开展区域内技术推广、人员培训、质量安全指导、远程医疗等。不断增加服务供给、优化医疗服务方式，在提供一流医疗服务的同时，医院管理者和医务人员要从患者的视角出发，考虑医院所提供的医疗服务能否让患者获益。

（二）健康导向

党中央始终坚持以人民为中心的发展思想，把人民健康放在优先发展的战略位置，持续深化医药卫生体制改革，不断完善卫生健康体系。我国卫生健康事业实现了从"以疾病为中心"到"以人民健康为中心"的转变。新发展阶段，我国卫生健康事业仍存在许多问题，医疗卫生服务体系直接服务于人民群众生命安全和身体健康，必须坚持系统观念，坚持问题导向，加强医疗卫生机构间的分工协作，着力解决好人民群众急难愁盼问题，将以人民健康为中心落到实处。

落实以人民健康为中心，各级党委和政府要把人民健康放在优先发展的战略地位，将健康融入所有政策，真正体现人民至上、生命至上；公立医院要从"以治病为中心"转向"以人民健康为中心"，聚焦人的生命全周期、健康全链条中在医院的这一环节，转变理念，创新模式；要倡导"每个人是自己健康第一责任人"的理念，形成科学健康的生活方式。要科学规划

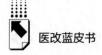

和布局医疗卫生资源，在资源配置过程中，要更加注重人才技术要素，加强对人才队伍的培养、配备和使用；要强化预防为主、平急结合，加大向公共卫生倾斜的力度；要积极应对人口老龄化和疾病谱变化，扩大护理、康复、健康管理等服务资源。2023年3月中办、国办印发的《关于进一步完善医疗卫生服务体系的意见》进一步强调了各级各类医疗卫生机构的功能定位，要求加强服务体系整合，推动服务模式转向更加注重系统连续，改善群众服务体验。各级各类医疗机构要加强分工协作，将健康促进、预防、治疗、康复、护理和临终关怀等服务整合起来，为群众提供公平可及、系统连续的健康服务，将人文关怀贯穿医疗卫生服务的各个环节。同时，通过加强质量管理和技术研发，提升医疗服务的技术水平，使群众看得好病；通过改善服务流程、提高服务意识，提升医疗服务的人性化程度，使群众看病更方便、更舒心。

（三）医院发展

公立医院是我国医疗服务体系的主体，承担着提供基本医疗保障和公共卫生服务的重要社会功能，为保障人民健康、推动国家社会长治久安发挥着至关重要的作用。公立医院改革与高质量发展是深化医改的重中之重，是促进医保、医疗、医药协同发展和治理的交会点。

公立医院改革与高质量发展，要求公立医院坚持以人民健康为中心，以建立健全现代医院管理制度为目标，坚持和加强党对公立医院的全面领导这一主线。公立医院高质量发展需要实现"三个转变"，即发展方式从规模扩张转向提质增效、运行模式从粗放管理转向精细化管理、资源配置从注重物质要素转向更加注重人才技术要素。通过"三个转变"，实现"三个提高"：提高效率，通过资源纵向流动提升服务体系整体绩效；提高质量，以临床路径管理为抓手提高医疗服务质量；提高待遇，增强医务人员的获得感、幸福感、安全感。通过"三个转变"，实现"三个化"，即人性化、功能化、智能化。人性化是目的，强化患者需求导向，推动诊疗更安全、就诊更便利、沟通更顺畅、体验更舒适，同时，关心关爱医务人员，充分调动医务人员积极性；功能化是定位，推动医院发展与功能定位相匹配，与区域医疗资源布局相协调，与经济社会发展相适应；智能化是手段，推动互联网、大数据、人工智能等新一代信息技术与医学技术、医疗服务、医院管理深度融合。推动公立医院高质量发展还要实现"五个新"，即构建公立医院高质量发展新体系，引领公立医院高质量发展新趋势，提升公立医院高质量发展新效能，激活公立医院高质量发展新动力，建设公立医院高质量发展新文化。

（四）体系建设

在国家区域医疗中心建设方面，公立医院可积极推进专家与技术、先进诊疗理念、高水平医疗服务、人事制度改革等平移与同步，实现医教研管全面协作的同质化管理。

在专科联盟建设方面，公立医院可牵头制定专病诊疗指南与标准、落实诊疗规范化培训、建设统一的数据管理平台、建立统一的质量控制体系、开展全国技术认证和评审等，推动专科联盟诊疗规范化建设。通过在联盟内开展多种形式的人才培养协作、开展针对性能力提升培训、提升专科骨干能力、创新青年人才培养模式等，构建联盟内部专科人才培养体系。同时，公立医院可牵头构建分级转诊协作体系、拓展远程联合门诊的线上首诊、强化双向转诊机制，推动建立联盟内专科疾病分级转诊制度。此外，公立医院可推动专科联盟内医保结算协同，实现远程医疗的医保协同，丰富患者结算方式。

在城市医疗集团建设方面，公立医院可促进资源统一调配，实现资源统筹共享，通过实行全员聘用制度、强化绩效考核目标导向等，激活集团生态循环。通过提供基本公共卫生、基本医疗和家庭医生服务，打造集团内部医疗服务绿色通道，提供个性化、多样化医养融合照护服务等，构建"基层医疗集团+区域医疗中心"的两级医疗服务体系。

（五）学科塑造

公立医院学科发展应回归学科定位，并围绕专病整合资源建设学科集

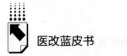

群。通过搭建分层分类的学科定位体系、以目标为导向搭建学科建设考核指标体系、定期发布学科建设信息与新进展，分层分级建设学科。通过制定学科个性化高质量发展策略、基于个性化定位精细化拆解目标、分类建立科室日常运营评价体系等方式，开展分类管理，引导学科发展。

人才是医院的核心竞争力。公立医院可建立系统化的人才成长发展路径规划、开展全系列人才培育工作、提供强有力的配套支持、进行人才培育效果评估，系统化开展全生命周期人才规划与培养。结合科研人才特点，制定全周期、个性化培养策略，创建全流程、个性化培养服务链，推动专职科研人员与临床科研人员紧密合作，综合修订科技人才评价体系与人才满意度指标体系等，创新科技人才培养体系。

公立医院应瞄准国际医学研究和生物医药科技前沿，面向国家战略需求和医药卫生重点领域需求，解决国内医学各领域的"卡脖子"问题。通过组建专业化转移转化机构和团队、制定科技成果转移转化系列政策、制定成果转移转化标准化管理流程、搭建全产业链转化医学平台、加强政医产学研协同创新、加强国际合作与技术转移等，完善医药科技成果转化全链条。

随着按疾病诊断相关分组、病种分值付费政策逐步落地，单病种管理成为医院转型发展的必然要求，也成为学科塑造与人才培养的重要发力点，以及精细化运营管理的导向。公立医院应落实单病种临床路径管理，加强事中监控与监测支持。成立临床路径管理专项小组，细化临床路径到诊疗各个环节，让患者参与到诊疗全过程中，并应用临床路径系统，提供事中决策支持与监控。公立医院可强化外部对标分析，精准突破单病种绩效难点。从监管要求与医院实际出发，建立重点病种目录。选取病种绩效标杆，加强病种绩效监控。善用病种分类管理矩阵，精准推进病种绩效优化。此外，公立医院可借用信息化新技术，实现病种质量的监控前移。应用基于人工智能的具有大型循证医学知识库的临床决策支持系统，实时汇总在院患者救治过程中的各项数据，对出院患者的各项终末指标进行统计分析，帮助全面了解医院、科室、医生的疾病诊疗情况。

（六）数字创新

公立医院可通过数字化建设赋能医疗决策。通过将电子病历数据前移至院前急救、将病历质控与全流程无纸化推进相结合等方式，强化数据共享，辅助临床决策。进一步通过院内各系统数据互通、流程关键节点监管、信息可视化等方式，将数字化应用于手术全流程管理、药学审方管理、病理诊断等具体领域。

公立医院可通过数字化建设赋能医疗服务升级。通过设计智慧急救平台、研发智能监测设备、推进前瞻性预警、推进区域资源协同调度等方式，构建医院主导的区域协同智慧急救系统。通过打造线上线下一体化工作门户、建立快速配送体系、深化线上咨询服务、实现个体化追踪随访等方式，实现基于互联网医院的全生命周期临床药学服务创新。通过推动患者信息各环节共享、构建预约护送管理平台、实现患者检查管理全流程可视化等方式，优化住院患者检查护送服务。通过实行患者微信办理住院流程、优化线上业务办理流程等，发挥微信服务号效用，便捷患者。通过建立患者满意度测评量表、开发数字化电子测评系统、引导患者自助测评、开展患者不满意评价追踪等，加强患者满意度管理。

公立医院可通过数字化建设赋能管理决策。通过开展业务全面梳理与数据汇聚、数据标准化管理、对不同场域进行数据建模、实现运营数据动态监测等方式，加强运营数据中心建设。通过将基于大数据的DIP工具贯穿全面预算管理、动态监测核心指标、开展精细化运营分析等方式，强化DIP精细化管理。通过大数据分析制定药品预算、设置药品分类管理规则、上线处方前置审核系统、实现药品用量预警与管控等方式，促进药品精准管控。通过SPD二级库管理、实现SPD与院内其他系统融合、全程追踪、监控分析与实时预警等方式，促进耗材精准管控。通过院内能耗标准化管理、开展能源流向分析、基于BIM模型优化中央空调系统等方式，促进能耗精准管控。通过建立后勤调度中心、数据中心和运维管理平台等方式，提升后勤服务质量。

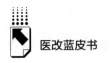
（七）服务变革

公立医院可推进多学科诊疗模式创新。多学科诊疗模式在疼痛管理、静脉血栓栓塞症（VTE）防控等方面能够发挥明显效用。通过建立虚拟疼痛单元整合全院资源、建立多学科协作的癌痛规范化管理制度，实现多学科全人癌痛照护，加强无痛医院建设。通过成立多学科 VTE 快速响应团队、开设药学联合咨询门诊等方式，推动多学科协作的 VTE 防控。

公立医院可推行日间治疗模式创新。通过综合识别日间手术患者及家属需求、实现日间手术一站式服务、构建电子化麻醉访视单、实现患者集中宣教和分时段入院、线上线下一体化促进患者康复等方式，实现互联网+日间手术全流程闭环管理。通过组建日间快速康复团队、应用微创技术改善管道、麻醉精准化、建立日间 ERAS 术后管理规范、建立加速康复的术后护理制度等途径，将快速康复理念融入日间手术治疗。

公立医院可探索实现护理服务的延伸。通过明确具体运行模式、基于用户体验研发信息平台、实施人力资源动态调配、建立延续性健康照护档案等方式，优化"互联网+护理服务"模式。通过建立护理门诊工作流程与规范、对门诊患者进行跟踪管理、执行门诊专科护士会诊制度等方式，优化伤口造口护理门诊服务。通过建立患者分类延续服务体系、为癌症晚期患者提供安宁服务等方式，拓展延续护理服务。通过成立专科疾病个案管理团队、建立个案管理信息平台、实行前瞻性全面干预模式、构建患者交流信息平台、建立患者自我管理手册等举措，开展专病个案管理服务。

公立医院可推动药事管理服务创新。通过组建多学科用药服务管理团队、开设个性化药学咨询门诊、开展全方位住院用药指导服务等，搭建多学科联动的药学服务管理平台。通过开展用药装置教学服务、慢病药物治疗管理和随访服务、开展多种形式的合理用药科普等，丰富药学服务手段。

公立医院可实行一站式服务流程创新。通过推动门诊服务"一窗通办"、入院准备"一科搞定"、医技检查"一处预约"、出院办结"一步到位"、医患问题"一站沟通"等，实现从线上到线下的就诊服务流程改革。

通过开创一站式诊治绿色通道、建设肿瘤专病全生命周期智能管理平台等方式，构建一站式肿瘤诊治绿色通道与全病程管理体系。通过全面梳理关键环节、建立完善的围手术期管理体系、强化康复早期介入等，打造"一站式的 ERAS"，全面推广加速康复外科理念。

公立医院可完善便民服务的配套创新。通过实现多渠道预约和分时段精准预约、提供个性化预约服务、调整预约放号机制、实现住院电子化预约等，优化预约模式，便利患者就诊。通过实施院区整体环境改造、开展院内交通治理、优化院内标识导向系统等方式，提升医院环境品质。通过设置免费轮椅、咖啡吧、便民超市、书屋等设施，提升膳食服务质量，多维度提升便民服务水平。

公立医院可开展友善医疗的人文创新。通过结构化术前评估、主要照顾者全程陪伴、实施麻醉护理安全保障措施、个性化麻醉苏醒期管理等，建立特殊人群围手术期舒适化管理模式。通过成立专项服务项目组、设计多元化辅导工具、开展综合性患儿评估、应用共情技术关注儿童心理、开展丰富的儿童与家庭关怀活动、调动患儿家庭支持等，提供以患者和家庭为中心的 Child Life 服务。通过在住院阶段提供基于全面评估与沟通的患者关怀、在出院阶段提供个性化全覆盖癌痛管理服务，为癌痛患者提供全程关爱。构建医务社工与志愿者服务介入模式，规范医务社工与志愿者管理，夯实医务社工专业基础，推动医务社工与志愿者协调医患沟通，开展多样化志愿活动，并链接社会资源开展公益活动。

参考文献

国家卫生健康委：《公立医院高质量发展评价指标（试行）政策解读及专家解读》，2022 年 7 月 31 日。

国家卫生健康委、国家中医药管理局：《关于印发公立医院高质量发展促进行动（2021—2025 年）的通知》（国卫医发〔2021〕27 号），2021 年 9 月 14 日。

国家卫生健康委：《关于印发公立医院高质量发展评价指标（试行）的通知》（国

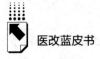

卫办医发〔2022〕9号），2022年7月31日。

国家卫生健康委办公厅：《关于2020年度全国三级公立医院绩效考核国家监测分析情况的通报》（国卫办医函〔2022〕210号），2022年7月4日。

国家卫生健康委办公厅：《关于印发国家医学中心和国家区域医疗中心设置实施方案的通知》（国卫办医函〔2019〕45号），2019年1月28日。

国务院医改领导小组秘书处：《关于抓好推动公立医院高质量发展意见落实的通知》（国医改秘函〔2022〕6号），2022年2月9日。

国务院办公厅：《关于推进医疗保障基金监管制度体系改革的指导意见》（国办发〔2020〕20号），2020年7月9日。

国务院办公厅：《关于建立现代医院管理制度的指导意见》（国办发〔2017〕67号），2017年7月25日。

国务院办公厅：《关于推动公立医院高质量发展的意见》（国办发〔2021〕18号），2021年5月4日。

国家卫生健康委财务司：《关于加强公立医院运营管理的指导意见》（国卫财务发〔2020〕27号），2020年12月25日。

中共中央、国务院：《关于深化医药卫生体制改革的意见》（中发〔2009〕6号），2009年3月17日。

中共中央、国务院：《关于卫生改革与发展的决定》（中发〔1997〕3号），1997年1月15日。

《中共中央关于制定国民经济和社会发展第十四个五年规划和二〇三五年远景目标的建议》，2020年10月29日。

政 策 篇
Policy Interpretation

B.2
公立医院高质量发展国家政策解读

许树强　赵维莅　张铁山　沈洁*

摘　要：《关于推动公立医院高质量发展的意见》出台，标志着公立医院进入高质量发展新阶段。我国公立医院始终以改革促发展，公立医院的领导者只有将高质量发展与改革相结合，才能真正掌握当前公立医院高质量发展的核心。通过对《关于推动公立医院高质量发展的意见》发布的政策背景与内涵进行深度分析，可以明确推动公立医院高质量发展的总体要求与核心要义。公立医院高质量发展最为核心的在于三个主导、三个转变、三个提高，要求政府主导、公益性主导、公立医院主导，推动公立医院实现运行机制转变，强化医改的系统集成与深化落地。以改革创新为根本动力，优化体系结构，构建有序的医疗服务新格局。梳理与分

---

* 许树强，博士生导师，上海交通大学中国医院发展研究院院长，主要研究方向为国家卫生健康体制改革；赵维莅，博士生导师，上海交通大学医学院附属瑞金医院副院长，主要研究方向为临床医学转化；张铁山，博士，国家卫生健康委体制改革司公立医院改革处处长，主要研究方向为公立医院改革；沈洁，博士，上海交通大学中国医院发展研究院执行院长，研究员，主要研究方向为医院发展。

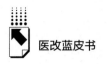

析公立医院高质量发展评价指标体系，总结指标设计与《关于推动公立医院高质量发展的意见》的对应关系，强化高质量发展政策导向。

关键词： 公立医院发展　五个新内涵　地区评价指标　医院评价指标

一　政策背景

新中国成立以来，公立医院始终坚持以改革促发展。在不同时代背景下，国家采取不同的改革举措推动公立医院发展。计划经济时期，受经济发展水平影响，政府对公立医院投入有限、收费标准偏低导致了公立医院亏损，因而国家推行"以药补医"政策促进医疗卫生事业发展。改革开放后，人民群众医疗卫生需求得到释放，公立医院经营管理自主权得以放开，驱动医疗卫生事业的发展进入快车道，但也带来药品生产流通秩序混乱、医疗费用上涨过快、公立医院公益性淡化等突出问题。1997年1月15日，中共中央、国务院印发《关于卫生改革与发展的决定》（中发〔1997〕3号），明确我国卫生事业是政府实行一定福利政策的社会公益事业，启动城镇职工基本医疗保险制度、城镇医疗卫生体制和药品生产流通体制"三项改革"，要求公立医院"建立起有责任、有激励、有约束、有竞争、有活力的运行机制"。我国富有活力的三级医疗服务体系以及基本医疗保险体系由此建立，但公立医院逐利问题未能得到解决，"看病难、看病贵"愈发成为人民群众反映最为强烈的问题。

2009年3月17日，中共中央、国务院印发《关于深化医药卫生体制改革的意见》（中发〔2009〕6号），要求建立规范的公立医院运行机制，改革过去以药补医机制，逐步改革或取消药品加成政策，同时采取适当调整医疗服务价格、增加政府投入、改革支付方式等措施完善公立医院补偿机制。由此新医改的大幕正式拉开，国家着力推进建立维护公益性、调动积极性、保障可持续的公立医院运行新机制。2017 年、2019 年分别取消了药品与医用耗材加成，公立医院"以药补医"机制得以全面破除，标志着公立医院新旧运行机制开始转换。

然而，在药品与医用耗材加成取消后，公立医院减少的收入尚未能通过医疗服务价格补偿到位，加上过去长期形成的粗放管理模式导致效率低下，公立医院担负着巨大的成本压力。在医疗服务价格改革不到位的情况下，公立医院医疗收入结构优化受到制约，医疗服务收入提升缓慢，可支配收入来源没有保障。此外，受人员支出增长快于收入增长等因素影响，公立医院面临严重的亏损风险。这种现象凸显了深化医药卫生体制改革的迫切性，当前必须采取新的举措，加快推动公立医院发展方式与运行机制的转变。

2020 年 10 月 29 日，党的十九届五中全会通过《中共中央关于制定国民经济和社会发展第十四个五年规划和二〇三五年远景目标的建议》，指明以推动高质量发展为主题，通过质量变革、效率变革、动力变革，实现更高质量、更有效率、更加公平、更可持续、更为安全的发展，并提出"十四五"时期，落实医疗机构公共卫生责任，坚持基本医疗卫生事业公益属性，加快建设分级诊疗体系，加强公立医院建设和管理考核。

2021 年 2 月 19 日，中央全面深化改革委员会第十八次会议审议通过了《关于推动公立医院高质量发展的意见》。2021 年 5 月 14 日，国务院办公厅印发《关于推动公立医院高质量发展的意见》（国办发〔2021〕18 号）（以下简称《意见》），由此公立医院进入了高质量发展新阶段。要想通过深层次的内涵建设解决当前医药卫生领域"临门一脚"和"卡脖子"的关键问题，进一步推动国家医学整体进步，就需要医药卫生体制改革的配套到位，加速实现世界一流的医药卫生水平，推动公立医院高质量发展。

二 内涵解读

《意见》明确公立医院是我国医疗服务体系的主体，近年来特别是党的十八大以来，公立医院改革发展作为深化医药卫生体制改革的重要内容，取

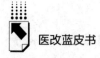

得重大阶段性成效，为持续改善基本医疗卫生服务公平性可及性、为保障人民群众生命安全和身体健康发挥了重要作用。《意见》的发布标志着公立医院已进入高质量发展新阶段，需要加速推动医药卫生体制改革的系统集成与深化落地。

为推动公立医院高质量发展，更好满足人民日益增长的医疗卫生服务需求，《意见》提出要坚持以人民健康为中心，加强公立医院主体地位，坚持政府主导、公益性主导、公立医院主导，坚持医防融合、平急结合、中西医并重，以建立健全现代医院管理制度为目标，强化体系创新、技术创新、模式创新、管理创新，加快优质医疗资源扩容和区域均衡布局，力争通过 5 年的努力，推动公立医院发展方式从规模扩张转向提质增效，运行模式从粗放管理转向精细化管理，资源配置从注重物质要素转向更加注重人才技术要素，为更好提供优质高效医疗卫生服务、防范化解重大疫情和突发公共卫生风险、建设健康中国提供有力支撑。

在这一总体要求下，推动公立医院高质量发展的核心要义为"一个中心、一个目标、一条主线、三个转变、三个提高、三个化、五个新"。"一个中心"是以人民健康为中心。"一个目标"是以建立健全现代医院管理制度为目标。"一条主线"是坚持和加强党对公立医院的全面领导。"三个转变"是发展方式从规模扩张转向提质增效，运行模式从粗放管理转向精细化管理，资源配置从注重物质要素转向更加注重人才技术要素。"三个提高"是提高效率，通过资源纵向流动提升服务体系整体绩效；提高质量，以临床路径管理为抓手提高医疗服务质量；提高待遇，增强医务人员的获得感、幸福感、安全感。"三个化"是人性化、功能化、智能化。"五个新"即构建公立医院高质量发展新体系，引领公立医院高质量发展新趋势，提升公立医院高质量发展新效能，激活公立医院高质量发展新动力，建设公立医院高质量发展新文化。

（一）构建公立医院高质量发展新体系

"新体系"新在以人民健康为中心，以建立健全现代医院管理制度为目标，以构建完善的分级诊疗制度、建立有序的就医和诊疗新格局为重点任务，通过体系化的布局更好地实现优质医疗资源协同发力。

随着社会发展，人口老龄化负担与疾病谱变化对人类社会带来了重大挑战，医疗卫生机构"单打独斗"已无法应对，必须依靠整个体系的"联合作战"，这就凸显了构建新的医疗卫生体系、发挥卫生服务体系的整体作用的重要性。构建新的医疗卫生体系要求打造国家级和省级高水平医院，发挥公立医院在城市医疗集团中的牵头作用，发挥县级医院在县域医共体中的龙头作用，建立健全分级分层分流的重大疫情救治体系。现阶段我国更加注重推动国家医学中心、区域医疗中心发挥引领作用，省级高水平医院发挥辐射带动作用，地市级三甲医院发挥医疗救治的主力军作用，县级医院发挥县域内龙头作用，基层医疗卫生机构和家庭医生团队发挥"网底"和"健康守门人"作用，人民群众发挥"健康第一责任人"作用。

（二）引领公立医院高质量发展新趋势

"新趋势"新在坚持以创新驱动学科发展，以患者需求为导向引领医疗服务的创新，打破传统以学科专业为边界的发展格局，一方面逐步实现从"看病"到"看人"的边界转变，另一方面重视业务与科研的融合，运用信息技术驱动新趋势的实现。

针对学科发展不平衡、技术发展不充分、新型服务模式推广慢等问题，各级各类公立医院都要从自身功能定位、人民群众医疗服务需求变化、信息技术发展等方面入手，推动学科发展、医学技术、服务模式等多方面创新，强化信息化支撑作用，全面提升医疗服务能力和水平。引领新趋势要求加强临床专科建设，推进医学技术创新，推进医疗服务模式创新，强化信息化支撑作用。要求注重发展重症、肿瘤、心脑血管、呼吸、消化、感染、儿科、麻醉、影像、病理、检验等临床专科，以人民健康为中心推动学科协同发展；注重提高不同地区、不同级别公立医院医疗服务同质化水平；注重面向生命科学、生物医药科技前沿，面向国家战略需求和医药卫生领域重大科学问题，加强基础和临床研究，推动临床业务与科研创新的充分融合；注重以

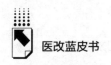

患者需求为导向，创新多学科诊疗、日间诊疗、延续护理、中医综合诊疗等服务模式；注重推动新一代信息技术与医疗服务深度融合，推进智慧医院与信息标准化建设。

（三）提升公立医院高质量发展新效能

"新效能"新在突出强调以经济管理为重点，改变重临床、轻运营管理的状况，通过对人、财、物、技术等核心资源进行科学配置、精细化管理和有效利用，探索各种创新形式的运营管理模式，提升医疗、教学、科研等核心业务的供给质量和效率。

当前，公立医院收支规模不断扩大，医教研防等业务活动、资金资产管理和成本控制等经济活动、人财物技术等资源配置活动愈加复杂，经济运行压力逐渐加大，亟须加快补齐内部运营管理短板。提升新效能要求健全运营管理体系，加强全面预算管理，完善内部控制制度，健全绩效评价机制。要求注重推动医院运营管理科学化、规范化、精细化，提高效率、节约费用，减轻患者就医负担；注重以医院战略发展规划和年度计划目标为依据实行全面预算管理；注重以业务管理和经济管理的重大风险、重大事件、重要流程为重点，完善医院内部控制，防范财务风险、业务风险、法律风险和廉政风险；注重坚持和强化公益性导向，持续优化公立医院绩效考核体系，完善城市医疗集团和县域医共体绩效考核制度，全面提高医疗服务能力和居民健康水平。

（四）激活公立医院高质量发展新动力

"新动力"新在以改革创新为根本动力，通过政府投入、医疗价格、医保支付、薪酬分配等综合改革，建立完善维护公益性、调动积极性、保障可持续的运行新机制，推动完善医药卫生体制改革相关配套，为公立医院持续发展提供不竭动力。

激活新动力要求改革人事管理制度，改革薪酬分配制度，健全医务人员培养评价制度，深化医疗服务价格改革，深化医保支付方式改革。现阶段要求注重落实公立医院用人自主权与岗位管理制度，统筹编制内外人员待遇，加强急需紧缺人员配备；注重落实"两个允许"要求，合理确定、动态调整公立医院薪酬水平，建立主要体现岗位职责和知识价值的薪酬体系；注重高层次复合型医学人才、急需紧缺专业人才培养，加强医学生临床实践与医学人文教育，改革完善人才培养评价机制，破除"四唯"导向，激励人才发展；注重医疗服务价格改革这一公立医院改革中极为重要的基础工作，稳妥有序推动医疗服务价格调整到位，促进解决公立医院利益机制导向问题；注重推行以按病种付费为主的多元复合式医保支付方式，推动公立医院积极参与国家组织的药品和医用耗材集中采购使用改革，落实医保资金结余留用政策，发挥医保资金的最大保障效能。

（五）建设公立医院高质量发展新文化

"新文化"新在对崇德尚医、医者仁心的医院传统文化赋予新的时代内涵，大力弘扬崇高的职业精神，突出强调公立医院的政治文化、学术文化、医患和谐文化，将家庭关怀的理念融入人民群众日常就医的流程，以患者体验为核心持续优化公立医院的管理及服务。

建设新文化要求强化患者需求导向，建设特色鲜明的医院文化，关心关爱医务人员。要求坚守纯粹医者信念，尊重医学科学发展规律，遵守医学伦理道德，遵循临床诊疗技术规范，为人民群众提供安全、适宜、优质、高效的医疗卫生服务；要求激发医务人员对工作极端负责、对人民极端热忱、对技术精益求精的不竭动力，持续改善医疗服务；要求建立保护关心爱护医务人员的长效机制，改善医务人员工作环境和条件，维护医务人员合法权益，关心医务人员成长，健全职工关爱帮扶机制，加强医院安全防范，健全完善医疗纠纷预防和处理机制，坚决保护医务人员安全；注重推动做好医患沟通交流工作，为构建和谐医患关系营造良好社会氛围。

（六）坚持和加强党对公立医院的全面领导

公立医院高质量发展离不开党对公立医院的全面领导。全面执行和落实

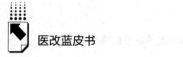
党委领导下的院长负责制，充分发挥公立医院党委把方向、管大局、作决策、促改革、保落实的领导作用，健全完善医院党委会和院长办公会议事决策制度，把党的领导融入医院治理全过程各方面各环节。加强公立医院领导班子和干部人才队伍建设。全面提升公立医院党组织和党员队伍建设质量。落实公立医院党建工作责任。

坚持和加强党对公立医院的全面领导，要求坚持党管干部原则，制定实施医院内部组织机构负责人选拔任用具体办法；要求坚持党管人才原则，完善人才培养、使用和引进管理办法，建立医院领导班子成员联系服务高层次人才制度，探索建立以医德、能力、业绩为重点的人才评价体系；要求推进党支部标准化规范化建设，建立党支部参与人才引进、队伍建设、职称职级晋升、绩效考核、薪酬分配、评奖评优等重大事项讨论决策的制度机制，把好政治关、医德医风关；要求实施党支部书记"双带头人"培育工程，建立健全把业务骨干培养成党员、把党员培养成业务骨干的"双培养"机制；要求建立健全各级党委统一领导，组织部门牵头抓总，卫生健康行政部门具体负责，教育、国有资产监督管理等部门齐抓共管，一级抓一级、层层抓落实的责任体系和工作格局；要求公立医院党委承担党建工作主体责任，党委书记是党建工作第一责任人，领导班子其他成员落实"一岗双责"；要求全面开展公立医院党组织书记抓基层党建述职评议考核，把党建工作成效纳入医院等级评定和巡视巡察工作内容，作为年度考核和干部选拔任用的重要依据。

三　政策方向

国务院办公厅印发《关于推动公立医院高质量发展的意见》（国办发〔2021〕18号），标志着公立医院进入了高质量发展的新阶段。国家层面对于公立医院高质量发展的总体要求，是坚持以人民健康为中心，加强公立医院主体地位，坚持政府主导、公益性主导、公立医院主导，坚持医防融合、平急结合、中西医并重，以建立健全现代医院管理制度为目标，强化体系创新、技术创新、模式创新、管理创新，加快优质医疗资源扩容和区域均衡布局，力争通过5年的努力，使公立医院发展方式从规模扩张转向提质增效，运行模式从粗放管理转向精细化管理，资源配置从注重物质要素转向更加注重人才技术要素，为更好提供优质高效医疗卫生服务、防范化解重大疫情和突发公共卫生风险、建设健康中国提供有力支撑。

为实现公立医院高质量发展的目标，国家层面点面结合，加强统筹，以省份为单位，在11个综合医改试点省份率先推动公立医院改革与高质量发展；以地市为单位，实施公立医院改革与高质量发展示范项目，每个示范项目中央财政支持5亿元；以医院为单位，在9个省市14家大型高水平公立医院开展试点，提出了强化公益性导向的四个60%的目标。同时，国家层面各部委出台一系列的政策文件，在加强党的建设方面，进一步指导各地突出重点任务，完善议事规则。加强新体系建设方面，重点加强医疗卫生服务体系建设规划，以国家医学中心、区域医疗中心建设为抓手，推进优质医疗资源扩容下沉和均衡布局。加强新趋势发展方面，突出加强对学科规划与转化研究的政策支持，实施专科能力建设规划与临床研究转化能力试点。提升新效能方面，加强公立医院经济运营管理，从成本核算、运营管理等方面进行统筹指导。提升新动力方面，在价格与薪酬改革方面完善配套政策，推进试点示范。国家各部委、多部门需要协同统筹推进，促进公立医院高质量发展。

四　评价指标

（一）地区评价指标

2022年2月9日，国务院医改领导小组秘书处牵头发布《国务院医改领导小组秘书处关于抓好推动公立医院高质量发展意见落实的通知》（以下简称《通知》），并推出《各省（区、市）推进公立医院高质量发展评价指标（试行）》（以下简称《地区评价指标》），为各地推进公立医院高质

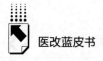

量发展落实提供抓手。

《通知》明确规定了层层推进的落实体系。国家每年对各省（区、市）推进公立医院高质量发展情况开展评价，对相关评价指标根据工作推进情况进行适时动态调整。各省级医改牵头协调机构每年对各地市推进公立医院高质量发展情况开展评价，结合本省（区、市）实际适当调整评价指标；在此基础上，对本省（区、市）推进公立医院高质量发展情况进行自评。各地市级医改牵头协调机构每年对各县（市、区）推进公立医院高质量发展情况开展评价，经省级医改牵头协调机构同意后，结合本地实际适当调整评价指标。各省级医改牵头协调机构每年对辖区内的公立医院进行评价，与公立医院综合改革绩效评价、公立医院绩效考核等有机结合，充分考虑各级各类公立医院实际情况，不搞"一刀切"，不搞重复评价。

对于各省（区、市）高质量发展的具体落实工作，首先是抓好组织实施，各省级医改牵头协调机构每年5月底前将自评报告报送国家卫生健康委体制改革司，国家卫生健康委体制改革司每年6月底前完成对各省（区、市）的评价工作。在数据收集上，最大限度地减轻基层和医院填报工作负担，评价指标相关数据直接从医改监测系统、卫生健康统计年鉴、卫生健康财务年报、公立医院绩效考核、满意度调查等现有信息系统中抓取。此外，《通知》强调了各地要强化运用地区高质量评价结果，国家卫生健康委体制改革司将评价结果通报各地，加大对典型经验的宣传推广力度，强化对工作滞后地方的督促指导。

《地区评价指标》基于《意见》要点框架，结合鼓励地方落实创新导向，凝练出由8个一级指标和27个二级指标构成的指标体系，实现了对《意见》的细化与落地指导（见表1）。

表1 《地区评价指标》体系架构

一级指标	二级指标
加强组织领导	1. 由党委和政府主要负责同志（双组长）或其中一位主要负责同志任医改领导小组组长
	2. 由一位政府负责同志统一分管医疗、医保、医药工作

续表

一级指标	二级指标
坚持和加强党对公立医院的全面领导	3. 全面执行和落实党委领导下的院长负责制
构建公立医院高质量 发展新体系	4. 三级公立医院门诊人次数与出院人次数比
	5. 县域内住院量占比
	6. 基层医疗卫生机构诊疗量占总诊疗量的比例
	7. 县办中医医疗机构覆盖率
	8. 中医类别执业(助理)医师数占三级公立中医医院执业(助理)医师总数的比例
	9. 建立健全分级分层分流的重大疫情救治体系
引领公立医院高质量 发展新趋势	10. 三级公立医院病例组合指数(CMI)
	11. 三级公立医院出院患者四级手术比例
	12. 三级公立医院每百名卫生技术人员科技成果转化金额
	13. 三级公立中医医院门诊和出院患者中药饮片使用率
	14. 三级公立中医医院以中医为主治疗的出院患者比例
	15. 全面提升公立医院临床安全用药水平
提升公立医院高质量 发展新效能	16. 三级公立医院平均住院日
	17. 实现收支平衡的公立医院占比
	18. 管理费用占公立医院费用总额的比重
	19. 公立医院门诊和住院次均费用增幅
激活公立医院高质量 发展新动力	20. 年内调整医疗服务价格的地市占比
	21. 医疗服务收入(不含药品、耗材、检查、化验收入)占公立医院医疗收入的比例
	22. 按病种付费(DRG、DIP、单病种)的住院参保人员数占公立医院总住院参保人员数的比例
	23. 无基本建设和设备购置非流动负债的公立医院占比
	24. 人员费用占公立医院费用总额的比例
	25. 公立医院人员薪酬中稳定收入的比例
建设公立医院高质量 发展新文化	26. 公立医院门诊和住院患者满意度
	27. 公立医院医务人员满意度
地方结合实际推进公立医院高质量发展的创新举措	

1. 强调组织工作落实与党的领导作用

《地区评价指标》强调组织工作的落实，将"加强组织领导"作为指标

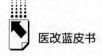

体系的第一个一级指标、对应《意见》"加强组织实施"的指导方向，体现了对各地在统筹实施落实方面的要求。并将《意见》"坚持和加强党对公立医院的全面领导"作为第二个一级指标，强调了党的领导作用。

2.细化高质量发展意见"五个新"导向

《地区评价指标》将公立医院高质量发展"五个新"分别作为一级指标。对应"构建公立医院高质量发展新体系"，设置6个二级指标。指标4、5、6是对整合型医疗服务体系发展格局落实情况的考核，进一步强调充分发挥地市级三甲医院医疗救治的主力军作用，充分发挥县级医院县域内龙头作用，充分发挥基层医疗卫生机构"网底"作用。指标7、8强调了中医药在我国医疗卫生体系中的作用。将新体系中"建立健全分级分层分流的重大疫情救治体系"这一重点任务直接作为二级指标9，体现了对落实建设平急结合诊疗体系、提升重大疫情防控救治能力的要求。

对应"引领公立医院高质量发展新趋势"，设置6个二级指标。指标10、11是对各地三级公立医院提升诊疗难度与技术水平的要求，进一步要求加强临床专科建设。指标12是对三级公立医院推进医学技术创新的要求，旨在带动各地整体的医疗技术与专科救治能力提升。指标13、14是对各地中医医院体现中医药特色服务的要求。指标15作为独立二级指标，明确要求保障用药安全导向。

对应"提升公立医院高质量发展新效能"，设置4个二级指标。指标16是对各地三级公立医院充分利用医疗资源、提升医疗服务效率的要求。指标17、18、19是对各地推动医院实现精细化运营管理的要求，需推动公立医院从各环节做好成本管理、推动收支结构优化，实现收支平衡。

对应"激活公立医院高质量发展新动力"，设置6个二级指标。指标20、21是对各地深化医疗服务价格改革、提高医疗服务收入占比的要求。医疗服务价格方面，评估达到启动条件的要及时调价，是对各地建立灵敏有序的价格调整机制导向的进一步强化。指标22是对深化医保支付方式改革、推行以按病种付费为主的多元复合式医保支付方式工作进展情况的具象考核。指标23要求地方政府全面落实对公立医院基础建设与设备购置的投入责任。指标 24、25 是对改革薪酬分配制度的细化考核，各地应进一步推动落实"两个允许"要求，发挥薪酬制度的保障功能。

对应"建设公立医院高质量发展新文化"，设置 2 个二级指标。指标 26、27 是对强化患者需求导向、关心关爱医务人员的考核。各地应推动医院建立自身特色鲜明的医院文化，凝聚精神力量，激发医务人员对工作的责任感、对患者的热情、对持续提升技术的积极性，努力践行人文关怀，积极获取患者和社会的信任。

3. 鼓励地方结合实际自主创新

《地区评价指标》鼓励各地运用创新方法推动公立医院实现高质量发展，将"地方结合实际推进公立医院高质量发展的创新举措"作为独立的一级指标，给予各地充分的自主权，激发公立医院高质量发展创新活力。

（二）医院评价指标

2022 年 7 月 31 日，国家卫生健康委等发布《公立医院高质量发展评价指标（试行）》和《公立中医医院高质量发展评价指标（试行）》（以下统称《医院评价指标》），供各地按照属地原则对辖区内公立医院在高质量发展方面的落实情况进行考核与评价。

公立医院高质量发展评价对象为二级及以上公立医院，评价工作按照年度实施，数据时间范围为上一年度 1 月 1 日至 12 月 31 日。国家卫生健康委计划将原"公立医院绩效考核管理平台"升级成"公立医院绩效考核与高质量发展评价平台"，将《医院评价指标》所需数据纳入，实现高质量发展评价与公立医院绩效考核相关数据在采集、质控、计算、分析、反馈方面的同步，减轻医院多平台数据填报带来的工作负担，提升医疗机构与行政监管机构整体工作效率。

2022 年起，国家卫生健康委对高质量发展试点医院的成效进行评价分析，各省级卫生健康行政部门组织开展对其他医院的评价工作，评价工作要强调因地制宜，根据地区与医院实际情况进行个性化与针对性的考评，避免"一刀切"的僵化评价。结合各地工作进展，国家卫生健康委将与国家中医

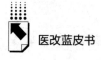
药管理局共同深化《医院评价指标》体系，以适应各级各类公立医院的高质量发展需求，并研究出具参考指标值。

各地要建立公立医院高质量发展信息和结果的部门共享机制，强化结果应用。通过评价结果有针对性地指导医院优化学科布局、强化专科建设、提升工作效果、改进医疗服务、提升管理能力。在评价过程中，持续健全数据质量管理体系，发挥大数据优势，提升公立医院高质量发展评价工作的准确性和可比性。国家卫生健康委、国家中医药管理局将会同相关部门，加强统筹协调，做好指导，挖掘推广典型经验。

《医院评价指标》围绕"党建引领""能力提升""结构优化""创新增效""文化聚力"五大方面，将公立医院高质量发展的目标进行明确与细化，对于西医和中医医院各制定18个和24个具体项目。

以西医医院评价体系为例，对应"坚持和加强党对公立医院的全面领导"这一主线，设置3个指标：党委领导下的院长负责制落实情况、党组织和党员队伍建设情况、党建工作责任落实情况。对应"构建公立医院高质量发展新体系"未设置具体指标。对应"引领公立医院高质量发展新趋势"，设置6个指标：专科能力指数、住院患者重点监测病种覆盖率、医疗质量指数、出院手术患者三级/四级手术占比、出院患者微创手术占比、智慧医院建设成效。对应"提升公立医院高质量发展新效能"，设置3个指标：时间消耗指数、万元收入能耗占比、费用消耗指数。对应"激活公立医院高质量发展新动力"，设置4个指标：住院医师规范化培训制度落实效果、医疗服务收入占比、人员经费占比、每百名卫技人员科研经费。对应"建设公立医院高质量发展新文化"，设置2个指标：患者满意度、医务人员满意度。

参考文献

国务院医改领导小组秘书处：《国务院医改领导小组秘书处关于抓好推动公立医院

高质量发展意见落实的通知》（国医改秘函〔2022〕6号），2022年2月9日。

《公立医院高质量发展评价指标（试行）政策解读及专家解读》，国家卫生健康委网站，2022年7月31日。

国家卫生健康委：《关于印发公立医院高质量发展评价指标（试行）的通知》（国卫办医发〔2022〕9号），2022年7月31日。

国务院办公厅：《关于推动公立医院高质量发展的意见》（国办发〔2021〕18号），2021年6月4日。

中共中央、国务院：《关于深化医药卫生体制改革的意见》（中发〔2009〕6号），2009年3月17日。

中共中央、国务院：《关于卫生改革与发展的决定》（中发〔1997〕3号），1997年1月15日。

中共中央、国务院：《中共中央关于制定国民经济和社会发展第十四个五年规划和二〇三五年远景目标的建议》，2020年10月29日。

B.3
公立医院高质量发展省级实施方案分析

范先群　张抒扬　张铁山　冷熙亮*

摘　要： 推动公立医院高质量发展为深化医药卫生体制改革的重点任务，在《关于推动公立医院高质量发展的意见》发布后，各地陆续推出具有属地化管理特色的公立医院高质量发展实施意见（方案）。通过梳理已发布的 31 个省（区、市）和新疆生产建设兵团具体方案，在高质量发展新体系、新趋势、新效能、新动力和新文化"五个新"政策导向架构下，对省级实施方案进行深度解读与横向分析，发现不同地区医疗发展状况存在差异，各地对于国家政策导向的响应与深化情况也有所不同。其中各地对于新体系、新趋势两部分进行了更多拓展与细化，差异更为明显。在出台相关规划与配套措施的同时，各地应强化系统集成、狠抓落地见效，在保障对政策导向精准解读与宣贯的基础上，稳步推动公立医院高质量发展落地。

关键词： 医药卫生体制改革　高质量发展　政策落地偏差

一　省级方案发布总览

2021 年 5 月 14 日，《关于推动公立医院高质量发展的意见》（国办发

---

*　范先群，中国工程院院士，上海交通大学医学院院长，主要研究方向为临床医学教育；张抒扬，博士生导师，北京协和医院院长、党委副书记，主要研究方向为临床医学与公立医院管理；张铁山，博士，国家卫生健康委体制改革司公立医院改革处处长，主要研究方向为公立医院改革；冷熙亮，上海市卫生健康委医药卫生体制改革处处长，主要研究方向为医疗卫生改革。

〔2021〕18号）（以下简称《意见》）发布，要求各地把推动公立医院高质量发展作为深化医药卫生体制改革的重点任务，强化领导责任、保障责任、管理责任、监督责任，统筹推进公立医院高质量发展与体制机制改革。

自国务院办公厅印发《意见》以来，11个综合医改试点省份率先推动公立医院高质量发展，对省域内各级各类公立医院，明确具体目标、重点任务清单和配套措施清单，探索各级各类公立医院高质量发展的路径。

随后，各个省份发布了公立医院高质量发展实施意见（方案），提出了总体要求和发展目标，对于《意见》中的"构建公立医院高质量发展新体系""引领公立医院高质量发展新趋势""提升公立医院高质量发展新效能""激活公立医院高质量发展新动力""建设公立医院高质量发展新文化"政策导向，细化了主要任务、明确了具体建设目标。

目前，31个省（区、市）和新疆生产建设兵团均已发布推动公立医院高质量发展相关实施意见（方案），积极开展公立医院高质量发展省级试点，确定一批省、市、县三个层级的试点医院，探索解决改革发展中的重点、难点和堵点问题。其中，11个综合医改试点省份均成立了推动公立医院高质量发展领导小组，由省委或省政府主要负责同志担任组长，协调重大政策、解决重大问题。

二　省级方案横向解读

（一）构建公立医院高质量发展新体系

在构建公立医院高质量发展新体系方面，国家提出了四项重点任务：打造国家级和省级高水平医院、发挥公立医院在城市医疗集团中的牵头作用、发挥县级医院在县域医共体中的龙头作用、建立健全分级分层分流的重大疫情救治体系。为推动建立更加健全完善的医疗卫生服务体系，各级各类医疗卫生机构应明确自身定位，更好发挥整体协同作用。

为落实构建新体系的任务和要求，各地公立医院高质量发展实施意见

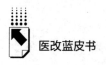
（方案）进行了相关布局，不同地区的具体实施方案内容各有侧重。

1.打造国家级和省级高水平医院

公立医院高质量发展，要求瞄准影响人民群众健康的重大医疗领域问题，集中力量开展疑难危重症诊断治疗技术攻关，解决医药卫生领域"临门一脚"和"卡脖子"的关键问题，推动国家医学整体进步。要求提升省域诊疗能力，减少跨省就医。这一目标的实现，需要国家级和省级高水平医院的建设和带动。

北京、上海、广东等积极建设国际一流水平医院，为建设国家医学中心、区域医疗中心提供更多政策空间和资源支持。北京提出强化现有国家医学中心建设，争取建设更多国家医学中心。到2025年，共争创10家以上引领医疗技术提升、有国际竞争力的国家医学中心。上海授予高质量发展国家试点医院在国际交流合作方面更大的自主权；推动技术攻关，要求建设符合国际标准的专病数据库、生物样本库等平台设施，完善全链式临床研究质量监管平台和医企联动协同创新平台；明确提出建设10家以上国家医学中心、10家以上国家区域医疗中心（含中医）、1~2家国家中医医学中心。广东对标国际一流与国内最优，推进广东省国际医学中心建设；加强省高水平医院与港澳医疗机构交流合作，搭建海外医学交流平台，加强与具有国际先进水平的医疗、科研机构的互利合作，学习借鉴发达国家医疗先进技术和管理理念，助力高水平医院建设和国际化医学人才培养。

多数省份积极创建国家级高水平医院，对国家医学中心和国家区域医疗中心建设数量提出了明确目标，并明确支持牵头建设的医院。如江苏要求创建1个国家综合类区域医疗中心、4~6个专业类别国家医学中心和14个左右专业类别国家区域医疗中心。天津提出与国家卫生健康委共建综合类、呼吸、心血管、神经、肿瘤、妇产、儿童、传染病8个专业国家区域医疗中心。湖北支持省内高水平医院创建国家医学中心；依托在武汉的部省属医院，高标准建设国家综合类区域医疗中心及儿科、神经、肿瘤、心血管、老年、妇产、传染病、口腔、骨科、精神、呼吸、创伤等专业类国家区域医疗中心；支持省级中医类医院建设中西医结合"旗舰"医院。

部分省份积极争取与国内高水平医院合作建设国家区域医疗中心，努力将省内输入医院的诊疗与科研能力提升至国家输出医院水平。河北积极争取国家级高水平医院、首都优质医疗资源等在河北布局。内蒙古提出充分利用"京蒙"对口支援和"沪蒙"、蒙陕战略合作成果，按照国家区域医疗中心建设模式和标准要求，"十四五"期间争取立项建设肿瘤、中医等国家区域医疗中心。海南提出引进国内高水平医院对口帮扶，提升省域诊疗能力，减少患者出省就医。

在明确建设国家级高水平医院的同时，多数省份提出了建设省级高水平医院的规划，以带动省域医疗水平整体提升，减少跨省就医。如，浙江明确提出支持温州、湖州、嘉兴、衢州、丽水等地建设省际边界医疗服务高地。湖南要求力争通过5年的努力，在全省建成30家省级公立医院高质量发展示范性医院，示范性医院病例组合指数（CMI）力争达到1.3，四级手术占比力争达到35%。黑龙江在省内中南、西北、东北和东南规划布局建设4家省级区域医疗中心。云南提出打造一批省级高水平医院，加快推进州市临床医学分中心、省级区域医疗中心和省级临床重点专科建设。

少数省份对于国家级高水平医院的建设未有明确规划，仅制定了省级区域医疗中心的建设目标。

2. 加强地区医疗服务网络建设，发挥整合型服务体系合力

构建公立医院高质量发展新体系，重点在于以人民健康为中心，构建完善的分级诊疗制度、建立有序的就医和诊疗新格局。因此，应注重推动各级各类医疗机构明确自身功能定位，形成有序协同机制，发挥医疗服务体系的整体力量，更好地保障人民群众健康。

北京、上海对推动地区医疗卫生资源合理布置与均衡布局进行了相关规划。北京提出有序调整中心城区医疗资源规模，规范公立医院分院区管理，推进区属医院提质改建；推动优质中医、中西医结合资源均衡布局。同时，通过优化预约号源分配导向推动患者转诊，二、三级公立医院号源优先向基层医疗卫生机构开放，完善基层预约转诊和双向转诊工作机制。上海提出支持符合条件的高水平医院通过"一院多区"建设，定向放大优质医疗资源，加快推进市级优质资源向"五个新城"及远郊扩容下沉；加强公立医院对社区卫生服务中心的全方位支持，实施新一轮社区卫生服务机构功能标准建设，打造示范性健康管理中心、社区康复中心、社区护理中心，发展社区临床药学服务，树立社区中医药服务品牌；支持社区卫生服务中心整合各类社会资源，拓展健康服务资源供给；鼓励发展"互联网+诊疗"模式，实现功能向社区服务延伸。

重庆、福建等省份制定了通过远程医疗带动区域医疗协作的相关规划。重庆提出建立区域专科联盟和远程医疗协作体系。福建支持省（市）属三级医院牵头组建跨区域专科联盟、远程医疗协作网等医联体，以"专科专病专技专管"为抓手，建立完善儿童救治、肿瘤防治、慢病管理等网络体系。

安徽、湖南等省份对落实城市三级公立医院功能定位提出明确要求。安徽明确提出将城市三级公立医院以慢病为主的普通门诊逐步下沉至基层，到2025年三甲综合医院普通门诊服务量减少30%以上。湖南规划提升城市三级公立医院的CMI至1.1，四级手术占比达到30%，技术服务性收入占医疗收入比例达到35%。

多数省份明确了提高县域诊疗能力的具体目标。如浙江要求县级公立医院中的三级医院占比达到30%、床位占比达到60%以上，到2025年，县域就诊率达到90%以上，基层就诊率达到65%以上。江苏要求到2024年，各地区患者区域内就诊率维持在92%左右，基层医疗机构就诊比例稳定增长，居民2周患病首选基层就诊率达到75%以上，二、三级医院向基层下转人次/基层上转人次比例达到40%以上。山东要求到2025年，县（市）综合医院达到国家医疗服务能力推荐标准占比达到100%、县级中医医院不低于70%。

广东、山西、新疆等省份对整合型医疗服务体系的运行机制提出了相关规划，包含统一管理、统一药品、支付方式改革等方面。广东授予县域医共体充分的自主权，县域医共体具有对各成员单位的管理权、经营权、人事权、分配权。推动组建与运行县域医共体管委会，统筹落实紧密型县域医共体的规划建设、投入保障、运行机制等，并对医共体运行实施年终绩效评价。山西切实向医疗集团下放人事管理、薪酬分配、财务管理、基层管理、医保和公共卫生资金支配"五项权力",强化行政、人员、资金、业务、绩效、药械"六统一"管理。新疆按照县乡一体化原则规范医疗服务行为,建立县域内药品统一采购和调配机制,统一用药目录,统一县域内医疗制度规范、标准、质控体系等。

3.建立健全分级分层分流的重大疫情救治体系

全力保障人民群众生命安全和身体健康离不开医疗救治体系的健全与完善,这要求提升公立医院在面对重大公共卫生事件时的应急处置能力,同时对公立医院公共卫生事件的预防控制与前置管理提出了要求,即公立医院应进行系统有序完善的重大疫情救治体系建设。

北京、湖北强调疫情救治相关国家医学中心建设。北京规划建设北京佑安医院新院区,加强国家传染病医学中心建设。湖北提出加快国家重大公共卫生事件医学中心和重大疫情救治基地建设。

上海、重庆、甘肃、湖南、陕西、吉林制定了传染病医院和公立医院传染病分院区建设相关的规划。上海要求加快推进传染病、创伤、重大公共卫生事件等相关临床专科建设,支持部分公立医院分院区建设。重庆要求加快建设4家区域公共卫生应急医院;每个区至少选择1家综合医院针对性提升传染病救治能力,对现有独立传染病医院进行基础设施改善和设备升级。甘肃要求各市州依托1~2家市级医院,建设相对独立的传染病病区或单独建设传染病医院。湖南、陕西、吉林均支持部分实力强的公立医院在控制单体规模的基础上,适度建设发展多院区,发生重大疫情时迅速转换功能。

多数省份均对重大疫情救治基地与紧急救援基地建设制定了规划,总体来看,主要对重大疫情救治相关的空间、床位、设备等资源配置提出了要求,对于救治体系的分工协作机制及救治网络建设尚未进入具体规划的层面。

(二)引领公立医院高质量发展新趋势

在引领公立医院高质量发展新趋势方面,国家提出了四项重点任务:加强临床专科建设、推进医学技术创新、推进医疗服务模式创新、强化信息化支撑作用。新趋势要求坚持创新驱动发展，需求导向引领。针对学科发展不平衡、技术发展不充分、新型服务模式推广慢等问题，各级各类公立医院都要从自身功能定位、人民群众医疗服务需求变化、信息技术发展等方面入手，推动学科发展、医学技术、服务模式等多方面创新，强化信息化支撑作用，全面提升公立医院医疗服务能力和水平。

各地对应四项重点任务进行了相关规划布局，实施方案也各有特色。

1.加强临床专科建设

临床专科建设要以重点专科发展带动各学科诊疗能力和水平提升。临床专科建设离不开医疗质量保障，要以提高不同地区、不同级别公立医院医疗服务同质化水平为目标。中医药作为我国医疗卫生体系的重要组成部分，同样应不断得到提振与深化。

北京、上海临床专科建设以国际一流水平为目标，注重加强专科群建设，发挥学科发展合力。北京提出建设国际一流临床专科群，推动临床重点专科全面发展；加快布局建设国际一流临床学科和临床、中医重点专科项目。上海提出加强平台、交叉学科建设，形成在医疗技术、医疗质量、临床研究等方面领跑国际、引领国内的优势学科。"十四五"到"十五五"期间，上海力争建成3~4个国际一流的临床学科和若干临床、中医重点专科，培育3~4个国际一流团队，培养若干国际知名的医学临床科学家；支持三级医院与世界一流医疗机构、学术机构和生物医药企业合作，组织和参与多中心研究。

多数省份对临床重点专科建设提出了明确目标。如四川要加强临床重点专科建设，力争建设国家、省、市（县）临床重点专科70个、300个、500个。浙江要求新增国家级中医类学科（专科）8个以上；新建省级临床医学研究中心15个以上，实施品牌学科、优势学科、特色学科、潜力学科计划，规划30~40个省级医学重点学科，优先发展10个医学重点培育专科，布局一批省市共建学科、县级龙头学科；推广50项重大疑难疾病中西医结合诊疗技术和100个优势病种中医诊疗方案。安徽要求"十四五"期间，通过中央财政支持、省级财政按不低于国家补助标准积极建成35个以上国家临床重点专科，5个以上临床重点专科全国排名进入前10；建成100个省级临床重点专科和200个省管市建临床重点专科；各市比照省级建设模式，建设市级、市管县建临床重点专科，各承建单位按照不低于1∶1的比例配套项目资金。

四川注重专科医疗质量的持续提升，明确提出临床路径管理相关规划，要求三级公立医院50%出院患者、二级公立医院70%出院患者按照临床路径管理。

少数省份的公立医院高质量发展实施意见（方案）中，未有临床专科建设的明确规划。

2. 推进医学技术创新

公立医院高质量发展要求公立医院积极推进医学技术创新，推动核心技术攻关，要求解决医药卫生领域"临门一脚"和"卡脖子"的关键问题。要求基础和临床医学研究加强目标导向，面向生命科学、生物医药科技前沿，面向国家战略需求和医药卫生领域重大科学问题，强调原创性和成果转化，促进医疗新技术进入临床应用。医学技术创新应从临床出发，以满足患者需求为导向，不仅仅要解决治病救人的问题，更应关注患者生活质量的提升。

北京对建设国际一流的研究型医院提出了具体目标，要求加强研究型病房示范建设，推进研究型医院建设，加快医学创新成果落地；到2025年，在"三城一区"建设1~2家国际一流的研究型医院，示范性研究型病房覆盖主要疾病领域，引领全市临床研究高质量发展。

在临床创新与转化方面，公立医院面临着体系不健全、转化渠道少、转化流程受阻等困境，部分省份提出加强与外部合作的相关规划，促进产学研一体化发展。其中，上海积极寻求与国际一流机构开展科研合作，支持三级医院与世界一流医疗机构、学术机构和生物医药企业合作，组织和参与多中心研究；支持公立医院与高校、科研机构、企业等开展临床研究与医学科技成果转化合作，积极参与上海市健康服务业园区建设，加快科技创新成果转化与应用；探索对多中心临床研究实行伦理审查结果互认。广东支持公立医

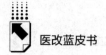

院与多方联合建立研发平台、科研成果转移转化中心；组建若干医院临床试验联盟，推动联盟内伦理审查结果互认；深入开展药品临床综合评价，完善成果转化应用机制。福建要求加快精准医学发展，加强医工、医理等跨学科合作，支持医院与研发机构联合开展重大前沿技术研发和临床应用，推动项目建设和成果临床转化；实施省卫生健康重大科研专项、中青年科研重大项目，推动医疗机构与高等院校、科研院所、企业等联合开展技术攻关；推动省内三级医院与相关高校合作共建，在慢性病领域布局建设一批省级临床医学研究中心。

在推动多方合作实现产学研一体化的同时，上海、广东注重科研平台的建设。上海鼓励试点医院设立专门的临床研究床位，开展研究者发起的临床试验（IIT），允许有条件的医院按照国家要求自行开展研制体外诊断试剂试点；建设符合国际标准的专病数据库、生物样本库等平台设施，完善全链式临床研究质量监管平台和医企联动协同创新平台。广东优化粤澳合作中医药科技产业园发展路径，建立具有自主知识产权和中国特色的医药创新研发与转化平台。

还有部分省份在加强科研平台建设方面提出了具体举措，并推动开展当地特色医学研究。如，江西积极创建国家级重点实验室，布局一批省级临床医学研究中心、医学领域重点实验室，推动生物安全防护三级（P3）实验室建设。青海规划依托现有资源，建设高原医学研究中心，建设国家高原医学研究重点实验室、健全高原医学大数据库。内蒙古提出推动医校（企）研融合创新平台建设，推动基础研究与临床诊疗高效衔接，加强自治区综合类大学与自治区高水平医院的战略合作；加强创新基础设施建设，加快建设符合中医药（蒙医药）特点的循证证据转化平台、中医（蒙医）特色诊疗技术评估和标准化技术平台以及中医药（蒙医药）优势病种古籍文献挖掘应用平台。

部分省份也对中医相关科研与成果转化提出了明确目标与规划。如，广东支持公立医院联合中医湿证国家重点实验室等科研平台，加强对重大疾病或重大传染病防治、治未病的联合攻关和对常见病、多发病、慢性病的中医药防治研究,形成一批可推广应用的诊疗方案、技术成果。山东提出加快推进中医药科研创新,在山东省自然科学基金中单列中医药联合基金,引导社会科技资源投入基础研究,提升全省中医药学重点领域基础与临床转化研究水平。

除了科研合作和平台建设外,上海、福建、黑龙江、河北等省份正在探索新的科技转化激励机制。上海允许公立医院和科研人员共有成果所有权,鼓励单位授予科研人员成果独占许可权。福建提出"参照高校、科研院所落实创新研究和成果转化等同等政策"。黑龙江提出按规定对完成、转化科技成果做出重要贡献人员给予奖励,奖励资金计入医院薪酬总量,不受总量限制。河北要求加快科技成果转移转化,从科技成果转化所获收益中提取不低于50%的比例用于奖励,对于做出主要贡献的人员,给予的奖励份额不低于奖励总额的50%。

3. 推进医疗服务模式创新

提升医疗服务水平,要以为人民群众提供更优质、更安全、更高效、更舒适的就医体验为目标,从多学科诊疗、日间服务、延续护理、合理用药、院前急救、医防协同、中西医临床协作等领域,推进医疗服务模式创新。

许多省份根据患者需求细化了服务模式转型要求。上海推广无痛诊疗的新型服务模式,支持三级医院开展特需诊疗、健康管理和国际医疗服务,进一步深化拓展"便捷就医服务"应用场景建设。福建、湖北、陕西积极推动无陪护病房建设,其中福建提出了具体的建设目标,要求将"无陪护"病房试点工作逐步扩大到二级以上公立医院,并推动建立相关服务配套政策;规划到2025年,二级以上综合医院设立老年医学科的比例超过60%,每个设区市至少设置1所二级及以上康复医院;常住人口超过30万的县域至少有1所县级公立医院设置康复医学科。浙江、四川、广东鼓励开设多学科诊疗门诊,全面推行一站式综合服务。四川要求将三级公立医院日间手术占择期手术的比例逐步扩大至20%。

部分省份注重发挥中医在优势病种、治未病、康复等领域的优势,推进中西医结合的综合诊疗模式转变。陕西要求加强针灸、骨伤、肛肠、康复等中医优势专科建设，建设 10 个省级以上区域中医（专科）诊疗中心、50 个县级中医医院中医优势（特色）专科，推动脑梗死、慢性肾衰等重大疑难疾病中西医临床协作试点。福建要求补齐传染病等专科医院中医药科室短板，健全中西医协同疫病防治机制，促进中医药疫病诊疗标准化、规范化。甘肃提出建立多学科交叉的中西医结合临床研究体系，围绕难治性疾病开展中西医协同攻关。湖北鼓励制定推广中医临床优势技术操作规范和优势病种诊疗方案，将中医纳入多学科会诊体系，强化临床科室中医医师配备，鼓励科室内、科室间、医院间和医联体内部开展中西医协作，要求建设 10 个重大疑难疾病中西医协作诊疗中心。浙江规划推广 50 项重大疑难疾病中西医结合诊疗技术和 100 个优势病种中医诊疗方案。

4. 强化信息化支撑作用

高水平的医疗服务与医院运营管理离不开信息技术的支撑，应以电子病历、智慧服务、智慧管理"三位一体"智慧医院建设为载体，落实医疗信息标准化建设，真正让信息化助力服务效率与内涵的提升，推进远程医疗、互联网诊疗、智能辅助诊疗、药品追溯等应用与深化。

北京、上海、浙江等省份注重加强信息技术与医疗服务及医院管理的深度融合。北京要求推进健康医疗数据互联互通和共享应用，推行"一人一码"数字健康管理；支持智能医学影像设备、手术机器人、康复机器人、AI 辅助诊断系统等智能医疗设备和智能辅助诊疗护理系统的研发与应用；推动大数据、物联网、人工智能、云计算、区块链等新一代信息技术与医疗服务深度融合；建设医保电子处方流转平台。上海全面推进医疗卫生数字化转型，以 5G 等新基建为支撑，深度应用大数据、物联网、人工智能、云计算、区块链等新一代信息技术，推动医疗服务流程再造、规则重构、功能塑造和生态新建，打造全面感知、泛在连接、数字孪生和智能进化的未来智慧医院；推进数字健康城区建设和智慧医疗服务一体化发展，实现全要素、全流程、全链条集成优化；建立多维度病种组合评价指标体系和基于数据循证的医院运营管理决策支持系统，优化公立医院资源价值配置和运营管理。浙江规划建设国家智能社会治理实验基地，推进实施国家"5G+医疗健康"应用项目；以重大需求、多跨场景、重大改革等三张清单为抓手，迭代看病就医"一件事"场景，打造院前医疗急救"一件事"、"数字健康进社区"和"疫情精密智控"等一批标志性应用；推进省级医疗卫生资源配置管理系统、互联网医院平台、诊疗行为综合监管系统等建设。

充分发挥信息技术支撑作用的前提是数据标准化建设、信息共享与信息安全，北京、上海、浙江、广东、云南等省份提出了相关规划。北京要求推进智慧医院建设和医院信息标准化建设。上海提出落实全国医院信息化建设标准与规范。浙江要求加强医疗健康和医保公共数据共享，明确医疗数据标准、统一接口技术规范，分级分类推动数据共享开放。广东要求建立完善健康医疗数据采集、治理、运用机制，实现公立医院与平台的对接和数据传送；加快推动医保、医药、医疗信息平台之间的信息互通与数据共享。云南提出推进统一的医保药品、医用耗材分类与编码标准应用，推进医疗器械唯一标识应用。

部分省份对电子病历、智慧服务与智慧管理的建设水平提出了明确目标。如，天津要求全市二、三级公立医院智慧服务平均级别力争达到2级和3级；二级和三级医院电子病历应用水平分别达到3级、4级；到2025年，三级公立医院医疗健康信息互联互通标准化成熟度测评达到4级及以上水平；全市二、三级公立医院智慧管理平均级别达到1级和2级。福建要求到2025年，全省35%以上的三级公立医院信息互联互通标准化成熟度测评达到4级水平。内蒙古要求到2023年底，远程医疗服务体系覆盖103个旗县（市区），二级以上公立医院电子病历应用水平必须达到3级以上水平。

（三）提升公立医院高质量发展新效能

在提升公立医院高质量发展新效能方面，国家提出了四项重点任务：健全运营管理体系、加强全面预算管理、完善内部控制制度、健全绩效评价机制。要求以经济管理为重点，改变重临床服务、轻运营管理的状况，通过对医院人、财、物、技术等核心资源进行科学配置、精细化管理和有效利用，

实现运营管理科学化、规范化、精细化，提升医疗、教学、科研等核心业务的供给质量和效率。

对于高质量发展新效能四项重点任务的具体落实，各地进行了相关布局和规划。

1. 健全运营管理体系

在过去的公立医院运行中，运营管理往往是医院容易忽视的内容，医院收不抵支现象普遍，持续良性运营面临挑战。加强公立医院运营管理，健全运营管理体系为当务之急，被《意见》列为提升发展新效能的第一项重点任务。多数省份在《意见》基础上进行了落实举措的细化。

提升公立医院高质量发展新效能需要以经济管理为重点，转变重临床业务、轻运营管理的状况，并非将二者割裂看待。实际上，经济管理是手段，本质上是要引导公立医院回归功能定位，使公立医院更好地提供医疗服务，减轻患者就医负担。因此，运营管理没有一成不变的通用模板，公立医院应灵活运用现代管理方法，基于自身实际推动业务管理与经济管理的融合。部分省份在实施方案中强调了此理念。浙江提出常态化推进公立医疗机构经济管理年活动，规范和加强政府采购管理，推进业务管理与经济管理深度融合。山东推进核心业务工作与运营管理工作深度融合，将现代医院管理理念、方法和技术融入医院运营管理的各领域、层级和环节，强化符合中医医院特点的运营管理。安徽提出推动运营管理全面融入现代医院管理理念方法技术，与医院核心业务深度融合，强化成本管控与投入产出评价。山东、湖北提出充分发挥医疗质量、医院感染防控、药事管理等专业委员会和职能部门作用，推动业务科室与职能部门高效协同运作。

健全的运营管理体系建立在医院各部门充分协作的基础之上，具有联结各方的专业运营管理团队，能够弥补公立医院管理机制的空缺，避免管理流程与职能脱节。不少省份提出了成立运营管理组织、外请顾问等相关落实举措。北京探索建立公立医院专家委员会和公众参与委员会，完善治理机制。浙江提出强化临床、医技等业务科室运营指导，探索运营助理员制度。河北推动公立医院聘请法律顾问，提升核心业务供给效率和法治保障水平。山西提出建立由书记、院长牵头，财务部门负责，院、科两级负责人参与的运营管理机构。海南推动公立医院成立运营管理部门，建立健全运营管理制度体系，建设基于数据循证的医院运营管理决策支持系统。江西、内蒙古、新疆等省份均明确要求公立医院成立运营管理委员会。

除了专业运营管理组织，总会计师是公立医院运营管理中的关键角色，建立总会计师制度是医院运行机制改革的重要内容，部分省份对公立医院总会计师的设立提出了明确要求。广东提出健全完善公立医院总会计师制度，落实总会计师进入医院领导班子规定，充分发挥总会计师岗位职能。黑龙江提出推进建立权责对等的总会计师委派制。福建要求三级公立医院和县域医共体全面落实总会计师制度，其他医院参照执行。云南提出在二级及以上公立医院设置总会计师岗位。湖北、河北、陕西要求所有三级公立医院及有条件的医院落实总会计师制度。内蒙古推动三级公立医院和旗县（市区）紧密型医联体全面落实总会计师制度。

对于健全运营管理体系这一重点任务，有相当部分省份沿用《意见》的内容，未有进一步细化安排。

2. 加强全面预算管理

公立医院运营管理以全面预算管理和业务流程管理为核心，全面预算管理要以医院战略发展规划和年度计划目标为依据，实行全口径、全过程、全员性、全方位预算管理，贯穿预算编制、审批、执行、监控、调整、决算、分析、考核等各环节，从数量、质量、实效、成本、效益等方面实施预算绩效管理，强化预算约束，促进资源有效分配和使用。公立医院应定期公开相关财务信息，主动接受社会监督。

关于全面预算管理，多数省份的公立医院高质量发展实施意见（方案）沿用了《意见》的内容，少数省份针对部分环节细化了相关规划。

广东、湖北、河北、江西等省份强化了预算绩效管理实施导向，在预算绩效指标体系构建、预算绩效分析、评价结果应用等方面进行了具体规划。广东提出探索构建核心预算绩效指标体系，从数量、质量、实效、成本、效益等方面实施预算绩效管理。湖北要求实施预算绩效评价，将评价结果、项目执行进度与预算安排挂钩。河北要求加强资金预算执行监测分析，对绩效实现程度和预算执行进度实行"双监控"，将评价结果、项目执行进度与预算安排挂钩。江西要求建立财务分析指标预警机制，强化财务分析结果运用。

广东进一步细化了预算实施和信息公开的具体内容，推动预算管理的精细化。要求医院医疗收入预算不得分解下达至各临床、医技科室，财政性资金不得对外投资和从事股票、期货、基金、企业债券等投资。建立全面预算信息公开制度，重点公开医院收支、门急诊次均医药费用及增幅、住院人均医药费用及增幅、主要病种例均费用等信息。

3. 完善内部控制制度

建立健全科学有效的内部控制制度，是公立医院开展良性运营管理的保障。要求以业务管理和经济管理的重大风险、重大事件、重要流程为重点，开展风险评估和内部控制评价，强化内部授权审批控制、预算控制、资产控制、会计控制、政府采购控制、信息公开控制等，防范财务风险、业务风险、法律风险和廉政风险。强化成本消耗关键环节的流程管理，降低万元收入能耗支出。推广医院后勤"一站式"服务。

关于内部控制制度，不少省份的公立医院高质量发展实施意见（方案）沿用了《意见》的内容，部分省份进行了相关细化。

建立完善的内部控制制度要求公立医院完善制约与监督机制，广东、浙江、河北等省份提出了相关规划。广东要求公立医院按照分事行权、分岗设权、分级授权的原则，在职责分工、业务流程、关键岗位等方面规范授权和审批程序，确保不相容岗位相互分离、相互制约、相互监督，规范内部权力运行，建立责任追究制度。浙江提出落实清廉医院建设五年行动计划（2021—2025年），建立公立医院清廉建设指数评价体系，有序推进公立医院巡查工作，深入开展医疗服务行业腐败问题专项整治；强化全行业、全要素、全流程综合协同监管，建立机构自治、行业自律、政府监管、社会监督相结合的多元化综合监管体系；常态化实施"双随机、一公开"监管和部门联合双随机抽查；建立公立医院依法执业管理体系和"一承诺三制度"

（依法执业承诺和法律法规知识培训制度、提醒告诫制度、依法执业述职制度）工作机制。持续打击欺诈骗保行为，加大对假病人、假病情、假发票等的专项整治力度；推进医共体医保行业自律体系建设。河北要求建立完善行风管理制度，制定医务人员廉洁从业相关管理规定；保持打击回扣行为高压态势，开展专项排查检查，一经查实依法依规从严处理；完善回访制度、畅通举报途径、加强线索查办，持续整治术中加项、小病大治等行为；深入开展医保基金专项治理，打击欺诈骗保犯罪行为。

福建、安徽、青海、宁夏、内蒙古等省份对于推广后勤一站式服务、提高管理效能、发挥后勤保障作用提出了明确规划。福建提出加强医院安防系统建设，完善医疗纠纷预防处理及扫黑除恶机制，依法严厉打击涉医违法犯罪行为。安徽要求万元收入能耗等主要指标达到苏浙同类医院水平，物耗成本降至50%以下。青海要求逐年降低万元收入能耗支出，管理费用率降低到10%以下。宁夏、内蒙古要求在全区三级和具备条件的二级公立医院推广医院后勤"一站式"服务，探索餐厅、保洁等后勤保障实行社会化服务。

部分省份进一步强调防范公立医院债务风险。广西提出依法有效化解符合条件的公立医院长期债务，促进公立医院良性运行。海南要求加强债务管理，严禁举债建设。

4. 健全绩效评价机制

绩效评价是公立医院运营管理的重要环节，要求坚持和强化公益性导向，全面开展公立医院绩效考核，持续优化绩效考核指标体系，重点考核医疗质量、运营效率、持续发展状况、满意度评价等。改革公立医院内部绩效考核办法，以聘用合同为依据，以岗位职责完成情况为重点，将考核结果与薪酬分配挂钩。完善城市医疗集团和县域医共体绩效考核制度，促进资源下沉，提高基层服务能力和居民健康水平。

上海注重推动公立医院绩效评价的精细化并关注绩效评价导向的合理性，要求建立分层分类的公立医院绩效评价机制；创新公立医院内部绩效考核办法，实行以岗定责、以岗定薪、责薪相适、考核兑现，引导医务人员重医德、重技术、重能力。上海对医联体绩效评价与考核规定也进行了细化，

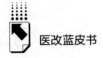

要求完善紧密型医联体绩效考核体系，全面评价医联体运行机制、分工协作和区域资源共享、技术辐射作用、可持续发展等情况，引导医疗资源上下贯通、纵向流动，推动医联体工作重心从治病转向促进人民健康。

多数省份强化了公立医院绩效考核结果的应用，将考核结果作为薪酬分配、资源投入与人员调整的重要依据。如广东提出全面开展公立医院绩效考核，考核结果与公立医院薪酬总量、财政补助、领导班子年度考核等挂钩。河北将考核结果与公立医院（医联体）财政补助资金投入、医保资金拨付、绩效工资总量核定、医院等级评审、领导班子评价等挂钩。重庆提出将考核结果作为财政投入、领导干部任免、医保总额测算、绩效总量核定的重要参考依据。陕西提出将考核结果作为公立医院发展规划制定、重大项目立项、财政投入、经费核拨、绩效工资总量核定、医保政策调整的重要依据，同时将考核结果与医院评审评价、区域医疗中心建设以及各项评优评先工作挂钩。

（四）激活公立医院高质量发展新动力

在激活公立医院高质量发展新动力方面，国家提出了改革人事管理制度、改革薪酬分配制度、健全医务人员培养评价制度、深化医疗服务价格改革和深化医保支付方式改革五项重点任务，要求以改革创新为根本动力，通过政府投入、医疗价格、医保支付、薪酬分配等综合改革，建立完善维护公益性、调动积极性、保障可持续的运行新机制。

对于激活公立医院高质量发展新动力五项重点任务的具体落实，各地进行了相关布局和规划。

1. 改革人事管理制度

公立医院应拓宽选人用人视野，灵活采取多种方式促进优秀人才脱颖而出，建立通畅的人才引入渠道，进一步用活用人机制，激发人员活力。

改革人事管理制度，要求合理制定并落实公立医院人员编制标准，建立动态核增机制。落实公立医院用人自主权，对编制内外人员待遇进行统筹考虑。落实岗位管理制度，按照医、护、药、技、管等不同类别合理设置岗位，科学编制岗位责任书，实行竞聘上岗、合同管理，激励人才脱颖而出。增加护士配备，逐步使公立医院医护比总体达到 1：2 左右。

上海、福建对于人员科学配置提出了精细化的要求。上海提出落实公立医院用人自主权，按规定自主确定岗位总量和岗位标准，科学、分类设定公立医院床人比。福建要求省属公立医院按照编制床位与工作人员 1：1.4～1：1.8 的标准，同时考虑科研、教学因素需要，核定医院人员总量；合理核定区域医疗中心项目所在医院编制和职数，支持引进高层次医疗人才及管理团队。

对于各类人员的配置，多数地区明确提出到 2025 年，力争使公立医院医护比总体达到 1：2 左右。福建进一步要求临床护理岗位护士占全院护士数的比例原则上不低于 95%，三级公立医院床护比力争达到 1：0.8。内蒙古、新疆生产建设兵团等特别提出保障专业技术人员比重。内蒙古要求严格控制管理人员和工勤人员比例。新疆生产建设兵团要求公立医院在核定的岗位总量内，专业技术岗位不低于岗位总量的 85%，师域医共体内专业技术高级、中级、初级岗位结构比例原则上控制在 3：4：3 左右。

除人数配置外，部分省份对于人员编制和岗位管理机制提出了明确的改革方向，包含员额制管理、备案制管理、结合医共体推进基层人事一体化管理等。广东逐步探索实行员额制管理，推动实行员额制管理的公立医院的人员控制总量根据相关指标变化情况实行动态管理；结合紧密型县域医共体建设，积极推进基层医疗卫生人才"县招县管镇用"。浙江要求完善公立医院人员编制动态核增机制，出台省属公立医院机构编制管理规定；加强县域医共体人员统一招聘、培训、使用和调配管理。重庆提出深入推进公立医院人员总量备案管理，试点医院人员总量规模和使用计划实行动态调整，稳步扩大试点范围。安徽要求深化公立医院编制周转池制度建设，将社会化用人员额纳入岗位基数，开展周转池编制使用评估。河南积极探索开展公立医院编制管理改革试点，按照"老人老办法、新人新办法"的原则，逐步推行公立医院员额制备案管理，在岗位聘用、收入分配、职称评聘、管理使用流动等方面将编外人员与在编人员同等对待。甘肃探索实行县域内卫生专业技术人才"县管乡（村）用"；落实高层次和急需紧缺人才引进相关办法，公立

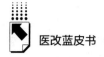

医院在各自空编范围内引进高层次和急需紧缺人才不受10%预留编制限制，先调入后入编；对符合条件的公益二类医疗卫生单位逐步实行编制备案制管理，对编制内外人员待遇统筹考虑；落实岗位管理和全员聘用制度。宁夏提出县域医疗健康总院内人员实行总量控制、备案管理，可打破身份限制统筹使用；公立医院和县域医疗健康总院领导班子成员，根据干部管理权限实行委任制、聘用制和任期目标责任制。江西提出在招聘、职称晋升、岗位聘用、薪酬待遇等方面，将经住院医师规范化培训合格的本科学历临床医师与临床医学、口腔医学、中医专业学位硕士研究生同等对待。

湖北、河北、广西、云南等省份细化了落实公立医院用人自主权的相关规划。其中，湖北、河北提出落实公立医院内部人事管理、中层干部聘任、人员招聘和引进、内部绩效考核与分配等经营管理自主权。广西允许公立医院按政策规定拿出5%～10%的专业技术岗位设置特设岗位，用于引进高层次人才和解决公立医院专业技术岗位评聘矛盾。云南完善公开招聘政策，对急需紧缺专业或岗位在公开招聘中不设开考比例。

重庆、山西强调了人员的聘后管理。重庆提出优化岗位聘用考核机制，加强人员聘后管理，推动建立竞争择优、能上能下的工作机制。山西要求有效衔接职称评审结果、岗位聘用、考核、晋升等工作，健全聘期考核制度，加强聘后管理。

2.改革薪酬分配制度

推动薪酬分配制度改革，需要从绩效工资调控机制、公立医院薪酬体系、公立医院自主分配方式、主要负责人年薪制等方面进行探索与改革创新，充分发挥薪酬分配的导向、保障与激励作用。

上海、四川、吉林、内蒙古、海南、新疆生产建设兵团、浙江、黑龙江、河北等在落实《意见》的基础上进一步明确了薪酬分配导向。上海提出加大对公立医院、社区卫生服务中心绩效工资水平和总量核定的倾斜力度。四川提出公立医院内部薪酬分配应兼顾不同科室之间的平衡，向关键紧缺岗位、高风险和高强度岗位，高层次人才、业务骨干等倾斜。吉林、内蒙古要求对于高层次人才聚集、公益目标任务繁重，承担科研、教学任务以及需要重点发展或绩效考核评价结果优秀的公立医院，以及中医药（蒙医药）特色优势突出的中医（蒙医）医院，在薪酬水平上予以适当倾斜。海南支持实行灵活多样的工资分配形式，引进或聘用高层次人才、急需紧缺专业技术人才和重点专业、学科带头人或团队核心成员。新疆生产建设兵团、浙江、黑龙江、河北提出适当提高低年资医生的薪酬水平。

不少省份探索多样化薪酬分配方式以满足不同层级不同专业的人才激励导向要求。上海、广东、重庆、浙江、山东均提出在核定绩效工资总额内，探索实行年薪制、协议工资制、项目工资等灵活多样的分配形式。

部分省份进一步深化了年薪制相关规划。广东、四川、山东、安徽、山西、陕西等地明确了主要负责人薪酬水平相关规定。广东提出合理确定公立医院主要负责人的薪酬水平，健全激励约束机制，鼓励对主要负责人实行年薪制。四川要求健全公立医院负责人薪酬激励机制，公立医院主要负责人薪酬水平应与其他负责人、本单位职工薪酬水平保持合理关系。山东鼓励对主要负责人实行年薪制，健全以公益性为导向的考核评价机制，考核结果与医院薪酬总量、主要负责人薪酬、医务人员薪酬挂钩。安徽要求根据公立医院绩效考核结果，合理确定、动态调整医院奖励性绩效薪酬水平和主要负责人年薪水平。山西提出医院主要负责人薪酬水平原则上不高于本单位职工平均薪酬水平的3倍、副职薪酬按主要负责人薪酬的80%左右确定。陕西鼓励对主要负责人实行年薪制，薪酬水平原则上不得超过本院职工平均薪酬水平的5倍。福建、河北、云南对年薪制实施范围提出了相关拓展规划。福建推行公立医院主要负责人（党委书记、院长）和总会计师年薪制，逐步扩大全员目标年薪制实施范围，到2025年，力争实现县级公立医院全覆盖。河北鼓励对党委书记、院长、总会计师实行年薪制，年薪由同级财政全额负担。云南鼓励探索公立医院主要负责人和高层次专业技术人员实行年薪制。海南要求不断扩大公立医院院领导年薪制实施范围。

山西、陕西、甘肃、宁夏对于绩效工资总额核定细化了相关要求。山西提出公立医院绩效工资在核定的总量内自主分配，绩效工资水平最高提高到公益一类事业单位绩效工资总量的5倍。陕西要求公立医院绩效工资水平控

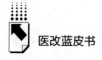

制在同级事业单位绩效工资平均水平的 3 倍以内，允许医疗服务收入扣除成本并按规定提取各项基金后 60% 以上用于奖励性绩效工资。宁夏要求该比例达到 80% 以上。甘肃要求提高绩效工资在个人收入中的比重，绩效工资中用于激励的比例原则上不低于绩效工资总量的 60%。

部分省份制定了明确的人员支出水平与薪酬结构目标。广东要求在确保收支平衡的前提下，力争到 2025 年人员支出占公立医院业务支出的比例提高至 45% 左右，之后按照国家卫生健康委要求争取逐步达到 60% 左右。福建力争在 5~10 年内，人员支出占业务支出比重提高到 60% 左右；合理确定内部薪酬结构及项目，医务人员固定薪酬占比达到 60% 左右。浙江、湖北要求到 2025 年，力争人员支出占业务支出的比例达到 45% 左右。辽宁要求到 2025 年底，国家区域医疗中心创建医院和省级公立医院高质量发展试点医院人员支出占业务支出比例、人员薪酬固定部分占比均达到 45% 左右，其他三级公立医院达到 40% 左右。

3.健全医务人员培养评价制度

人才是公立医院可持续发展的不竭动力。在医务人员培养方面，要加快培养高层次复合型医学人才，造就一批具有国际水平的战略人才、领军人才和创新团队；落实不同层次的医学人才的教育制度并加强中医药师承教育，注重职业素养和医学人文教育；加强紧缺护理专业护士培养培训，推动护理岗位科学管理；改革完善医务人员评价机制，坚持分层分类评价，破除"四唯"导向；探索职称评审权限下放机制，合理发挥公立医院开展高级职称评审的自主性。

北京、上海、广东等省份在培养与引进具有国际水平的高层次复合型医学人才方面制定了具体规划，给予充分的保障与政策支持。北京提出充分发挥特设岗位的引才作用，支持公立医院引进高水平国际化医学人才和管理人才，并给予相应保障。上海要求加强卫生健康高端人才引育，推进医学教育创新发展，促进医工、医理、医文学科深度融合，培养"医学+X"复合型人才和各类紧缺人才；支持公立医院精准引进海外高层次人才，集聚高端创新型人才，落实引进所需高层次人才和团队在落户安居、入学就医、税费优惠等方面的支持保障政策。广东提出围绕基础医学、临床医学、公共卫生、中医药学等4大方向，每年引进培养一批能够突破研究瓶颈、引领学术前沿、推动转化应用的领军人才，以及具有创新思维与国际视野、适应学科交叉融合发展趋势的青年拔尖人才，推进"医学+X"多学科背景的复合型创新拔尖人才培养。

部分省份提出建设国内领先医学人才队伍，在人才计划实施、人才引育保障等方面进行了明确规划。浙江提出实施卫生高层次人才培养工程，落实"医学高峰"项目引进高层次人才类别与引才奖补标准，国家级卫生人才数达到350人以上；深入实施"杏林工程""岐黄使者"培育项目，新增国医大师1~2名、全国名中医3名左右、省级名中医60名以上。福建也提出实施卫生健康高层次人才"靶向"培养与引进，鼓励医院组建名医、名师工作室；注重提升区域医疗中心的"造血"功能，以及本土化医学后备领军人才的选拔培养；结合上级医院对口帮扶、医疗人才派驻，以及加大本土化、针对性的人员培养力度等，强化县域医疗人才队伍建设。安徽要求培养一批达到国内先进水平的学科带头人；遴选一批综合素质优秀、发展潜力大的中青年骨干到国内外高水平医院或科研机构深造；实施"江淮名医"培养工程，培养200名德艺双馨的"江淮名医"；实施卫生招才引智登峰行动和柔性引才引智云端行动，省级医院大力引进省外（海外）高层次临床专家团队、高水平博士，市、县医院引进高水平硕士；鼓励柔性长期引进院士、长江学者、中华医学会专科副主任委员以上高层次人才；落实人才保障措施，加大政府投入力度，按规定对引进人才落实工资报酬、职称晋升、安家落户、子女入学等方面的保障措施，为引进人才开展临床新技术、新项目和科研等创造宽松的政策环境和工作环境；力争"十四五"期间，全省临床医学院士实现零的突破。内蒙古提出加强重点关键领域创新人才、基础研究人才、临床一线拔尖人才培养；支持公立医院柔性引进国内领先医疗创新团队和知名医生集团；实施中医药（蒙医药）传承与创新"百千万"人才工程，打造一批自治区名中医（蒙医）；健全公立医院引才、育才和用才机制，优化自治区杰出优秀临床医学人才晋升通道，推动建立公立医院首席专

家制度，赋予首席专家更大医院改革发展决定权、更大重大事项决定权、更大经费支配权和更大资源调度权。

陕西、内蒙古等省份对于基层医疗机构人才、后备人才队伍培养制定了相关规划。陕西提出每年下达招聘计划2000名，其中不少于30%用于乡镇卫生院；到2025年，争取为县级以下医疗卫生机构招聘10000名医学专业人才；"十四五"期间，培养1000名左右学科带头人、3500名左右中青年技术骨干、10000名左右基层实用紧缺人才。内蒙古提出每年选派150名左右业务骨干到国内外高水平地区研修，选派200名左右旗县医院业务骨干到自治区级医疗卫生机构研修；开展医疗卫生领军人才和青年人才"萌芽"培养工程，实施医疗卫生后备领军人才培养计划和青年英才集聚储备计划，壮大高水平青年医疗卫生人才队伍。

教学水平的提升对于保障人才培养成效十分关键，部分省份推动医教协同、师资培训与管理同质化，从基地建设、带教形式、师资待遇、住培医师保障等方面提出了具体要求。广东鼓励公立医院将住培师资的带教工作量纳入职称晋升、绩效分配体系。重庆支持重庆医科大学、重庆大学、西南大学等高校新增医学类博士学位授权点。福建提出加强临床教学基地、虚拟仿真实训项目建设。广西要求加强临床教学基地认定审核和动态管理，加强住院医师规范化培训基地动态管理。辽宁提出建设省级医学教育综合管理平台，提升住院医师规范化培训、专科医师规范化培训的精细化、同质化管理水平，建立继续医学教育项目跟踪管理制度。山西提出加强培训基地管理，培育15个左右省级重点住院医师规范化培训基地，建设5个左右国家级住院医师规范化培训重点基地。

中医药领域的教学有独具特色的师承教育模式，人才培养需符合中医药人才成长和学术传承规律。部分省份在中医药师承教育方面提出了明确规划。河北提出持续开展多层次老中医药专家学术经验传承、优秀中医临床人才研修和传承工作室建设项目；鼓励名老中医药专家参与在校生、中医住院医师规范化培训学员带教。山西要求设立一批中医药师承教育基地；设立高年资中医医师师带徒项目，与职称评审、评先评优等挂钩；支持开展名老中医药专家学术经验和技术专长整理、研究、传承工作。陕西提出推动中医药师承教育规范化、终身化和制度化，建设3~5个省级名医传承中心，实施多层级师带徒项目，促进中医诊疗经验与中药传统技艺传承发展。

在人才评价方面，多数省份沿用《意见》的相关内容，部分省份在《意见》基础上对于合理设置评价标准、下放职称评审权限等进行了深化。上海提出稳慎开展三级医院下放职称评审权限试点，对引进高层次人才实行灵活的职称评审机制；完善交叉学科和临床研究人员岗位设置、职称评审和晋升办法。福建明确要在"十四五"期间，每个设区市至少选择1个医疗水平高、技术能力强、人事管理完善、具有自主评审意愿的三级医院试点开展高级职称自主评审。海南支持有条件的三级公立医院开展卫生系列高级职称自主评聘；探索在城市医疗集团和县域医共体内开展职称自主评审。广东提出合理设置评价标准，破除唯学历、唯论文、唯奖项、唯"帽子"倾向，增加临床工作数量和质量指标，突出技术性、实践性和创新性评价，实行业绩成果代表作制度；对基层一线卫生健康专业人员继续实行"定向评价、定向使用"；合理下放职称评审权限，在医疗水平高、技术能力强、岗位设置合理、人事管理完善、具有自主评审意愿的三级公立医院自主开展高级职称评审；对具备条件的高水平医院等高级职称自主评审单位，探索自主开展研究、教育等系列专业的职称评聘。黑龙江坚持分层分类评价，突出品德能力和业绩导向，将门诊工作量、出院人数、出院患者手术量等临床工作数量作为医生晋升职称的重要评价内容，将病案作为评价临床工作质量的重要载体；对中医药人员重点考察其掌握运用中医经典理论、中医诊疗手段诊疗的能力，中药处方运用以及师带徒等情况。

4.深化医疗服务价格改革

医疗服务价格改革是新时期医疗综合改革的重要一环，是深化医保支付方式改革的基础。价格动态调整、医疗服务比价关系、新增医疗服务项目价格审核等关键制度设计，是医疗服务价格改革的重要环节。

部分省份分类分层逐步开展医疗服务价格调整，对高技术含量服务、新技术新服务、特色医疗服务（如互联网医疗、多学科诊疗、中医服务等）

进行重点支持。北京提出优化中医价格项目。上海探索建立多层次的健康管理服务收费机制，完善特需医疗服务管理制度，探索对参与试点的公立医院根据规定放宽特需医疗服务，实行市场调节价；合理制定多学科诊疗、镇痛、互联网服务、上门服务等医疗服务收费标准和规范，将符合条件的诊疗项目纳入医保支付范围。广东、内蒙古等省份提出完善"互联网+"医疗服务项目、价格及医保支付政策。山东提出加强医疗服务价格分类管理，对普遍开展的通用项目，管住管好价格基准；对技术难度大的复杂项目，尊重医院和医生的专业性意见建议，更好体现技术劳务价值。安徽提出学习三明经验，改革优化调价规则和程序，重点支持公立医院开展标志性领先技术，对于技术难度大、外转率高的项目，优先调整医疗服务价格；支持儿童专科等薄弱学科发展；支持中医传承创新发展。湖南规范医疗服务价格项目管理，优化对技术成熟、临床疗效确切的新技术新项目和特需医疗服务项目的审核程序，加快审核新增医疗服务价格项目。云南要求完善中医（民族医）、互联网等医疗服务价格政策。山西要求完善中医医疗服务分级定价政策，重点将功能疗效明显、患者广泛接受、特色优势突出、体现劳务价值、应用历史悠久的中医医疗服务项目纳入调价范围，对符合启动条件的及时调整价格；对医疗机构炮制使用的中药饮片、中药制剂实行自主定价；发布中医优势目录，实行中西医同病同效同价，一般中医药诊疗项目继续按项目付费。

四川、浙江、安徽、福建、江西、青海、海南等省份对医疗服务价格的监测评估与定期调整提出了细化要求。江西、四川要求建立医疗服务价格监测制度，定期监测公立医疗机构医疗服务价格、成本、费用、收入分配及改革运行情况等，将监测结果作为实施医疗服务价格动态调整的基础。安徽要求科学测算护理服务成本，合理确定护理服务价格标准。此外，福建、江西、浙江、青海、海南明确了医疗服务价格调整频率，均要求每年开展一次医疗服务价格调整评估工作。

部分省份进一步明确了医疗服务收入占比的提升目标。浙江、湖北、宁夏要求到 2025 年，全省公立医院医疗服务收入占比达到 35% 以上。安徽、福建力争在 5~10 年内，国家区域医疗中心和省级高水平医院的技术服务收入占比均达到60%左右。湖南要求国家医学中心建设单位和国家区域医疗中心建设单位技术服务性收入占医疗收入比例力争达到50%，省级区域医疗中心建设单位达到40%，城市三级公立医院达到35%，县级医院达到40%。

为稳步有效推进医疗服务价格改革，应巩固取消药品、医用耗材加成这一改革前提，部分地区强调了控制药品和耗材的价格，并进一步提出降低检查检验价格相关要求。新疆生产建设兵团提出统筹兼顾医疗发展需求和各方承受能力，遏制药品、医用耗材价格虚高状况，调控医疗服务价格总体水平。青海、海南提出逐步降低检查、检验等价格。

5. 深化医保支付方式改革

在当前医保支付方式改革进入加快推进阶段，改革覆盖面稳步扩大的同时，更应注重建立完善机制与提质增效。一方面，推行多元复合式医保支付方式能更好适应不同特性的医疗服务；另一方面，医保总额预算与付费标准的合理确定、医保协议管理规范、药品和医用耗材集中采购使用改革等，也是落实医保资金结余合理留用政策的重要工作。

多数地区对于落实多元复合式医保支付方式进行了不同程度的细化。上海要求推进总额预算管理框架下按疾病诊断相关分组（DRG）和按病种分值（DIP）付费，完善慢性精神疾病、康复和护理等长期住院按床日付费模式，探索以家庭医生签约服务为基础、紧密型医联体为载体的按人头付费方式。四川要求全力推进DRG付费国家试点、区域点数法总额预算和DIP付费国家试点，落实推广DRG结合点数法付费改革工作。天津推广糖尿病门诊特定疾病按人头总额付费方式，结合家庭医生签约服务对紧密型区域医联体实行按人头付费，探索精神病按床日付费和门诊慢特病按人头付费方式。广东要求完善适宜基层医疗机构开展的基层病种范围，实行不同等级医疗机构同病同分值。海南探索公立医院门诊打包收付费改革。黑龙江、山西、甘肃、宁夏、新疆生产建设兵团还提出将日间诊疗服务纳入医保支付范围。此外，福建特别提出推动商业健康保险发展，以此作为医保支付的补充。

另外，不少省份明确提出探索符合中医药特点的医保支付方式，实施方案中对相关内容进行了细化。广东要求完善符合中医药特点的医保支付政策，实施全省统一的中医特色治疗病种分值库。四川探索将中医优势病种纳入支付方式改革范围，建立职工医保普通门诊费用统筹保障机制，将符合基本医疗保障政策规定的中医诊疗项目、中药饮片和民族药品纳入门诊统筹支付范围，鼓励实行中西医同病同效同价。山西发布中医优势目录，实行中西医同病同效同价，一般中医药诊疗项目继续按项目付费；探索医保支持中医药发展政策，引导使用中医药适宜技术和山西道地药材。青海支持民族医药发展，将临床使用广泛、安全有效、价格合理的中藏（蒙）院内自制制剂按程序和条件逐步纳入医保支付范围。内蒙古支持中医药（蒙医药）传承创新发展，探索建立符合中医药（蒙医药）特点的支付方式。

国家明确指出落实药品与耗材集中带量采购实现的医保资金结余一定比例可由公立医院留用政策，为充分落实药品与耗材集中带量采购工作，上海、广东、福建等省份制定了相关规划，包括严格落实国家集中带量采购中选结果、做好采购协议到期品种接续工作、建立省内招采平台等。上海要求严格执行国家及上海市药品和医用耗材集中带量采购中选结果；做好集中带量采购协议到期品种接续工作，稳定市场预期、药品价格和临床用药，采用综合竞价方式鼓励优质企业中选；针对未被纳入国家和上海市集中带量采购范围的药品，支持开展多种形式的集中议价采购，构建多方联动的药品和医用耗材集中采购格局。广东提出坚持招采合一，量价挂钩，推进药品和医用耗材集团采购常态化；鼓励以区域联盟、医联体、医院联合等形式开展集团采购；大力推进国家医保谈判药品落地使用；推进医保基金与医药企业直接结算，建立落实医药采购专户结算和履约保证制度；促进基本药品优先配备使用，逐步实现政府办基层医疗机构、二级公立医院、三级公立医院基本药品配备品种数量占比原则上分别不低于90%、80%、60%；推动医疗机构加大对疗效确切、质量可控、供应稳定的创新药品和医疗器械的采购比重。福建提出力争"十四五"期末采购药品通用名数增至500个以上；支持探索建立面向全球的药品器械集中采购交易平台，逐步提升药品器械定价话语权。

深化医保支付方式改革，要求落实医保资金结余留用政策，广东、河北等省份强化了医保资金结余留用政策导向，对医保结余资金用途提出了相关规划。广东提出指导医疗机构利用好医保资金结余推进薪酬制度改革。河北进一步明确医保结余留用资金中的 60%～70% 用于医务人员薪酬发放，30%～40% 用于医疗机构发展。

（五）建设公立医院高质量发展新文化

在建设公立医院高质量发展新文化方面，国家提出须围绕强化患者需求导向、建设特色鲜明的医院文化、关心关爱医务人员三大重点任务发力，以患者为中心，对崇德尚医、医者仁心的医院传统文化赋予新的时代内涵，大力弘扬崇高职业精神，强调公立医院的政治文化、学术文化、医患和谐文化、医务人员关爱文化等。

对于建设公立医院高质量发展新文化重点任务的具体落实，各地进行了相关布局和规划。

1. 强化患者需求导向

强化患者需求导向，持续改善医疗服务，为人民群众提供安全、适宜、优质、高效的医疗卫生服务，做好医患沟通交流，为构建和谐医患关系营造良好社会氛围。

部分省份深化了友善医院建设相关内容。北京支持有条件的三级医院设立医务社工部门，配备专职医务社工；开展老年友善医院、母婴友好医院和儿童友好医院建设。上海要求健全医务社工和志愿者联动服务模式，支持医院设立患者体验部，创建充满人文关怀的就医环境。重庆、福建、湖南、宁夏等省份的实施方案不同程度地体现了对特殊患者群体的人文关怀。重庆鼓励有条件的二级以上综合医院设置老年医学科，开设老年人综合服务门诊。福建提出合理确定康复治疗、老年综合评估等服务项目收费标准，完善居家医疗服务和家庭病床管理与医保支付等政策，推进长期护理保险试点。湖南、宁夏要求开通军人、老年人、残疾人、孕妇等特殊群体便捷就医通道，为患者提供预约、医保、财务、病案、投诉等多种安全、适宜、优质、高效

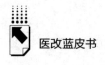

的医疗卫生服务。

部分省份突出了在服务流程优化、服务设施完善方面的规划。广东提出推广"一站式服务中心"模式，推行分时段预约诊疗和检查、检验集中预约服务，开展诊间（床旁）结算服务，优化线上线下支付流程，开展一站式缴费改革试点；建立针对疑难复杂疾病、重大突发传染病等重大疾病的救治与管理制度，形成患者接诊、治疗、转诊等科学流程。湖北推进形成健康管理、健康教育、疾病预防、预约诊疗、门诊和住院等一体化服务新模式。四川要求60%的二级公立医院和90%的三级公立医院推行分时段预约诊疗；30%的二级公立医院和50%的三级公立医院提供检查检验集中预约服务；40%的二级公立医院和70%的三级公立医院推行诊间（床旁）结算；推行二级以上公立医院同级间检查检验结果互认；力争建成300家以上互联网医院，推进"网上问诊、电子处方、在线结算、送药到家"闭环服务。重庆要求到2025年，全市所有三级公立医院、50%的二级公立医院达到"美丽医院"建设标准。

构建和谐的医患关系离不开充分的医患沟通，北京、湖南、黑龙江等省份及新疆生产建设兵团注重倾听患者声音、增进理解与信任。北京提出推动医院做好接诉即办工作，持续解决人民群众"急难愁盼"问题。湖南探索开展医生医疗服务满意度评价，突出品德能力和业绩评价。

2. 建设特色鲜明的医院文化

建设特色鲜明的医院文化，挖掘整理医院特色历史与文化、名医大家学术思想与高尚医德，提炼院训、愿景、使命，弘扬医者崇高的职业精神，唱响医者仁心主旋律，凝聚支撑医院高质量发展的精神力量。

在医院文化建设方面，多数省份沿用了《意见》的相关内容。北京、江西、陕西、内蒙古、重庆、天津、安徽、宁夏、广东等省份在文化建设的内容与形式上进行了各具特色的丰富与深化。北京鼓励医务人员参与医学人文传播。江西要求办好中国医师节、国际护士节等主题庆祝活动。陕西要求创建5个国家级、省级中医药文化宣传教育基地。内蒙古要求加强自媒体平台建设，强化大众媒体宣传，提升医院文化品牌影响力。重庆、天津、安徽、宁夏提出加强院史馆、文化墙等文化设施建设。广东提出加强先进典型的选树和加大宣传力度，践行"珍爱生命、崇尚科学、乐于奉献、团结进取"的广东医生精神。

3. 关心关爱医务人员

关心关爱医务人员，要从医务人员工作环境、工作条件、工作负荷、合法权益等物质层面，到个人成长、关爱帮扶、职业荣誉等精神层面，切实解决医务人员遇到的困难，同时加强医院安全防范和医疗纠纷预防处理，依法严厉打击医闹、暴力伤医等违法犯罪行为，坚决保护医务人员安全。不少省份对医务人员安全保护提出了具体要求。上海要求健全医患纠纷第三方调解机制，完善医疗执业险、医疗意外伤害险和医疗责任险，保障医务人员执业安全和合法权益。天津提出发挥"三调解一保险"作用，妥善化解医疗纠纷和医患矛盾。湖北、河北、辽宁、广西寻求通过法律方式保障医务人员安全。湖北、河北推动出台省级医疗纠纷预防和处理条例。辽宁提出制定医疗机构安全防范工作规范，开展医院安保风险排查整改工作，进一步规范医疗机构"三防"建设；将涉医违法行为纳入社会信用体系，适时开展打击涉医违法犯罪行为、维护医疗秩序专项整治行动。广西提出建立健全解决医疗纠纷行政执法与刑事司法衔接机制，强化多部门联合打击防范治理，预防和减少医闹发生。河北、宁夏、云南、广东、甘肃、新疆生产建设兵团推动公立医院为医生购买医疗责任保险。部分省份提出加强安防设施建设。四川、江西要求具有1000张及以上床位的大型公立医院安防系统建设达标率达100%。广西要求80%的二级以上医院设立医院警务室。青海要求加强医务人员职业暴露防护设施和设备配置，做好职业暴露后的应急处理。

部分省份细化了医务人员成长与关爱行动相关规划。上海要求公立医院做好医务人员职业发展前景规划。天津提出开展"守护天使"关心关爱行动。四川要求改善值班条件、落实休假制度、提供假期子女托管服务、争取人才公寓等。云南提出在思想引领、青年组织建设、职业技能培养、科研创新、婚恋交友等方面服务青年医务人员成长。

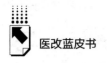

（六）坚持和加强党对公立医院的全面领导

在坚持和加强党对公立医院的全面领导方面，国家提出了四项重点任务：全面执行和落实党委领导下的院长负责制；加强公立医院领导班子和干部人才队伍建设；全面提升公立医院党组织和党员队伍建设质量；以及落实公立医院党建工作责任。

2018年中共中央办公厅就已印发《关于加强公立医院党的建设工作的意见》，2021年国务院办公厅印发《关于推动公立医院高质量发展的意见》（国办发〔2021〕18号），进一步强化了相关内容。部分地区在充分融合这两份文件内容的基础上，做出了进一步布局与规划。

1. 全面执行和落实党委领导下的院长负责制

全面执行和落实党委领导下的院长负责制要求公立医院党委发挥把方向、管大局、作决策、促改革、保落实的领导作用，集体研究决定重大问题。健全完善医院党委会和院长办公会议事决策制度，建立书记、院长定期沟通和党委领导下的院长负责制执行情况报告制度，着力构建党委统一领导、党政分工合作、协调运行的工作机制。在公立医院章程中明确党建工作的内容和要求，明确党委研究决定医院重大问题的机制，把党的领导融入医院治理全过程各方面各环节，把党的建设各项要求落到实处。

部分地区强调了《关于加强公立医院党的建设工作的意见》相关内容，如吉林和新疆生产建设兵团坚持党委集体领导与个人分工负责制；青海、四川、河南、山西、内蒙古支持院长依法独立行使职权；河南要求院长在医院党委领导下，全面负责医院医疗、教学、科研、行政管理工作；甘肃、内蒙古、新疆生产建设兵团强调"三重一大"机制；辽宁、云南、天津提出在公立医院章程中明确党组织的设置形式、地位作用、职责权限和党务工作机构、经费保障等内容要求。

部分省份在组织架构和机制保障方面进行了细化。宁夏、重庆、山西贯彻落实各地发布的关于加强公立医院党建工作的实施办法，建立健全医院党务工作机构，充分发挥公立医院党委等院级党组织领导作用。广东根据中共中央组织部、国家卫生健康委党组制定的示范文本，修订完善医院党委会和院长办公会议事决策规则；根据国家卫生健康委制定的范本，修订完善医院章程，明确党建工作的内容和要求以及党委研究决定医院重大问题的机制。重庆建立党委领导下的院长负责制执行情况报告制度，全市各级公立医院修订完善医院党委会、院长办公会议事规则备案率达 100%。安徽要求各市、县卫生健康行政部门党组织建立卫生健康行业党建工作指导委员会，督促指导行业党的建设，确保相应的机构、人员、工作机制落实。

2. 加强公立医院领导班子和干部人才队伍建设

在公立医院领导班子和干部人才队伍建设方面，要求选优配强医院领导班子成员特别是党委书记和院长。坚持党管干部原则，医院党委要按照干部选拔任用有关规定，制定实施医院内部组织机构负责人选拔任用具体办法。坚持党管人才原则，完善人才培养、使用和引进管理办法，建立医院领导班子成员联系服务高层次人才制度，探索建立以医德、能力、业绩为重点的人才评价体系。

部分地区提出了领导班子成员配置和岗位管理方面的举措。辽宁、广东强调二级及以上的公立医院、市属及以上的公立医院、设党委的公立医院，应当实行党委书记、院长分设，其他公立医院根据规模大小等实际情况宜兼则兼、宜分则分。四川、新疆、新疆生产建设兵团按照政治强、促改革、懂业务、善管理、敢担当、作风正的标准选优配强医院党政领导班子成员。安徽要求在符合条件的医院中实行党委书记、院长分设，配备纪委书记，同时探索建立公立医院领导人员人才储备库。在领导人员的任用制度与班子成员培训方面，内蒙古对行政领导人员加大聘任制推行力度；提出建立医院院长职业化培训制度，健全完善体现公立医院特点的领导人员交流制度、考核评价制度和培养教育制度。山西提出医院领导人员不得兼任临床科室主任。在明确领导班子职责方面，河南要求院长在医院党委领导下，全面负责医院医疗、教学、科研、行政管理工作。江西要求各级卫生健康行政部门会同当地党委组织部门对院级党组织书记、院长进行年度培训。

在干部人才队伍建设方面，部分地区对于人才选拔任用、干部人才培养

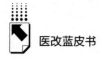

提出了具体规划。在干部人才选拔任用方面，福建、内蒙古落实公立医院用人自主权，制定医院中层干部与内部机构负责人选拔任用办法，促进管理团队建设。四川、重庆、辽宁、新疆、新疆生产建设兵团要求建立医院领导班子成员联系服务高层次人才制度，坚持引进和培育相结合，把品德、知识、能力和业绩作为衡量人才的重要标准，培养选拔一批政治强、业务精、作风正的专业人才。河南要求认真把握用人标准，规范人才引进工作、完善政策待遇、加强服务保障，发挥高层次人才在省内卫生健康事业发展中的引领作用。辽宁、新疆要求加强对人才的政治引领、政治吸纳和政治把关。在干部人才培养方面，辽宁、新疆生产建设兵团提出健全干部培养教育、交流锻炼、监督约束和考核评价制度。山西要求加强卫生系统管理干部队伍职业化培训培养，以行政部门、医疗卫生机构领导人员和中层以上干部为重点。

3. 全面提升公立医院党组织和党员队伍建设质量

全面提升公立医院党组织和党员队伍建设质量，要求推进党支部标准化规范化建设。建立党支部参与人才引进、队伍建设、职称职级晋升、绩效考核、薪酬分配、评奖评优等重大事项讨论决策的制度机制，把好政治关、医德医风关。实施党支部书记"双带头人"培育工程。建立健全把业务骨干培养成党员、把党员培养成业务骨干的"双培养"机制。

在党支部标准化规范化建设方面，部分省份提出了具体规划要求。辽宁要求党支部书记一般由内设机构负责人中的党员担任，并享有与主要负责人同等的政治待遇。宁夏、广东坚持把医院党支部（小组）建在科室，其中宁夏原则上要求党支部书记兼任科主任。内蒙古提出2023年底前三级公立医院"支部建在科（部、处）上"全覆盖、"一岗双责"全压实。山西要求从基础工作、基本制度、基本能力入手，推进公立医院基层党组织标准化规范化建设，引导基层党组织围绕医院发展、贴近医患需求开展党的活动；建立党组织常态化考核、整顿和提升机制，每年对后进党组织开展集中整顿转化；落实基层党支部书记向医院党委述职制度。

在党员队伍的管理与教育方面，部分省份进行了深化。广东、天津、云南等省份强调注重在医疗专家、学科带头人、优秀青年医务人员中发展党员，引导党员立足岗位发挥先锋模范作用。广东指出要深化基层党组织"头雁"工程与南粤党员先锋工程，实现党组织党员队伍高质量建设。天津提出要着力培养党性强、业务精、有威信、肯奉献的党员临床医技骨干担任党支部书记。云南计划推行把党员培养成业务骨干、把业务骨干培养成党员、把党员业务骨干培养成管理骨干和学科带头人的"三培养"机制。

4. 落实公立医院党建工作责任

推动落实公立医院党建工作责任，要求建立健全各级党委统一领导，组织部门牵头抓总，卫生健康行政部门具体负责，教育、国有资产监督管理等部门齐抓共管，一级抓一级、层层抓落实的责任体系和工作格局。公立医院党委承担党建工作主体责任，党委书记是党建工作第一责任人，领导班子其他成员落实"一岗双责"。全面开展公立医院党组织书记抓基层党建述职评议考核，把党建工作成效纳入医院等级评定和巡视巡察工作内容，作为年度考核和干部选拔任用的重要依据。

上海、广东、四川、宁夏等省份明确要求制定党建工作评价考核制度。上海要求落实公立医院党建工作质量评价考核制度，将评价结果作为医院基层党建工作年度考核结果，与公立医院绩效考核、医院等级评审挂钩。广东要求由医院主管部门或主办单位党组织负责实施基层党建述职评议考核。四川探索建立公立医院党建工作评价考核机制。宁夏要求建立健全公立医院巡察制度，将党建及党风廉政建设、医院安全、意识形态等纳入巡察主要内容。

浙江、江西等省份对于全面落实党建与党风廉政建设进行了深化。浙江要求深入推进清廉医院建设，落实清廉医院建设五年行动计划（2021—2025年）；建立公立医院清廉建设指数评价体系，有序推进公立医院巡察工作，深入开展医疗服务行业腐败问题专项整治，到2025年，医疗领域不正之风和腐败问题得到进一步遏制，清廉行医的良好风气更加浓厚，清廉建设指数逐年提升。江西要求抓实医德医风教育，引导广大党员和医务人员坚持人民至上、生命至上，牢记悬壶济世、治病救人的初心，树立正确的世界观、人生观、价值观，恪守医德医风医道，正确处理医商关系，守住纪律法

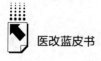

律规矩的底线，不断增强拒腐防变的免疫力和抵抗力；着力解决医疗卫生系统突出问题，以医疗卫生领域违纪违法典型案例为镜鉴，开展警示教育，引导党员干部围绕过度医疗、小病大治、收受"红包"回扣、骗取医保基金等侵害群众利益的突出问题，认真反思整改，做到以案促改、以案促建、以案促治，持续纠正医药购销领域和医疗服务中的不正之风；坚持标本兼治，建立健全廉洁从医、从政长效机制，进一步规范党内政治生活，严格落实民主集中制、"三重一大"议事决策制度，完善公立医院领导班子和领导人员特别是主要负责人监督约束机制，切实做到依法用权、秉公用权、廉洁用权；强化制度执行的刚性约束，对违纪违规违法行为，一经查实，严肃处理，一体化推进不敢腐、不能腐、不想腐。

三　总结与展望

通过对31个省（区、市）和新疆生产建设兵团发布的公立医院高质量发展实施意见（方案）的深度解读与横向对比，可以发现各地对于《意见》的内涵解读与落实具有属地化管理特色，具体方案内容也各有侧重点。由于地区发展水平不同，各地对于国家政策的响应与深化程度也存在差异。在公立医院高质量发展"五个新"要求方面，各地对于构建高质量发展新体系、引领高质量发展新趋势进行了更多的拓展与细化，实施方案的属地化差异更为明显；对于提升新效能、激活新动力、建设新文化，各地更多是沿用《意见》的相关内容，在此基础上对部分内容进行了不同程度的深化。

推动公立医院高质量发展是深化医改的重中之重，各地应强化系统集成、狠抓落地见效。地方在层层落实的过程中，尤应注重对政策导向与内涵的精准解读及宣贯，以此为前提稳步推动改革工作执行与落地。实际上，在以往落实国家政策的过程中，地方存在未深入理解、僵化执行导致政策导向落地出现偏差的现象。例如，为提高广大参保群众医疗康复保障水平，《人力资源社会保障部、国家卫生计生委、民政部、财政部、中国残联关于新增部分医疗康复项目纳入基本医疗保障支付范围的通知》（人社部发〔2016〕

23 号）出台，将 20 项医疗康复项目纳入基本医疗保障支付范围。但实际上某地级市医保机构在制定地方实施政策时，明文限定医保定点医疗机构只有在康复科开展康复治疗项目时医保基金才予以支付，有康复治疗资质但没有在康复科治疗的项目，可以收费但医保基金不予支付。此政策不仅违背了以患者需求为中心，以加强康复治疗保障临床诊疗效果转型的初衷，也成为公立医院高质量发展中推进医疗服务模式创新的实质阻碍。由此更说明了脱离政策改革配套，将无法从真正意义上促进我国公立医院高质量发展。

总而言之，地方在推进公立医院高质量发展的过程中，应注重对国家政策导向的深度解读与各项政策的有机结合，避免片面截取下达国家政策。在此基础上，结合各地实际通过灵活的执行机制进行属地化管理，进一步深化"放管服"改革，调整完善相关政策，为公立医院高质量发展创造良好环境。

参考文献

安徽省人民政府办公厅：《关于印发安徽省推动公立医院高质量发展实施方案的通知》（皖政办秘〔2021〕120 号），2022 年 3 月 22 日。

北京市人民政府办公厅：《北京市关于推动公立医院高质量发展的实施方案》（京政办发〔2022〕23 号），2022 年 8 月 12 日。

重庆市人民政府办公厅：《关于印发重庆市推动公立医院高质量发展实施方案的通知》（渝府办发〔2022〕5 号），2022 年 1 月 21 日。

福建省人民政府办公厅：《关于印发福建省推动公立医院高质量发展实施方案的通知》（闽政办〔2022〕19 号），2022 年 3 月 29 日。

甘肃省人民政府办公厅：《关于推动公立医院高质量发展的实施意见》（甘政办发〔2021〕78 号），2021 年 9 月 8 日。

广东省人民政府办公厅：《关于推动公立医院高质量发展的实施意见》（粤府办〔2022〕4 号），2022 年 2 月 24 日。

广西壮族自治区人民政府办公厅：《关于印发广西推动公立医院高质量发展实施方案的通知》（桂政办发〔2021〕102 号），2021 年 10 月 22 日。

贵州省卫生健康委员会：《委综合考核领导小组办公室关于开展 2022 年省级公立医

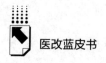

院促进高质量发展绩效考核半年评估工作的通知》，2022 年 8 月 16 日。

国家卫生健康委、人力资源社会保障部、财政部：《关于建立保护关心爱护医务人员长效机制的指导意见》（国卫人发〔2021〕13 号），2021 年 5 月 24 日。

国家卫生健康委办公厅：《关于 2020 年度全国三级公立医院绩效考核国家监测分析情况的通报》（国卫办医函〔2022〕210 号），2022 年 7 月 4 日。

国务院办公厅：《关于建立现代医院管理制度的指导意见》（国办发〔2017〕67 号），2017 年 7 月 25 日。

国务院办公厅：《关于推进医疗保障基金监管制度体系改革的指导意见》（国办发〔2020〕20 号），2020 年 7 月 9 日。

海南省人民政府办公厅：《关于印发海南省推动公立医院高质量发展实施方案的通知》（琼府办〔2022〕37 号），2022 年 8 月 21 日。

河北省人民政府办公厅：《关于推动公立医院高质量发展的实施意见》（冀政办字〔2021〕124 号），2021 年 9 月 20 日。

河南省深化医药卫生体制改革领导小组：《关于印发〈河南省公立医院高质量发展实施方案〉的通知》（豫医改〔2022〕1 号），2022 年 1 月 9 日。

黑龙江省人民政府办公厅：《关于推动公立医院高质量发展的实施意见》（黑政办规〔2021〕37 号），2021 年 12 月 29 日。

湖北省人民政府办公厅（湖北省卫生健康委员会代拟）：《关于印发推动公立医院高质量发展若干措施的通知》（鄂政办发〔2022〕13 号），2022 年 4 月 8 日。

湖南省人民政府办公厅：《关于印发〈湖南省推动公立医院高质量发展实施方案〉的通知》（湘政办发〔2021〕81 号），2022 年 1 月 3 日。

吉林省人民政府办公厅：《关于推进公立医院高质量发展的实施意见》（吉政办发〔2021〕43 号），2021 年 10 月 13 日。

江苏省卫生健康委员会：《江苏省率先推动公立医院高质量发展的实施方案的通知》，2022 年 1 月 7 日。

江西省人民政府办公厅：《关于推动全省公立医院高质量发展的实施意见》（赣府厅发〔2022〕1 号），2022 年 1 月 20 日。

辽宁省卫生健康委员会：《关于印发〈辽宁省推进公立医院高质量发展实施方案〉的通知》（辽医改办发〔2021〕4 号），2021 年 11 月 5 日。

内蒙古自治区卫生健康委员会：《关于对〈内蒙古自治区十四五推进公立医院高质量发展行动计划（征求意见稿）〉征求意见的通知》（内卫体改字〔2022〕141 号），2022 年 4 月 15 日。

宁夏回族自治区人民政府办公厅：《关于推动公立医院高质量发展的实施意见》（宁政办发〔2021〕74 号），2021 年 10 月 26 日。

青海省卫生健康委员会：《关于印发青海省推动公立医院高质量发展实施方案的通知》（青政办〔2021〕90 号），2022 年 1 月 10 日。

人力资源社会保障部、国家卫生计生委、民政部、财政部、中国残联：《关于新增部分医疗康复项目纳入基本医疗保障支付范围的通知》（人社部发〔2016〕23号），2016年3月9日。

山东省卫生健康委员会：《关于印发〈关于推动公立医院高质量发展的若干措施〉的通知》，2021年11月17日。

山西省人民政府办公厅：《关于印发山西省推动公立医院高质量发展实施方案的通知》（晋政办发〔2022〕31号），2022年3月29日。

陕西省人民政府办公厅：《关于印发推动公立医院高质量发展实施方案的通知》（陕政办发〔2022〕10号），2022年4月20日。

上海市人民政府办公厅：《关于推进上海市公立医院高质量发展的实施方案》（沪府办发〔2021〕31号），2022年1月4日。

四川省人民政府办公厅：《关于印发四川省推动公立医院高质量发展实施方案的通知》（川办发〔2021〕71号），2021年12月1日。

天津市人民政府办公厅：《关于印发天津市推动公立医院高质量发展实施方案的通知》，2022年10月1日。

西藏自治区人民政府办公厅：《关于推动公立医院高质量发展的实施意见》，2022年4月25日。

国务院办公厅：《关于推动公立医院高质量发展的意见》（国办发〔2021〕18号），2021年6月4日。

新疆生产建设兵团办公厅：《关于推动公立医院高质量发展的实施意见》，2021年10月25日。

新疆维吾尔自治区人民政府办公厅：《关于印发自治区推动公立医院高质量发展实施意见的通知》（新政办发〔2021〕118号），2022年1月7日。

云南省人民政府办公厅：《关于推动公立医院高质量发展的实施意见》（云政办发〔2022〕3号），2022年1月13日。

浙江省人民政府办公厅：《关于印发浙江省推动公立医院高质量发展实施方案的通知》（浙政办发〔2021〕74号），2022年1月6日。

中共中央、国务院：《关于深化医药卫生体制改革的意见》（中发〔2009〕6号），2009年3月17日。

B.4
公立医院高质量发展行动文件
与试点样板分析

宁光 李为民 沈洁 张琪*

摘　要： 为推动公立医院高质量发展落地，国家出台了公立医院高质量发展促进行动政策文件，并遴选 14 家大型高水平公立医院开展试点。高质量发展促进行动文件明确了"一个目标、一个标尺、一大动力、两大引领、三大支撑、五大重点"的总体要求，聚焦四大重点建设行动和四大能力提升行动，为推动全国公立医院落实高质量发展提供行动指引。国家高质量发展试点医院肩负着引领国内公立医院开展重大医疗技术攻关、带动全国医疗水平整体提升的责任，应基于自身高质量发展试点方案进一步深化落实、先行表率，试点医院在发展中探索出的成功经验能够为国内其他公立医院实现高质量发展提供样板路径。

关键词： 高质量发展行动文件　国家试点医院　高水平试点目标

一　行动文件

为贯彻落实《关于推动公立医院高质量发展的意见》（国办发〔2021〕

---

* 宁光，中国工程院院士，上海交通大学医学院附属瑞金医院院长，主要研究方向为临床医学与公立医院管理；李为民，博士生导师，四川大学华西医院呼吸和共病研究院院长，主要研究方向为临床医学与公立医院管理；沈洁，博士，上海交通大学中国医院发展研究院执行院长，研究员，主要研究方向为医院发展；张琪，上海交通大学医学院附属瑞金医院高质量发展办公室研究员，主要研究方向为医院高质量发展与体系建设。

18号）（下文简称《意见》），国家卫生健康委和国家中医药管理局联合印发《公立医院高质量发展促进行动（2021-2025年）》（国卫医发〔2021〕27号）（下文简称《促进行动（2021-2025年）》），该文件是推动公立医院高质量发展的行动文件，细化了《意见》的导向内容，旨在帮助巩固"进一步改善医疗服务行动计划"积极成果，为推动公立医院落实高质量发展导向提供实践指引。

《促进行动（2021-2025年）》明确指出高举公益性旗帜，坚持新发展理念，促进我国公立医院医疗服务和管理能力再上新台阶，提出了"一个目标、一个标尺、一大动力、两大引领、三大支撑、五大重点"的明确要求。"一个目标"是到2025年，初步构建与国民经济和社会发展水平相适应，与居民健康新需求相匹配，上下联动、区域协同、医防融合、中西医并重、优质高效的公立医院体系，为落实基本医疗卫生制度提供更加有力的保障。"一个标尺"是以公立医院高质量发展指数为标尺；"一大动力"是以改革创新为动力；"两大引领"是以国家医学中心、国家区域医疗中心的建设和设置为引领；"三大支撑"是以学科、人才队伍和信息化建设为支撑；"五大重点"即以医疗质量、医疗服务、医学教育、临床科研和医院管理提升为重点。

《促进行动（2021-2025年）》要求的具体落实聚焦四大重点建设行动和四大能力提升行动，四大重点建设行动包括建设高水平公立医院网络、建设临床重点专科群、建设高质量人才队伍、建设"三位一体"智慧医院，从体系、专科、人才、信息四大方面提出了更高更新的要求，强调公立医院发挥先行先试作用，以点带面推动公立医院高质量发展取得实效，明确以6个具体建设项目为重要抓手。四大能力提升行动包括实施医疗质量提升行动、实施患者体验提升行动、实施医院管理提升行动、实施临床科研提升行动，在巩固"进一步改善医疗服务行动计划"成果基础上，从医疗质量、患者体验、医院管理和临床科研方面深化了具体要求，强调公立医院必须持续落实提升医疗服务能力工作。

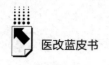

（一）建设高水平公立医院网络

建设高水平公立医院网络这一重点建设行动，目标是形成以国家级医学中心和国家级、省级区域医疗中心为骨干，高水平市级和县级医院为支点，紧密型城市医疗集团和县域医共体为载体的高水平公立医院网络。要求推进国家医学中心、国家区域医疗中心、省级区域医疗中心建设，实施"千县工程"县医院能力建设项目和县级中医医院提标扩能项目，开展中医特色重点医院、中西医协同"旗舰"医院、国家中医疫病防治和紧急医学救援基地等项目建设（见表1）。

表 1　建设高水平公立医院网络情况

目标	到 2025 年，形成高水平公立医院网络，在疑难疾病、重大疾病、重大疫情的医疗救治、多中心研究、大数据集成、科研成果转化等方面发挥协同作用
引领	国家医学中心(含国家中医医学中心)、国家区域医疗中心(含国家区域中医医疗中心)、省级区域医疗中心(含省级区域中医医疗中心)
支点	高水平市级和县级医院
载体	紧密型城市医疗集团、县域医共体
项目	1. "千县工程"县医院能力建设项目 2. 县级中医医院提标扩能项目 3. 中医特色重点医院 4. 中西医协同"旗舰"医院 5. 国家中医疫病防治和紧急医学救援基地

（二）建设临床重点专科群

建设临床重点专科群这一重点建设行动，目标是建成一批国家级、省级和市县级临床重点专科，显著提升区域专科医疗服务同质化水平。要求实施临床重点专科建设"百千万工程"，建设国家临床重点专科群，加强特色专科、平台专科、薄弱专科、中医优势专科建设，加大对中西部地区薄弱专科建设的政策倾斜力度，探索推动多学科交叉融合（见表2）。

表 2　建设临床重点专科群情况

目标	到 2025 年,建成一批国家级、省级和市县级临床重点专科,区域专科医疗服务同质化水平显著提升
"4+1"专科建设	1. 特色专科建设 2. 平台专科建设 3. 薄弱专科建设 4. 中医优势专科建设 5. 多学科交叉融合(学科与学科、医工结合)
项目	临床重点专科建设"百千万工程"

（三）建设高质量人才队伍

建设高质量人才队伍这一重点建设行动,目标是基本建成支持公立医院高质量发展的专业技术和医院管理人才队伍。要求深化医教协同,强化医院教学和人才培养职能,加强急需紧缺专业人才、公共卫生与临床医学复合型人才、公立医院行政管理人才培养。强化中医药特色人才队伍、国家中医疫病防治和紧急医学救援队伍建设（见表3）。

表 3　建设高质量人才队伍情况

目标	到 2025 年,基本建成支持公立医院高质量发展的专业技术和医院管理人才队伍,优化专业技术人才队伍结构,形成专科发展相互支撑、专业结构配比合理的人才队伍
五大人才建设	1. 急需紧缺专业人才的培养→支撑相应高水平临床专科能力建设 2. 公共卫生与临床医学复合型人才培养→支撑公立医院实现医防融合 3. 符合中医药特点的人才培养模式→强化中医药特色人才队伍建设 4. 国家中医疫病防治和紧急医学救援队伍建设→打造高水平中医疫病防治队伍 5. 公立医院行政管理人才培养(尤其是运营、信息化建设、经济管理人才培养)→提高管理人员的政治素质、专业能力和管理水平

（四）建设"三位一体"智慧医院

建设"三位一体"智慧医院这一重点建设行动,目标是建成一批发挥

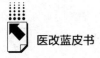

示范引领作用的智慧医院，形成线上线下一体化医疗服务模式，医疗服务区域均衡性进一步增强。要求实现电子病历、智慧服务、智慧管理"三位一体"，提升智慧医院建设水平。通过完善智慧医院分级评估顶层设计，鼓励有条件的公立医院加快应用智慧服务软硬件，推进医院信息化建设标准化、规范化（见表4）。

表4　建设"三位一体"智慧医院情况

目标	到2022年，全国二级和三级公立医院电子病历应用水平平均级别分别达到3级和4级，智慧服务平均级别力争达到2级和3级，智慧管理平均级别力争达到1级和2级，能够支撑线上线下一体化的医疗服务新模式 到2025年，建成一批发挥示范引领作用的智慧医院，形成线上线下一体化医疗服务模式，医疗服务区域均衡性进一步增强
三大建设内容	1. 智慧医院：完善电子病历、智慧服务、智慧管理"三位一体"的分级评估顶层设计 2. 智慧服务：智能可穿戴设备、人工智能辅助诊断和治疗系统等软硬件应用 3. 智慧管理：信息化建设标准化、规范化

（五）实施医疗质量提升行动

实施医疗质量提升行动，目标是完善医疗质量管理与控制体系。要求加强各级质控中心建设与管理，进一步完善医疗质量控制指标体系，不断巩固十八项医疗质量安全核心制度。推进质量安全改进目标管理，充分利用信息化手段，推动医疗质量持续提升（见表5）。

表5　实施医疗质量提升行动情况

目标	完善医疗质量管理与控制体系
三大提升内容	1. 制度深化：建设与管理各级质控中心、完善医疗质量控制指标体系、巩固十八项医疗质量安全核心制度 2. 信息化应用：二级及以上公立医院"四统一"（病案首页、医学名词、疾病诊断编码、手术操作编码）、临床路径管理、处方审核和点评 3. 室间质评：持续提升国家级、省级临床实验室室间质评的项目数和通过率
专项行动	手术质量安全、病案内涵提升等

（六）实施患者体验提升行动

实施患者体验提升行动，要求推动公立医院从"以疾病为中心"向"以健康为中心"转变，形成公立医院医防融合服务新模式。持续改善医疗服务指标，建立健全医疗服务领域十项制度，深入实施"方便看中医，放心用中药"行动。建立重大疾病救治与管理制度，构建快速、高效、广覆盖的急危重症医疗救治体系。做好医患沟通，完善医疗纠纷预防和处理机制。以医联体为载体、以信息化为支撑，不断增强医疗服务连续性，将患者安全管理融入医院管理各个环节，实现持续改进（见表6）。

表6　实施患者体验提升行动情况

目标	以医联体为载体、以信息化为支撑,不断增强医疗服务连续性,将患者安全管理融入医院管理各个环节,实现持续改进
四大提升内容	1. 形成医防融合服务新模式:建立患者综合服务中心(窗口),推进健康管理、健康教育、疾病预防、预约诊疗、门诊和住院等一体化服务 2. 建立健全十项医疗服务领域制度:预约诊疗、远程医疗、临床路径管理、检查检验结果互认、医务社工和志愿者、多学科诊疗、日间医疗服务、合理用药管理、优质护理服务、满意度管理 3. 建立重大疾病救治与管理制度:形成患者接诊、治疗、转诊、管理的科学流程,加强五大救治中心建设,构建快速、高效、广覆盖的急危重症医疗救治体系 4. 做好医患沟通:完善医疗纠纷预防和处理机制
专项行动	中医医院"方便看中医,放心用中药"行动

（七）实施医院管理提升行动

实施医院管理提升行动，目标是提升医院内部管理规范化水平，坚持和加强党对公立医院的全面领导，健全现代医院管理制度，凝练支撑高质量发展的医院先进文化。要求公立医院形成分工明确、密切协作、高效运行的管理体系。建立基于数据循证的医院运营管理决策系统，实现精细化的药耗管理、病种管理、后勤管理（见表7）。

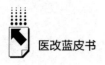

表 7　实施医院管理提升行动情况

目标	提升医院内部管理规范化水平,坚持和加强党对公立医院的全面领导,健全现代医院管理制度,凝练支撑高质量发展的医院先进文化
四大 提升内容	1. 管理体系:医院工作制度和岗位职责体系、基于数据循证的医院运营管理决策支持系统、全面预算管理机制、成本管理机制、预算绩效管理机制、内部审计机制、风险评估和内部控制机制 2. 药耗管理:耗材和药品入销存、物价、特殊医保提示、项目内涵、基本药物提示等全链条闭环管理 3. 病种管理:以大数据方法对病种组合指数、成本产出、医生绩效等进行从定性到定量的评价 4. 后勤管理:后勤"一站式"服务、后勤智能综合管理平台、安防系统建设(提升法治化、专业化、智能化水平)

（八）实施临床科研提升行动

实施临床科研提升行动，目标是建立临床需求导向的科研机制，对接生命科学和生物医药领域前沿科技，有效解决医学科学领域的"卡脖子"问题。该行动下主要有三大提升内容，聚焦重大疾病、瞄准前沿技术开展科研攻关，坚持临床研究和临床诊疗协同，提升重大公共卫生事件应对能力；完善医学创新激励机制、以应用为导向的成果评价机制；建设高水平的临床研究基地和科研成果转化基地，支持公立医院牵头或参与联合建立研发机构、科研成果转移转化中心（见表 8）。

表 8　实施临床科研提升行动情况

目标	建立临床需求导向的科研机制,对接生命科学和生物医药领域前沿科技,有效解决医学科学领域的"卡脖子"问题
三大 提升内容	1. 方向:重大疾病+前沿技术,重大公共卫生事件应对,临床研究和临床诊疗协同 2. 机制:医学创新激励机制、以应用为导向的成果评价机制 3. 平台:依托国家医学中心和国家区域医疗中心建设一批高水平的医药、医疗设备和器械的临床研究基地和科研成果转化基地。支持公立医院牵头或参与联合建立研发机构、科研成果转移转化中心

二 试点样板

为推动公立医院高质量发展落地，打造全国性的示范样板，国家卫生健康委以医院为单位，选择了9个省（市）的14家大型高水平公立医院开展试点。通过委省共建的方式，由中央和地方共同发力，突破政策壁垒，整合优质资源，给予试点医院优先的政策保障和充分的自主权，支持试点医院探索解决改革发展中的重点、难点和堵点问题，推动医疗技术和医院管理升级换代、弯道超车，打造公立医院高质量发展的样板、现代医院管理制度的模板，打造未来国际一流的医院，带动全国大型公立医院上台阶、上水平。

因此，试点医院肩负着引领国内公立医院开展重大医疗技术攻关、解决医学科学领域"卡脖子"问题、带动全国医疗水平整体提升的责任。国家要求试点医院坚决维护公益性，加强学科建设与技术提升；充分调动医务人员积极性，深化薪酬分配制度改革，提高人员支出占比和稳定收入占比；推动试点医院所在城市建立医疗服务价格动态调整机制，提高试点医院技术服务性收入占比，使医务人员通过提供技术服务获得合理薪酬。国家提出了医院病例组合指数（CMI）、四级手术占比、技术服务性收入占医疗收入比例、人员支出占业务支出比例和医务人员薪酬中固定部分占比5个重要指标，要求CMI经过5~10年的努力，力争达到2左右；四级手术占比、技术服务性收入占医疗收入比例、人员支出占业务支出比例及医务人员薪酬中固定部分占比4个指标到2030年末力争达到60%左右。

目前，国家卫生健康委已与14家医院所在的9个省份签署了委省共建合作协议，14家试点医院也都制定了实施方案，正在按照"1年能起步、3年见成效、5年上台阶"的目标，对标对表、挂图作战，力争尽快把蓝图变成现实。

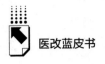

表 9　14 家开展高质量发展试点的公立医院

项目	名称
试点医院	北京协和医院、中日友好医院、北京大学第三医院、首都医科大学附属北京天坛医院、中国医科大学附属第一医院、复旦大学附属中山医院、上海交通大学医学院附属瑞金医院、南京大学医学院附属鼓楼医院、浙江大学医学院附属第一医院、华中科技大学同济医学院附属同济医院、中南大学湘雅医院、中山大学附属第一医院、香港大学深圳医院、四川大学华西医院

　　上海交通大学医学院附属瑞金医院作为 14 家试点医院之一，围绕公立医院高质量发展宗旨，致力于建设以广慈品牌、广慈人才、广慈医术、广慈名科及智慧瑞金、美丽瑞金、云中瑞金、赋能瑞金八大建设工程为主线，以品牌文化体系、医疗服务体系、科研转化体系、教育培训体系、人力资源体系、财务支撑体系、后勤保障体系、物资供应体系和绩效评估体系九大运营体系为核心，党对公立医院全面领导的现代化医院管理制度，全力落实推动公立医院高质量发展重点任务。

　　上海交通大学医学院附属瑞金医院通过"五力联动"，整合资源，全力推进国家医学中心建设。以国家区域医疗中心输出医院，服务建设海南自由贸易港战略目标。以紧密型医联体为基础，先进技术为构架，创建覆盖长三角、辐射全国、具有国际影响力的一小时优质医疗服务圈。以航空、急救、灾害应对为基础，构建国家公共卫生应急救援体系。探索建立多学科融合的疑难危重罕见病救治体系。以一流的临床医疗技术，面向全球患者提供优质、便捷、可负担的高质量医疗服务。服务国家战略和上海城市发展建设，促进医院发展与全球密切接轨。以国家重点实验室为龙头，凝练国家级创新医学体系。面向全国，解决医学创新"最后一公里"难题。以创新医药成果转化为核心，创建临床医学研究审评平台。以质子中心、先进影像研究院为基础，制定符合中国国情的肿瘤治疗瑞金方案。创新智慧型医院运营管理体系，深化广慈太保互联网医院建设，打造物联、数联、智联的城市健康服务体系。传承瑞金特色人才发展观，制定落实人才激励制度。以大力发展智慧教学为抓手，开辟理论和见实习全程融合的整合式临床教学新模式。打造瑞金进修品牌，全面建成医疗卫生健康从业者培训基地。传承瑞金法语特色，打造中法教育国际化合作新模式。建设特色鲜明的现代医院文化，做实民主管理，拓展"金点子"渠道，助力医院软实力提升。探索建立具有中国特色"可复制、可推广"的高水平公立医院高质量发展路径和模式。

专栏　上海交通大学医学院附属瑞金医院：建设瑞金特色现代化标杆医院，全面落实重点任务

上海交通大学医学院附属瑞金医院始建于 1907 年，原名广慈医院，是三级甲等大型综合性教学医院。核定登记床位 2442 张，核定编制外床位 93 张。连续五年获国家公立医院绩效考核 A++ 等级；连续六届获评"全国文明单位"。医院积极探索公立医院高质量发展之路，是首批国家公立医院高质量发展试点医院、现代医院管理制度试点医院；入选国家医学中心（综合类）首批项目，瑞金海南医院成为国家区域医疗中心；入选国家中西医协同"旗舰"医院试点项目、国家紧急医学救援基地项目等。医院现有 48 个临床业务部门（包括 46 个临床科室和 2 个独立临床中心），4 个国家重点学科，24 个国家临床重点专科。拥有转化医学国家重大科技基础设施（上海），医学基因组学国家重点实验室，代谢性疾病国家临床医学研究中心，以及 6 个省部级重点实验室，34 个国家药物临床研究基地等。还设有全生命周期健康管理中心、脑病中心、医学影像先进技术研究院、医用芯片研究所等研究机构。医院现有在职员工 6507 人，其中卫生专业技术人员占员工总数的 93.5%。拥有中国科学院院士陈竺、陈国强，中国工程院院士王振义、陈赛娟、宁光等一大批在国内外享有较高知名度的医学专家。传承百年历史，上海交通大学医学院附属瑞金医院将继续坚持"向善、向上、向发展"总基调，"让患者信赖、让员工骄傲、让社会满意、让同道尊重"价值理念，秉承"广博慈爱、追求卓越"宗旨使命，履行"人民至上，生命至上"责任担当，努力建设成为全球医疗新技术缔造者及策源地、国家全生命周期健康服务示范地、上海公共卫生应急和灾害救援地、社会急需医卫健

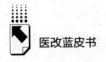

康从业者培训地，朝着建设成为面向未来的"亚洲一流的示范性医院"的目标砥砺前行。

国家卫生健康委以医院为单位开展了委省共建公立医院高质量发展试点工作，财政部、国家卫生健康委实施了以地市为单位的公立医院改革与高质量发展示范项目。"十四五"期间，国家通过竞争性评审遴选部分城市，按照3年一个周期，对每个城市予以中央财政补助5亿元，激励引导一批改革创新积极性高、基础条件好的地市，率先形成市县级公立医院高质量发展经验。按照中央与地方财政事权和支出责任划分改革要求，在深化医药卫生体制改革期间，中央财政对地方推进公立医院综合改革等按规定给予补助。

第一批示范项目批复一年多以来，国家卫生健康委体制改革司会同财政部社会保障司通过专家指导、现场调研、线上调度等方式对项目进行全过程指导与管理。为加强项目管理，国家卫生健康委体制改革司委托国家卫生健康委卫生发展研究中心、上海交通大学中国医院发展研究院、西安交通大学中国医院发展改革研究院三家机构，组建专家团队，参与指导示范项目所在城市（示范城市）制定完善实施方案，并全程跟踪指导示范项目实施，同时召开专家指导机构工作交流培训会，进一步部署和规范专家指导工作。国家卫生健康委体制改革司会同财政部社会保障司先后赴呼和浩特、丽水、广州、遵义等地开展实地调研，指导示范城市及其所在省份因地制宜加大改革探索力度，加快培育典型经验。同时开展定期调度，与第一批15个示范城市进行"一对一"年度工作交流，召开第一批示范项目年度调度工作会，收集并听取了各示范项目的年度进展。第一批示范项目有效调动了示范城市的改革积极性，发挥了中央财政资金的带动和示范效应。15个示范城市覆盖了8464万人口，689家公立医院，在75亿元中央财政资金的基础上，示范城市合计配套111.8亿元，平均每个城市合计投入12.5亿元用于示范项目。项目资金覆盖了示范城市54.4%（375家）的公立医院。61.2%的项目资金用于重点学科及专科能力提升，14.0%用于医院信息化建设与改革创新应用，11.6%用于市县级诊疗服务能力提升与医疗资源均衡布局，13.2%用于公立医院运营管理及"三医联动"改革等方面，初步形成了由项目管理带动的改革合力。

第一批15个示范城市自身也高度重视，根据各地区经济社会发展情况、医疗资源现状、医疗健康实际需求，因地制宜、切合实际地制定了示范项目实施方案，同时加大改革探索力度，积极探索，取得了初步成效。推进"三医"联动改革方面，示范城市利用配套资金，通过项目带动，重点加大对公立医院基础设施、历史债务、政策性亏损的财政补偿，强化了政府投入责任。在推动公立医院高质量发展方面，统筹分配项目资金，聚焦公立医院建设发展的短板弱项，加快能力建设，推动部门协同，全面提升公立医院党建质量和水平，健全公立医院医疗质量安全制度，着力控制医疗费用不合理增长，提升公立医院运营效率，提升公立医院就医满意度。在加快构建有序的就医和诊疗新格局方面，以改革为动力，以项目建设为抓手，推动各级各类公立医院落实功能定位，实现错位发展和有序分工。依托国家医学中心、国家区域医疗中心建设，充分发挥区域内高水平医院的辐射带动作用，推动优质医疗资源下沉和均衡布局。积极推动医疗联合体建设，促进分级诊疗，引导群众合理就医。

2023年4月，财政部、国家卫生健康委发布了《2023年中央财政支持公立医院改革与高质量发展示范项目竞争性评审结果公示》，15个城市的项目被确定为第二批公立医院改革与高质量发展示范项目。第二批公立医院改革与高质量发展示范项目主要聚焦三个方面：一是着力提升市县级公立医院诊疗能力。规范诊疗行为，落实分级诊疗制度，支持市县级公立医院传染病、精神病、急诊急救、重症医学、心脑血管、妇产科、儿科等临床专科建设，加强人才培养，打造一批市县级公立医院重点专科，做到大病重病在本省就能解决，一般病在市县解决，缓解群众看病难问题。二是着力加强智慧医院建设。推进电子病历、智慧服务、智慧管理"三位一体"的智慧医院建设和医院信息标准化建设，支持建立区域内检查检验结果互通共享信息化规范，减少患者在不同公立医院的检查化验次数，让群众少跑腿。三是着力控制医疗费用不合理增长。加强医院全面预算管理，实行全口径、全过程、

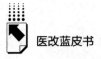
全方位预算绩效管理，强化预算约束，深化医保支付方式改革，推动公立医院积极参与药品和医用耗材集中采购使用改革，加强全流程成本控制，促进资源有效分配和使用，减轻群众看病贵负担。

参考文献

国家卫生健康委、国家中医药管理局：《关于印发公立医院高质量发展促进行动（2021—2025 年）的通知》（国卫医发〔2021〕27 号），2021 年 9 月 14 日。

国务院办公厅：《关于推动公立医院高质量发展的意见》（国办发〔2021〕18 号），2021 年 6 月 4 日。

财政部办公厅、国家卫生健康委办公厅：《关于组织申报 2023 年中央财政支持公立医院改革与高质量发展示范项目的通知》（财办社〔2023〕12 号），2023 年 2 月 20 日。

实践引领篇
Practice Guidance

B.5
基于党建引领推进公立医院
高质量发展建设

瞿介明　梁廷波　马建明　刘逸杰*

摘　要： 公立医院落实高质量发展离不开高效的组织引领。发挥党建引领
作用，加强组织建设与业务工作的深度融合，可以防止发展道路
的偏误，为医院高质量发展落地提供有力保障。党委领导的公立
医院经历多年探索实践，能够总结出契合我国公立医院发展实际
的建设经验。公立医院党建不是脱离于业务工作以外的形式主
义。在规划与运行过程中，公立医院应注重党建与业务的深度融
合，真正发挥党对医院构建新体系、引领新趋势、提升新效能、
激活新动力、建设新文化各方面的领导作用，在强基础、筑梦

* 瞿介明，博士生导师，上海交通大学医学院附属瑞金医院党委书记，主要研究方向为临
床医学与公立医院党建；梁廷波，博士生导师，浙江大学医学院附属第一医院党委书记，
主要研究方向为临床医学与公立医院党建；马建明，湖州市卫生健康委员会党委委员、
湖州市中心医院党委书记，主要研究方向为医院党建与组织领导力；刘逸杰，上海交通
大学医学院附属瑞金医院学科规划与大设施管理处研究员，主要研究方向为学科发展
规划。

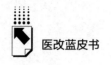

想、塑文化、建团队、创活力、打胜仗等方面做实党建工作，有效实现高质量发展。

关键词： 公立医院党建　党建领导力　党建引领六元素　高质量发展

坚持和加强党对公立医院的全面领导是推动公立医院高质量发展的重点要求之一，党的十八大以来，无论是党的重要会议、党章修订过程，还是各项关于公立医院建设发展的文件，均体现出公立医院党建工作的重要性。公立医院建设特色鲜明的医院文化、积极推进医学技术创新、提升运营管理效能，进一步更好地提供医疗服务，都离不开党建工作引领。加强党对公立医院的全面领导，需要发挥党委把方向、管大局、作决策、促改革、保落实的领导作用，加速推进党建与业务工作深度融合，真正以提升医疗服务能力和水平为落脚点，将党建工作落到实处。

充分发挥党建引领作用，应将党的领导融入医院治理的全方面各环节，主要可通过强基础、筑梦想、塑文化、建团队、创活力、打胜仗六大方面发挥党建领导力。

一　强基础

发挥党建引领作用的第一步是加强党建基础建设，全面落实党委领导下的院长负责制，加强党组织建设，巩固战斗堡垒。推进党支部标准化规范化建设，落实"三会一课"制度，定期召开支部党员大会、支部委员会、党小组会，按时上好党课。充分发挥党委领导作用，坚持党管人才原则，完善人才培养、使用和引进管理办法，党政领导班子重视人才培养数量与质量，并加强投入。实施医院临床医技科室党支部书记"双带头人"培育工程，着力培养党性强、业务精、有威信、肯奉献的临床医技党员骨干担任党支部书记。建立健全把业务骨干培养成党员，把党员培养成医疗、教学、科研、管理骨干的"双培养"机制。

在推动公立医院高质量发展的组织领导方面，进一步强化组织实施，明确党委书记、院长担任医院高质量发展建设领导小组双组长，分管副院长担任高质量发展建设工作小组组长和联络员，建立工作专班，成立高质量发展建设办公室，由高质量发展建设办公室负责协调推进医院高质量发展的专项工作，压实责任，狠抓落实。在党委领导下，全方位细化工作任务，推动高质量发展落地。根据国家与省级推动公立医院高质量发展的意见与实施方案，在深入分析医院发展现状、梳理问题、摸清底数的基础上，提高站位、放眼国际、解放思想、打破常规，紧密结合医院"十四五"发展规划，将高质量发展任务进行分解，细化到具体任务、具体项目上，提出分阶段（"十四五"和"十五五"）、分年度的工作目标、实现目标的路径和具体改革发展措施，将任务落实到责任部门、责任人，使实施方案更加具有可操作、可落地性。

二　筑梦想

公立医院改革发展需要全体职工上下一心，在医院战略执行体系架构基础上，明确组织愿景并将其作为引领医院中长期发展的指引，即需要发挥党委领导力的作用，构筑医院发展梦想，并推动党委领导力成为一种深植人心的信念与方向。在公立医院改革发展新时期，党委更应着力推动医院结合时代要求与自身发展实际明确远景目标，真正发挥抓人心、把方向的作用。

当前公立医院进入高质量发展阶段，各家公立医院都在努力实现发展赶超，公立医院的发展愿景应该以建设高水平未来现代医院为目标，提升区域诊疗能力，进一步推动国家整体医学进步。为了保障目标的实现，公立医院应发挥党员队伍的表率和带头作用，公立医院所有党员成员尤其是领导班子和干部人才，在高质量发展的新时期，都应具有新的思维、拼的执念、跑的姿态、严的标准、实的干劲、廉的警省，树立良好作风，不畏

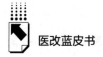

艰难困苦，在推动医院实现高质量发展的过程中持续贡献力量。对于远景目标，应有步骤、有重点地推动实现。对于年度重点工作与重点行动，应由公立医院党委领导建立务实的阶段性目标，以实事求是的态度采取行动加以落实。

基于学科发展与医疗业务的属性，在愿景实现环节，公立医院党委应具体引领实施路径。例如，医院可通过"3+3+3"路径稳步实现高质量发展，即以高峰学科、高强人才、高能平台的"3高"，强党建文化、强质量安全、强运营绩效的"3强"，数字化、集团化、标准化的"3化"作为主要实施路径。在实施过程中，医疗业务作为核心主体，始终要抓牢三个部分，即"学科为王、决胜运营，患者为王、决胜品质，团队为王、决胜文化"。

第一，学科为王、决胜运营。党委领导下的公立医院除了做好基本党务工作，更重要的是为人民群众解决治病救人的问题，因此应注重"学科为王"，着力加强学科建设。学科发展与医院有效运行离不开精细化管理，因此，公立医院赶超在于"决胜运营"，推动实现"三个转变"与"三个提高"。

第二，患者为王、决胜品质。医院建设始终要以患者为第一位，因此应注重"患者为王"，做好医疗服务质量、安全、品质整体的战略落实，"决胜品质"。

第三，团队为王、决胜文化。在医疗品质整体战略执行中，服务团队发挥着相当重要的作用。实现高水平医院赶超，除依靠顶尖人才外，还依靠服务团队的整体努力情况和医院的文化与基因，因此医院应注重"团队为王、决胜文化"。

在高质量发展愿景实现的战略执行过程中应不断唤起全体职工的梦想，坚决以不忘初心、牢记使命的行动力落实有关工作。因此，医院党委尤其应关注领导班子、干部队伍以外的人才队伍，帮助其更全面地理解愿景并将愿意融入其岗位日常工作中，有主题、有目标地推动举办全院性质的大会与活动，帮助各层级职工明晰医院发展目标，只有这样才能真正汇聚所有力量朝着同一个方向努力，共同实现医院的发展变革。

三 塑文化

文化是一种精神力量，能够支撑医院的传承发展，文化的培育与塑造亦是医院党委领导力的体现。部分医院将文化建设局限于医院建筑外观改善、院徽设计、标示标牌美化等方面，然而，医院的"美丽"不只是外在条件的表现，更在于医院文化内涵塑造的气质的体现，如一些公立医院经几代人的努力所凝练形成的大气开放、自强不息、不畏艰难、敢打硬仗的特质，即是一种强有力的文化体现。在文化塑造过程中，传承、创新与发展非常必要，一方面应充分挖掘医院历史和名医大家的学术思想与高尚医德，凝练医院历史发展中形成的文化特色；另一方面，应结合时代要求，明确新时期医院发展的愿景和使命，将公益性鲜明地写在改革发展的旗帜上，凝聚支撑医院高质量发展的精神力量，塑造与强化医院文化特色。

公立医院文化塑造的重点在于建立一套为全体职工所认同、能够更好地提供服务的理念与价值体系。而党委领导力体现的一个重要方面即为文化培育与熏陶，在服务患者与员工的过程中，党委应做到言行一致，用实际行动感染每一位服务对象，患者是医院服务的对象，员工也应是被服务的对象，要稳步推动构建与贯彻医院核心服务理念，坚持贯彻"以人为本、临床优先、始终以服务对象为中心"的医院文化体系。

"以人为本"在"以患者为本"的同时需要"以员工为本"。公立医院使命在于治病救人，提供高品质医疗服务，患者是医疗服务对象，员工是医疗服务提供者，其精神面貌直接影响患者感受，如果医务人员工作负担过于繁重，此种状态长期得不到舒缓，将会直接影响医疗服务的质量，特别是一些双职工，他们的休息时间甚少，难以兼顾家庭生活。因此，将员工真正作为医院的服务对象，发挥文化体系的力量推动增强员工归属感、责任感和自豪感，进而促进员工在临床一线发挥主观能动性和创新性。具体来说，制定服务员工的务实举措是塑文化的关键环节，应以增强员工生活便捷性为目标

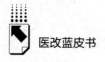

提供配套服务，让员工有更多精力提供高品质医疗服务，同时有更多自主时间从事科研、提升学习及核心能力。

基于将员工作为医院服务对象的理念，进一步推动加强临床需求导向。无论是医院班子成员还是职能部门，都需要形成在医院运行发展中首先考虑解决临床一线困难的服务意识，即"临床优先"。例如，在后勤管理方面强调为临床一线职工提供更便利、更高效的运行保障条件，以此让临床一线人员无后顾之忧，进而激发他们创新创业的积极性，更好地为人民群众提供高品质的医疗服务。

公立医院要贯彻"始终以服务对象为核心"的理念。一方面，患者是医院的服务对象，除了为患者提供临床医疗服务，基于患者就医需求提供更优质、高效、便利的配套服务同样重要，如提供免费接驳、健康体检、智慧导航、老年人陪伴就诊等友善服务，有效减少患者就医过程中可能面临的障碍，通过持续提升与改进，推动建设有温度的暖心医院。

另一方面，作为医院党委的另一重要服务对象，人才队伍是医院文化塑造不可或缺的关键要素。塑造尊重人才的理念非常必要，仅关注高层次人才建设远远不够，更应注重全体职工的发展与成长，如护理队伍建设是医院文化建设的重要环节，护理服务状态能够直接影响人民群众对医院的满意度评价。通过提供孕期半职工作制、举办护士节活动、开展护理技能培训、改善护士服装等，为护理人员提供全面的工作和生活支持，能够形成医院特色护理文化，提升护理服务人员的精神气质。此外，党委应推动各项活动的举办、各项荣誉奖项的评选与激励举措的推行，如医师节/护士节庆祝大会、工勤大会等，对于表现突出的人才给予职位晋升、表彰等奖励，不亏待每一位为国家、为社会、为医院努力拼搏的人。

结合临床业务的具体评价，加速 PDCA 持续改进的循环周期，每季度评选各岗位表现优异的人员，动态评选手术标兵、先锋医疗组、运营卓越提升学科、最美护理团队等，通过荣誉墙进行表彰。当前全国公立医院都在奋力奔跑，仅跟随队伍一同前进仍然不够，实现赶超比拼的是加速度。通过落实"榜单上墙、定期发布、鼓励争先"的举措，在医院内部形成你追我赶的竞争文化，将文化理念落实到对每一位员工的服务以及每一位员工的自发行动上，培养员工的职业荣誉感与文化认同感，这与直接的金钱相比更能激发员工创新创业的动力。

四　建团队

发挥公立医院党建引领作用，要求坚持党管干部、党管人才，加强领导班子和干部人才队伍建设，注重党组织和党员队伍建设，更好地发挥党员先锋模范作用。另外，公立医院的高质量发展离不开每一位职工的努力，非党员、其他党派的工作人员亦是团队建设的重要部分。加强党建引领的团队建设，可从多方面进行探索。

第一，探索建立高站位活力型党员团队，加强党支部建设。公立医院可探索与高等院校、科研机构、企业建立党建联建机制，培养高知党员以及具备各方面专长的党员人才，更好地为人民群众提供优质服务。

第二，高层次复合型人才是很多公立医院的短板所在，党委应发挥引领作用，为推动建设高层次复合型人才团队营造良好氛围。党委应牢固树立"人才首位"战略理念，引领人才理念与制度创新，坚持"千金买马骨"的人才理念，灵活运用招募与柔聘相结合的形式，加大院士团队、国家级人才、省级人才、博士、硕士等高层次人才引进力度，同时加强院内博士培养，提升医院人才队伍整体素质。医院应积极为高层次人才"嫁接天线"，通过搭建工作站等平台，更好地推动人才成长与激发人才动能。

第三，在高质量发展新阶段，一些公立医院正积极从临床主导型医院向临床研究型医院转变，要求实现医教研防的协同发展。党委应积极引领建设高水平研究型学科团队，推动建设高峰学科与重点学科群，探索诊疗与科研两手抓的模式，建立临床医学研究中心与临床专病诊疗中心。为推动青年人才培养，提升教学能力十分必要，党委应引领建设高素质创新型教学团队，带动医院诊疗与科研能力整体提升。

第四，专业化的管理队伍为当下公立医院发展所必需，公立医院应积极

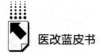

构建高效的服务型管理团队，建立专业运营发展部门，通过精细化、专业化管理助力医院实现高质量发展。另外，集团化为当下公立医院高质量发展的趋势之一，构建整合型医疗服务体系需要专业团队的支撑，医院可探索建立相关管理团队与部门支撑集团化发展。

第五，后勤团队是支持公立医院运行发展不可或缺的部分，人民群众进入医院遇到的第一个人不一定是医生、护士，可能是安全保卫或保洁人员。任何一位在医院平台工作的人员，都影响着医院的社会评价与医院形象。因此，党委引领的团队建设不能忽略最基层的队伍，应注重构建高品质专业型的后勤团队，通过给予一定荣誉与激励，激发后勤团队动能，实现"高品位保障、高品质服务、高品格队伍"。

五 创活力

在高质量发展时代，在公立医院不进则退、慢进是退甚至未走在行业前列也是退的态势下，如何实现赶超发展、走在行业前列？唯有思想"破冰"，才能行动突围；唯有思维蝶变，才能创新变革；唯有思潮腾涌，才能奔跑示范。公立医院只有以变制变、以快制变、以实制变，才能激发全体职工创新创业的活力。党委应领导推动院内制度变革与模式转变等，创造医院发展新的活力。

在制度变革方面，党委应针对学科建设、人才发展、科技创新、教学培养等出台一系列激励政策。为推动学科建设，应设立学科基金，遴选高峰学科，建立高峰学科引领学科群发展特色专病的机制，推动重大疑难技术与重点提升技术揭榜挂帅，完善跨区域的医保对接机制，在提升学科技术水平的同时，让更多患者受益，实现"高峰引领、集群发展、特色专病、揭榜挂帅"。为推动人才发展，应坚持"党管人才"重要原则，坚持"人才强院"首位战略，坚持"以才为本"服务理念。切实引才育才，除了对高层次人才引进提供足额补助，还应鼓励在职人员读博等人才培养行动，为其提供更优渥的保障条件。

另外，加强岗位管理，改革绩效考核制度与人事薪酬制度至关重要，在提升固定薪酬比例的同时，要更好地体现优绩优酬导向，在医院内更加重视岗位评价，通过打破编制身份界限、打破工龄约束限制来全面提高医务人员的积极性。为推动医院发展动能从开展业务转变为科技创新，应加大高水平科研项目申报支持力度、加大高质量论文发表与著作出版支持力度、加大科技成果转化支持力度，建立重点实验室，有效推动深化医院与高校的实质合作。为激发教学能动性，除了对申报高校博士生导师和硕士生导师、申报国家级和省级继续教育培训班、申报教改项目、发表教学论文提供支持，在提高教学质量方面也给予更全面的管理支持，如鼓励参加教学技能竞赛、建设院内精品课程、建立内部专业讲师制度，借此活跃教学氛围激活组织创新的活力。

为更好地促进学科业务发展，医院党委应推动设置运营管理中心，通过每周发布的运营快报，每月发布的学科与医疗组运营报告，以及每季度提供的全面的运营数据分析报告，为学科管理决策提供科学支持。基于运营分析结果，定期评选卓越提升学科，比较基础按六大单元［外科系统、内科系统（含操作科室）、内科系统、特殊科室、麻醉手术部、医技科室分类］采取差异化的评价标准，从业务量、病例组合指数（CMI）、手术量、特需服务量、工作量点数五个维度进行比较，选出运营效率突出的学科进行表彰。按季度评选先锋医疗组，实现临床单元全覆盖，要求医疗服务、业务、医保管理三个维度能力的持续提升。定期评选手术标兵，实现手术医师全覆盖，要求四级主刀手术量，手术并发症控制、投诉纠纷预防等质量水平的持续提升。

在模式转变方面，党委应引领推动医院诊疗和管理模式创新，如推行日间诊疗模式，开展手术室外的无痛操作与日间化疗、日间手术的流程再造，运用快速康复理念提升诊疗效果。优化就医流程，开设门诊综合诊疗窗口，让患者少跑路，提升患者就医体验。推行全院一张床以及集团一张床模式，优化床位资源管理，为院内与基层患者提供便利，更好地提供整合型医疗服务。加强与"120"的合作，推行"上车即入院"模式，优化患者急救流

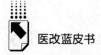

程。充分应用信息技术打造未来医院，开展更多的智慧医疗、智慧服务与智慧管理探索，推动智能审方、智能影像、智慧标本转运、云药房、医保移动支付、检查检验结果互认共享、后勤一键报修、SPD 智慧监管等新型服务与管理模式的实施。

六　打胜仗

在公立医院高质量发展新阶段，应将党委领导力充分体现在医院运行的全方面各环节，引领公立医院实现"五个更"，即做到"担当更强一点，学科更高一点，质量更实一点，体验更好一点，幸福更多一点"，努力建设政府放心、群众满意、职工自豪的医院，打好高质量发展胜仗。

新冠肺炎疫情期间，公立医院在疫情救治中发挥了不可替代的重要作用，各医院党组织充分发扬奉献拼搏的精神，挂图作战，攻坚克难，保障了疫情时期人民群众的健康安全。公立医院应进一步以公益性为中心，通过开展乡贤感恩活动、设置基层名医工作站、举办进村入企的健康公益活动、选派企业健康专员、提供弱势群体免费体检卡、提供肿瘤免费筛查、统筹专家下基层服务等一系列公益举措，真正扛起公立医院应有的责任担当。

在医疗服务方面，公立医院党委应进一步为学科发展创造条件，以提供优质高效的医疗服务为目标，推动实现手术人次、四级手术人次、CMI 等体现技术难度指标水平的提升，推动平均住院日、并发症发生率、低风险死亡率、次均费用与费用结构等指标的优化，提升患者就医体验，减少患者外流。

作为医疗服务的提供者，员工的体验与幸福感不容忽视。公立医院党委应推动员工薪酬水平的增长与员工满意度的提升，切实提高员工获得感。这些层面工作的充分落实，都是借由党委领导力打好高质量发展胜仗的实质成果，公立医院可以此为引领建设成为政府放心、群众满意、职工自豪的医院。

B.6
基于卓越绩效模式推动公立医院
高质量发展落实

宁　光　赵维莅　孙　斌　刘志刚*

摘　要： 基础科学理论研究是发展转型工作落地的重要引领。医院管理作为一门科学，其实践同样离不开科学理论的指导，高质量发展更离不开战略框架的指导。科学的医院管理理论将使公立医院的建设提升有章可循，高效实现高质量发展。聚焦经典理论与管理模型研究，取医管理论之精华，验证卓越绩效模式与高质量发展政策导向的一致性，明确将卓越绩效模式作为理论参考。对于国内公立医院而言，要落实高质量发展政策，需要适用本土的更加易懂、易学、易用的指导框架。本文基于卓越绩效理论构建高质量发展的落地指导框架，帮助医院导入可活学活用的高质量发展体系，并在此指导框架下，以上海交通大学医学院附属瑞金医院及其他国家高质量发展试点医院特色实践为例，分享公立医院在功能定位、学科塑造、人民群众需求满足、资源运行、医院管理、质量结果优化、数字化转型、科研提升等方面的举措，为全国公立医院提供经验借鉴。

关键词： 卓越绩效　国内领先经验　医院功能定位　领导作用三角　管理结果三角

---

* 宁光，中国工程院院士，上海交通大学医学院附属瑞金医院院长，主要研究方向为临床医学与公立医院管理；赵维莅，博士生导师，上海交通大学医学院附属瑞金医院副院长，主要研究方向为临床医学转化；孙斌，上海交通大学医学院附属瑞金医院学科规划与大设施管理处副处长，主要研究方向为医院与学科运营规划；刘志刚，上海交通大学医学院附属瑞金医院高质量发展办公室执行主任，主要研究方向为医院精细化管理。

一 经典理论研究

2019 年 8 月 14 日，第十八届全国质量奖评审结果公布，浙江省台州医院获得"全国质量奖"，成为全国第一家获得该奖的医疗机构。台州医院采用卓越绩效模式作为框架指引，一直按照"大质量"的理念持续改进自身的服务、运营和管理，提升医院管理水平与行业竞争力。

早在 2004 年 8 月 30 日，中国国家质量监督检验检疫总局和国家标准化管理委员会就参照美国《卓越绩效准则》，制定了 GB/T19580《卓越绩效评价准则》国家标准和 GB/Z19579《卓越绩效评价准则实施指南》标准化指导技术文件，2005 年 1 月 1 日起在全国实施，由此形成了适合中国发展实际的卓越绩效模式。台州医院、华中科技大学同济医学院附属同济医院（下文简称"同济医院"）等相继开始了相关实践，但目前该模式在国内医院管理中的应用仍然较少。

卓越绩效模式（Performance Excellence Model）起源于美国波多里奇国家质量奖评审标准，20 世纪 80 年代后得到企业界和管理界的公认，适用于企业、事业单位、医院和学校，目前采纳波多里奇国家质量奖评审标准作为质量奖项评审标准的国家已经多于 50 个。1999 年，波多里奇国家质量奖评审标准被扩展应用到医疗保健类组织，波多里奇质量管理框架在医疗机构的应用中产生了显著成效。研究显示，在医疗机构追求卓越绩效过程中，波多里奇质量管理框架是有效评估工具。

沿用波多里奇质量管理框架，卓越绩效模式包括领导，战略，顾客与市场，测量、分析和知识管理，以人为本，过程管理，经营结果七个方面，构成以下两个三角。

（1）领导、战略、顾客与市场构成"领导作用三角"，在特定的组织环境中，领导基于以顾客和市场为中心的原则，制定合理战略，谋划未来，关注点在于组织怎样做正确的事。

（2）以人为本、过程管理、经营结果构成"资源、过程和结果三角"，强调充分利用组织中的各种资源，尤其是发挥组织中人的作用，在各业务流程中推动人发挥作用并进行规范的过程管理，以更高的效率实现符合组织愿景的经营结果，关注点在于组织怎样正确做事。

组织机构应开展有效的管理，不断提升业绩，其中测量、分析和知识管理非常关键，它贯穿始终，是卓越绩效架构的基础（见图1）。

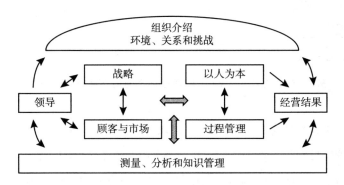

图1 卓越绩效模式

二 模型价值验证

过去公立医院评审与考核标准，更关注标准化导向，即医院是否满足相应的资质和等级条件，医院建设的主要驱动力是满足合规与准入要求，更关注结果性指标。以三级公立医院为例，在评审标准的指引下，三级公立医院符合最低的评级要求，但其内涵质量建设水平不一。正如三级公立医院绩效考核中所暴露出的矛盾，当前三级公立医院处于同级不同质的处境，国家正在观测单体医院的内涵质量建设水平。

而公立医院高质量发展是从战略应用导向出发，强调持续改进，主要评价公立医院内涵质量建设的成熟度，涵盖了从过程到结果的指标，要求必须满足政府监管、患者需求、职工幸福等相关方诉求，促进医患和谐（见图2）。

卓越绩效模式的全称为"卓越绩效评价准则"，强调质量和绩效、管理和经营的整合应用。这体现出全球范围内"质量"概念的改变："质量"不再仅仅意

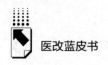

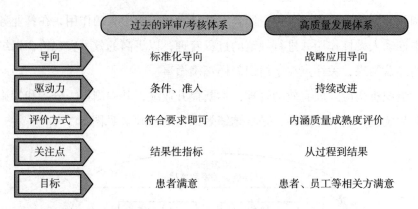

图2 公立医院过去的评审/考核体系与高质量发展体系对比

味着产品、工作和服务质量，而是"追求卓越管理"，将追求"组织效率最大化、客户价值最大化"作为目标，作为一个组织体系运行的"整体质量"。这与公立医院高质量发展所追求的"大质量"导向完全一致。卓越绩效模式所强调的核心导向与公立医院高质量发展的导向互相印证，不谋而合。一是强调系统思考和系统整合（公立医院高质量发展是体系化、系统化的工程）；二是强调以顾客为中心的组织文化（高质量发展要满足人民群众日益增长的医疗卫生服务需求）；三是强调质量对组织绩效的增值和贡献（提供优质高效的医疗卫生服务）；四是强调组织机构的可持续发展和社会责任（坚持和强化公益性导向）；五是强调产品、服务和经营质量的大质量观（医学技术创新、医疗服务创新、健全运营管理）；六是关注领导与结果整合，促进组织效率和顾客价值最大化（坚持和加强党的全面领导、强化患者需求导向、关心关爱医务人员）。

通过对卓越绩效模式的关键要素进行分析发现，卓越绩效模式的内核价值与公立医院高质量发展导向高度一致。

1. 领导作用

卓越绩效模式需要有远见的领导确认组织使命和愿景。领导者应辨别正确发展方向和以客户为中心的文化，提出挑战性目标。高级领导者应追求卓越，制定战略、管理系统、方法和激励措施，鼓励员工具备贡献和创新精神。领导要通过管理组织对组织的绩效产出以及组织所有利益相关者负责，

卓越绩效管理模式		公立医院高质量发展导向
有远见的领导确认组织使命和愿景‥	领导作用	坚持和加强党对公立医院的全面领导
制定组织发展战略，为不同时期 发展计划制订提供指导	战略导向	明确医院在新体系中的功能定位
了解客户需求与变化，为客户创造价值‥	顾客驱动	强化患者需求导向，医疗服务模式转型
确保员工的满意、发展和权益‥	以人为本	关心关爱医务人员
依赖于绩效数据测量和分析，持续改进	重视过程与结果	开展绩效考核，强化信息化支撑作用
提高组织和个人的学习能力	持续学习文化	强调学习的重要性
以技术、产品和管理创新变革创造价值	学习、改进与创新	推进医学技术和医疗服务模式创新， 注重科技成果转化
保护公共健康、安全和环境，从事公益	社会责任	公益性主导，坚持以人民健康为中心
协同战略合作伙伴实现互利和优势互补‥	合作共赢	医院专业互补、错位发展、有序竞争

图3 卓越绩效模式与公立医院高质量发展导向一致

通过个人的领导能力和进取精神做出表率，有效凝聚组织的文化、价值观，提升组织的目标方向意识，带领组织实现目标。

而公立医院高质量发展导向强调坚持和加强党对公立医院的全面领导，充分发挥党委的领导作用，避免医院发展方向偏误、保障管理工作有效落实，党委书记对公立医院党建工作承担首要责任。

2. 战略导向

卓越绩效模式强调必须制定组织的发展战略，为不同时期发展计划制订提供指导，并将战略目标细化为具体的执行计划以及相关的绩效指标。组织应具备战略性思维，关注未来组织的可持续发展，在组织利益相关方中树立长期的信心。

而公立医院高质量发展导向强调公立医院要找准自身在新体系中的功能定位，按照等级类型、区位条件、医联体角色等落实战略布局定位，与体系中的其他医疗机构加强合作，并通过高质量发展促进行动与高质量发展评价指数推动医院定位的落实。

3. 顾客驱动

卓越绩效模式强调了解客户需求与变化，为客户创造价值，注重客户感知价值（满意度和忠诚度），而客户将评价并决定组织质量和绩效。客户导向的卓越要体现在组织运作的全过程中，考虑到客户感知价值会受到多重因素影响，组织应与客户建立良好的关系，增强客户的信任、信心和忠诚度；在避免缺陷和差错过程中，以快速、积极、有效的方式化解客户的投诉和抱怨，持续改进解决问题；在确保客户的基本要求得到满足的同时，关注竞争对手发展，掌握新技术，针对客户差异化需求提供多样性的产品和服务；持续观察客户的需求变化和满意度情况，做出快速、灵活的反应。

而公立医院高质量发展导向强调要以强化患者需求为导向，遵循诊疗规范，关注医学规律与伦理道德，提高医疗服务的安全性、舒适度与服务效率，以充满人文关怀的医疗服务赢得患者、社会的信任和尊重。实行分时段诊疗、集中预约检查，开展床边结算、检查检验结果互认等服务，加强患者隐私保护，开展慈善和志愿者服务，建设老年友好医院。加强健康教育和宣传，加强医患沟通，促进医患关系和谐，营造良好的社会氛围。

4. 以人为本

卓越绩效模式关注组织机构内员工及合作伙伴不断增长的知识、技能、创造力和积极性，认为这与组织机构的成功密不可分。企业要满足顾客，首先要满足创造商品和提供服务的企业员工。重视员工意味着确保员工的满意、发展和权益。为此组织应关注员工的各项发展需求，为员工创造公平良好的竞争环境，提供学习培训等发展提升机会，适时激励、鼓励创新。

而公立医院高质量发展导向强调医院应建设具有自身特色的文化，凝聚精神力量，支撑医院持续高质量发展。关心关爱医务人员，改善他们的工作环境和条件，鼓励其学习成长。充分开展关爱帮扶活动，从医务人员角度出发助其解决实际困难，增强医务人员的职业荣誉感。保障医务人员执业安全，妥善处理医疗纠纷并做好相关防范工作，依法严厉打击医闹、暴力伤医等涉医违法犯罪行为。

5. 重视过程与结果

卓越绩效模式强调基于事实的管理，这是一种科学的态度，组织管理必须建立在绩效测量与分析基础上。测量内容取决于组织的战略和运营需求，组织通过测量获得重要数据和信息。对于数据和信息的分析有助于组织发现变化趋势，发现关键问题，识别因果关系，最终有助于组织绩效的评价、决策、改进和管理，而且还有助于组织将自己的绩效水平与其竞争对手或标杆的"最佳实践"进行比较，识别自己的优势和弱项，促进组织的持续改进。

而公立医院高质量发展导向也同样强调过程测量与监测、结果量化考核的重要性。要求健全运营管理体系、加强全面预算管理和完善内部控制制度。并以大数据的方法进行赋能，建立行之有效的医院运营管理决策支持系统。预算管理应覆盖医院的全流程，同时加强成本消耗关键环节流程监管。对于最终建设结果，全面开展公立医院绩效考核，持续优化绩效考核指标体系。

6. 持续学习文化

卓越绩效模式强调环境应对能力，要求提高组织和个人的学习能力。组织学习能力是组织不断改进和适应环境变化的能力，通过引入新的目标和做法对组织进行系统改进。学习必须成为组织和个人日常工作的一部分，应鼓励员工创新、积极开展产品研发，并进行客户建议分析、优秀标杆学习和分享，不断改善产品和服务，提高机构运行效率。

而公立医院高质量发展导向也同样强调学习的重要性，从学习导向、学习内容、培训制度、保障机制四大方面进行了明确。要求健全医务人员培养评价制度。强调医学生充分接触临床进行学习的要求，并提出要对医学生进行医学人文教育。要求推动各项培训和教育制度的落实，培养高层次复合型医学人才，以及急需紧缺专业人才。

7. 学习、改进与创新

卓越绩效模式强调以技术、产品和管理创新变革创造价值，创新突破产品和技术的范畴，在组织经营管理的方方面面和整个流程中充分开展。组织机构应将创新常态化，将创新融入日常学习，使创新成为各项工作中不可或缺的要素，并积极探索观念、机构、机制、流程和市场等管理方面的可创新之处。为确保创新活动的持续性和有效性，组织应采取相应的措施来对创新实施管理。一方面，创新活动需要领导层的积极推动和主动参与，需要有一套与之相适应的激励制度；另一方面，要充分利用组织和员工在过往工作中

积累的知识和经验，将之有效应用于创新活动中。在企业文化方面也要着力培养勇于承担风险的思想，为创新活动创造更多发展空间和机会。

而公立医院高质量发展导向也同样强调医学技术和医疗服务模式两个创新方向，并且从具体产出、激励制度上都明确了相关导向。医学技术方面，要求着眼科技前沿、国家战略需求和医疗方面的重大问题，强调原创产出，强化对重大疫情和突发公共卫生事件应对的支撑作用。医疗服务模式方面，鼓励在流程和服务范围内进行创新，如强化院前急救服务、发展日间诊疗、推广多学科诊疗模式、发展延续护理等。同时要求在制度保障方面激励创新，如完善职务发明制度、优化保险体系，保障新技术及时应用于临床。

8. 社会责任

卓越绩效模式强调落实组织的社会责任，要求保护公共健康、安全和环境，鼓励组织从事公益活动。

而公立医院高质量发展导向同样强调公益性主导，坚持以人民健康为中心。要求加强公立医院主体地位，坚持政府主导、公益性主导、公立医院主导，减轻患者就医负担。

9. 合作共赢

卓越绩效模式强调组织贯彻合作共赢的精神，协同战略合作伙伴实现互利和优势互补。

而公立医院高质量发展导向同样强调发挥医院协同合力，构建分工有序的公立医院高质量发展新体系，建设区域医疗中心、医联体与专科联盟等，推动医院专业互补、错位发展、有序竞争。

三 卓越绩效模式

基于公立医院高质量发展导向，应用卓越绩效模式价值观与核心要素开展工作。借鉴卓越绩效双轮驱动概念：将"医院功能与定位"作为双轮引擎，体现医院自身战略定位对于医院建设与管理活动的引领作用。"双轮"分别为"领导作用三角"和"管理结果三角"，前者由党建引领、学科策划和人民群众需求三个要素构成，坚持和加强党建引领、合理策划学科发展方向、响应人民群众医疗与健康需求，后者由资源运行、医院管理、质量结果三个要素构成，运行医院核心资源与国有资产，提高医院管理的科学化、规范化、精细化水平，注重管理活动的质量结果。最后，公立医院高质量发展的弯道超车，需要"数字化转型与科研提升行动"的支撑。

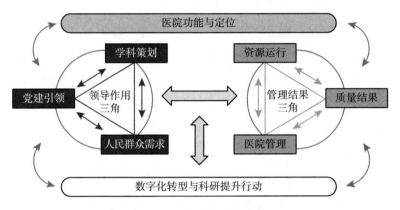

图 4　卓越绩效模型

（一）医院功能与定位

在此指导框架下，公立医院必须首先思考自身的功能与定位，从真正意义上启动公立医院高质量发展建设，确保医院改革发展的正确方向。而为了找准公立医院的差异化发展功能与定位，必须综合考虑两大发展导向。

一是贯彻国家方针，紧贴高质量发展导向与三级公立医院绩效国家考核政策，响应国家对于三级公立医院的定位与管理导向。坚持公立医院的公益性不动摇，从医疗质量、技术难度、资源效率、科研人才等方面思考公立医院具体定位。

二是明确区域定位，对标外部竞争者，寻找差异化发展战略，并基于战略绩效从成本动因方面着手调整业务结构。通过区域差异化战略定位与健全的经济运行模式，维护医院发展的可持续性，保障公立医院发展实力。

上海交通大学医学院附属瑞金医院（下文简称"瑞金医院"）在多年

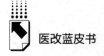
实践中明确了自身发展的特色功能与定位。瑞金医院致力于构建自身的"品牌文化体系"，围绕医院战略定位，确立"广慈-瑞金"双品牌战略。以打造顶尖医疗综合品牌以及最佳人文医院文化为目标，瑞金医院深化对"广博慈爱、追求卓越"的医院宗旨使命的诠释与挖掘，更好地培育瑞金精神、构建瑞金价值、展现瑞金力量，合力塑造"让患者信赖、让员工骄傲、让社会满意、让同道尊重"的价值体系。

瑞金医院通过"广慈品牌工程"建设"广慈-瑞金"双品牌，致力于深化"广慈医学"善爱大义，塑造"瑞金文化"技术至上，培育"广慈-瑞金"文化生态，实现各院区同步承载创新。瑞金医院联合特需医疗中心搭建国际远程会诊平台，面向全球患者提供全天候、无时差、优质、便捷、可负担的高质量医疗服务。牵头发起成立国际顶级医院联盟，开展学术交流，多方位、多渠道、多层次宣传瑞金品牌，扩大国际影响力，讲好"中国医学故事"。

瑞金医院通过"美丽瑞金工程"持续提供全人关怀。在环境面貌上，医院优化"生态院容"空间格局，用建筑语言赋予医院全新的面貌。改善医院绿化景观，引进专业绿植养护服务，提升医院绿植养护品质，对1907广场、广慈花园等进行优化布置。启动瑞金森林的改造工作，规范提升"全国绿化模范单位"示范建设水平。在精神文明建设上，医院完善对患者就医体验服务的闭环管理，设立"改善医疗服务"项目，建立瑞金服务标准，推进瑞金工友公益学校建设，深化培训、文化熏陶及督导，螺旋式提升服务质量。医院进一步深化荣誉体系建设，设立"广慈感恩日"，开展感恩患者、社会、家属、员工等系列主题活动，形成瑞金感恩文化，分享医院发展的喜悦，提升医院凝聚力。医院不断完善和深化对员工的关心爱护，让瑞金人有幸福感和获得感。医院为患重病、大病职工提供全方位、专业化的关心关爱，提升"爱·益"员工互助项目内涵。持续推进标准化员工休息室建设，重点落实手术部休息室建设。针对瑞金人的个性化需求，开展服务性实事项目。例如，关心女职工，建设爱心妈咪小屋和提供子女晚托服务；关心大龄青年，搭建交友平台；关注青年群体，助力其成才成长；关注员工心理，引入专业心理机构，提供员工心理减压和心理援助服务等。

在"医院功能与定位"引擎下，"领导作用"和"管理结果"两个三角互相作用，"领导作用"是驱动三角，抓方向、把主轴，"管理结果"是行动三角，抓落地、管实效。用活这两个三角，用正确的方法做事，解决效率和效果的问题，持续推动高质量建设行动的落实与深化。

（二）领导作用三角

1. 党建引领

领导力的发挥是组织成功的关键，必须坚持和加强党对公立医院的全面领导，贯彻落实党委领导下的院长负责制，充分发挥党委等院级党组织把方向、管大局、作决策、促改革、保落实的领导作用，集体研究决定重大问题。加强公立医院领导班子的建设和干部人才的培育，提高院内党组织和党员队伍的整体素质，推动公立医院党建工作落到实处。

北京协和医院坚持以高质量党建引领医院高质量发展。医院坚持以党的政治建设为统领，不断增进对党的创新理论的政治认同、思想认同、理论认同、情感认同，弘扬优良传统和作风；坚持推进全面从严治党，层层压实各级党组织主体责任，将行风建设纳入医院日常管理和学科建设，推动完善医院监督体系；持续将严管和厚爱相结合，找准问题整改到位，让人民群众切实感受到实际成效。医院致力于促进党建与业务深度融合，构建党建与医疗、教学、科研、服务、管理、人文相结合的模式，推动建立高水平医疗团队、教学团队，激发创新动能、优化运营管理，持续提升医院文化软实力。

瑞金医院坚持以党建为引领，以医院高质量发展为导向，形成了独具特色的党建引领高质量发展体系。在全面贯彻落实党建工作的过程中，医院党委领导立足自身实际，找准发展方向，总结凝练出"让患者信赖、让员工骄傲、让社会满意、让同道尊重"的价值理念，"广博慈爱、追求卓越"的宗旨使命，"人民至上、生命至上"的责任担当，"让幸福员工高效科学地为患者工作"的工作理念，力求实现"广袤森林中流淌的静谧小溪似的医院"的发展愿景。瑞金医院的发展目标是在践行高质量发展的道路上，努力建成全球医疗新技术缔造者及策源地、国家全生命健康服务示范地、上海

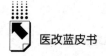

公共卫生应急和灾害救援地、社会医疗卫生健康从业者培训地。瑞金医院正朝着成为未来"亚洲一流的示范性医院"的目标砥砺前行。"十四五"期间，瑞金医院将围绕公立医院公益性导向，建设以九大运营管理体系为核心的现代化医院管理制度，并以八大工程为主线展开，构建公立医院高质量发展新体系，打造中国特色社会主义现代化标杆医院，走公立医院高质量发展之路。

瑞金医院全面落实党委领导下的院长负责制，充分发挥党委把方向、管大局、作决策、促改革、保落实的领导作用，加强领导班子和干部队伍建设，集体研究决定重大问题。在加强高质量发展的组织领导方面，按照国家卫生健康委体制改革司要求，进一步强化组织实施，明确由瑞金医院党委书记、院长担任高质量发展试点医院建设领导小组双组长，副院长担任高质量发展试点医院建设工作小组副组长和联络员，建立工作专班，成立瑞金医院高质量发展试点医院建设办公室，该办公室负责协调推进高质量发展试点医院建设的专项工作，院办主任兼办公室主任，医务处主任任执行主任，办公室成员由各职能处室指派的对接工作人员组成，压实责任，狠抓落实。

瑞金医院在党委领导下，全方位细化工作任务，促进高质量发展落地。根据《国家卫生健康委体制改革司关于公立医院高质量发展试点实施方案修改意见的函》，按照《国家卫生健康委上海市人民政府共建高质量发展试点医院合作协议》，参照《公立医院高质量发展试点实施方案编写提纲》，瑞金医院紧紧围绕加强党的全面领导、构建新体系、引领新趋势、提升新效能、激活新动力、建设新文化等方面，在深入分析现状、梳理问题、摸清底数的基础上，提高站位、放眼国际、解放思想、打破常规，紧密结合瑞金医院"十四五"发展规划，将委市共建合作协议确定的六项任务分解、细化到具体任务、具体项目上，提出分阶段（"十四五"和"十五五"）、分年度的工作目标、实现目标的路径和具体改革发展措施，将任务落实到责任部门、责任人，使实施方案更加具有可操作、可落地性。

瑞金医院十分重视组织和人才队伍建设，充分发挥党委领导作用，坚持党管人才原则，完善人才培养、使用和引进管理办法，党政领导班子重视人才培养数量与质量，并加强投入。实施医院临床医技科室党支部书记"双带头人"培育工程，着力培养党性强、业务精、有威信、肯奉献的党员临床医技骨干担任党支部书记。建立健全把业务骨干培养成党员，把党员培养成医疗、教学、科研、管理骨干的"双培养"机制。围绕人力资源支撑体系和人才建设发展体系两大主线，锻造瑞金特色的人才发展观，构筑具备持续动能的人力资源体系，以动态精准的定编定岗配置模型，绘制人力单元结构图，合理配置人力资源，优化外包管理分类，最大限度提升人员效率。建立契合国家医学中心和研究型医院需求的品格高尚、数量充足、结构优化、富于创新的复合型医学人才队伍。充分调动医务人员积极性，深化薪酬分配制度改革，着力推进广慈高能计划、广慈优才引进计划、广慈卓越青年计划、广慈访问学者计划和广慈高潜计划，助力高质量建设有效实施。

中南大学湘雅医院坚持党建引领，认真执行党委领导下的院长负责制，以"五力"推动医院高质量发展：发挥党委领导的牵引力，提升干部人才的驱动力，加强基层党建战斗力，夯实党风廉政的保障力，增强全党工作的凝聚力。医院将党建工作写进医院章程，明确了建设人民满意、湘雅特色、世界一流医院的"一大"愿景和让患者好看病、看好病的"两大"任务。医院坚持党管人才，以党的建设为引领，以人才体系建设为支撑，树牢人才强院理念，把人才作为支撑医院发展的第一资源，通过对干部选拔任用的管理、对干部队伍评价体系的规范以及定期进行的考核评价，进一步加强干部队伍和人才体系的建设。在思想方面，医院围绕"教、管、治"三个层面抓好思想政治、行业作风和党风廉政建设，构筑"心防、人防+技防、治防"三大体系，做好三级预防。通过加强党支部的五化建设，医院推出一系列具有湘雅特色的建设举措，突出组织体系建设、政治学习引领、支部日常管理、党内考核评价，加强基层党组织的建设。

2.学科策划

学科策划不是简单的长期计划，而是前瞻性和行动的快速迭代。学科策划既要考虑外部环境（区域疾病谱变化、技术与服务迭代、医保支付政策等），也要重视内部环境分析（学科本身的发展历史与优势、亚专业与人才

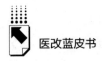

梯队建设等），抓准医院定位与科室竞争优势。学科策划的落地，必须落实以病种为抓手的学科发展管理理念，通过具体的病种分解规划目标，并通过外部标杆对标与优化资源配置保证实施。

北京协和医院在学科策划过程中强调疑难疾病的诊治能力，推进结构调整与发展模式转变。医院在重点学科群规划方面一直坚持"看难病"的功能定位，重点发展疑难重症、罕见病的创新诊疗手段，以多学科协作提高救治水平。一方面，医院面向心脑肺肝肾等重大脏器疾病诊治、肿瘤多学科综合治疗、复杂感染性疾病诊治、实体器官与干细胞移植和再生医学等方向开展集中攻关，夯实全国疑难重症诊治中心地位，发挥妇产、免疫、内分泌等传统优势学科的带动作用，围绕重症感染、循环衰竭、急性呼吸衰竭三大危重症，改善器官功能障碍的诊疗手段。另一方面，医院形成了特色鲜明的集科研、转化、医疗为一体的全国罕见病协作支撑体系，成立了"罕见病遗传诊断中心"、"罕见病多学科诊疗中心"、"罕见病新药（技术）应用中心"和"全国罕见病分级管理和质控中心"。医院为罕见病患者提供高效便捷的"组团式"诊疗服务，拓展"以病人为中心"的学科群诊疗新模式，开展基于机制的生物标志物和新药研究及转化，为中国乃至世界罕见病患者提供涵盖患者接诊、诊疗、规范化管理、远程分级随诊的一体化临床平台，带动全国罕见病治疗、预防和保健服务水平提升。

北京大学第三医院在多年的模式创新探索中，也形成了自身学科建设的特色实践。医院已具备多学科诊疗（MDT）模式的创新服务基础，进一步规划探索学科群与"中心化"发展模式。医院大力推进院内合作中心建设，在创伤中心、胸痛中心、卒中中心、危重孕产妇救治中心、危重儿童和新生儿救治中心的五大中心外，推进中毒治疗中心、肿瘤中心、心电中心、伤口治疗中心、疼痛医学中心、医疗美容中心、更年期保健中心、心脏中心、分子病理诊断中心、临床营养治疗中心、骨质疏松和骨代谢疾病中心等建设。医院基于合作中心推进 MDT 团队建设，构建充分的制度保障体系，通过严格准入与考核把控服务质量关。定期召开 MDT 准入和总结评审会议，创新性引进 MDT 考评机制，对于组建的 MDT 团队设置 1 年的观察期。目前医院已建立 48 个 MDT 团队，年均诊疗例数超过 2260 例，形成特色 MDT 病种，如妊娠合并严重凝血功能异常、遗传性周围神经病、运动神经元病、生殖遗传疾病、强直性脊柱炎脊柱后凸畸形、中西医结合治疗反复着床失败、癌栓栓塞、减重与代谢手术、综合抗栓治疗、四肢骨髓炎与骨肿瘤性骨缺损等。在已有的 MDT 模式基础上，医院综合自身优势，着手建立 11 个学科群，包含骨科学科群、神经疾病学科群、运动医学学科群、消化疾病学科群、妇产疾病学科群、器官移植学科群、急危重症学科群、生殖医学学科群、循环疾病学科群、中西医协同学科群、肿瘤学科群。借由肿瘤学科群，探索融合肿瘤心脏病学、肿瘤康复、肿瘤中西医结合、肿瘤研究平台的学科能力，联动社区开展肿瘤筛查，建立"防筛诊治康研"全周期治疗新模式。

瑞金医院基于整体战略布局，从顶层视角进行学科策划，下好全院一盘棋。通过"广慈名科工程"，发挥医院多维学科力量，整合院内外优质资源，打造一流的学科体系。形成临床问题驱动、基础研究续航、平台技术支撑的领先科技转化研究型医院。医院通过开展广慈名科建设，发挥各学科的引领作用和创新潜能，重点支持临床/基础研究难题攻关、先进设备平台搭建、高精尖技术研发应用、领军学科人才队伍建设等四个方面，引导学科螺旋式向上突破。同时积极探索并研究一套有效、客观、公平的学科建设评估和提升体系。针对医院各个学科的建设基础及现状，制定打响学科知名度、提升影响力的相应策略并付诸实施，促进医院学科内部良性循环，引导一批学科率先步入高质量发展轨道。

瑞金医院持续将满足重大和疑难复杂疾病临床诊治需求作为发展要点，瞄准世界范围内尖端医疗技术手段，力争在医院十大国际标杆学科群中形成一批在医疗技术、医疗质量安全、学科人才梯队和临床研究等方面领跑国际国内的高峰、优势学科。纵向以"高峰学科、优势学科、特色学科、扶持学科"为柱，横向以医院十大国际标杆学科群为链，充分利用十大国际标杆学科群牵头学科，以 MDT 为纽带将其他学科有机整合并串联起来，形成临床问题驱动，基础研究支撑、临床平台验证，科技转化续航的新型研究型医院。

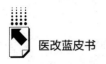

瑞金医院基于学科交叉共融发展，搭建六大交叉学科平台，形成基础与临床结合、中医与西医结合、医理工交叉的合作研究团队，重点围绕免疫与疾病、全生命周期、中西医结合、脑病中心、生物材料研究中心、先进影像，打破传统研究范式，助力基础研究、临床技术研发以及科技成果转化。

复旦大学附属中山医院（下文简称"中山医院"）通过龙头学科引领学科集群发展，基于肝癌诊疗特色建立肿瘤学科群，带动肺癌、食管癌、胃癌、结直肠癌、胰腺癌、卵巢癌、黑色素瘤、胆道肿瘤、泌尿肿瘤等的诊疗；基于心血管诊疗特色建立泛血管学科群，带动脑血管病、主动脉疾病、颈动脉疾病、风湿免疫疾病、下肢动脉疾病等的诊疗。医院布局放射与治疗（介入治疗）国家临床医学研究中心，开展心脑血管疾病国家疑难病症诊治能力提升工程，以及消化道肿瘤、心脏瓣膜疾病、重症肺炎和早期认知障碍疾病的国家重大疾病多学科合作诊疗能力建设项目，并于院内成立了31个以疾病为中心的多学科临床诊疗中心，全面推动学科群建设。

3. 人民群众需求

公立医院必须强化患者需求导向，以业务模式变革为患者创造价值，根据不同患者对不同临床资源的差异化客观需要来为其提供服务。既要整合内部跨学科协作资源，提供安全、适宜、优质、高效的医疗保障服务，也应为有经济能力的群体提供市场竞争比较充分、个性化需求比较强的医疗服务，满足多层次的患者需求。

瑞金医院以提高人民群众获得感为目标，构建瑞金"医疗服务体系"。医院以安全有效、便民得当、效率提升为核心，目标是建设"国家全生命周期健康示范地"和"上海公共卫生和灾害应急救援地"。医院贯彻单体多院区"一体化运营、垂直化管理、同质化医疗"的运行模式，充分感知和体验社会对美好生活的健康需求，深化医疗质量安全体系、医疗运营管理体系、医疗学术发展体系、医疗技术创新体系的建设。主要通过"广慈医术工程""智慧瑞金工程""赋能瑞金工程"展开，布局五方面建设工作。

一是针对疑难重症诊疗需求，推进国家医学中心高地建设与临床专科能力提升建设。瑞金医院积极推进综合类国家医学中心（辅导类）和专科国家医学中心/区域医疗中心建设。医院着力整合院内外优质资源，促使医学研企政五力联动，加快推进世界领先的临床诊疗中心、高水准的医学研究转化中心、面向全国的公共卫生中心、高层次骨干人才培养中心、疫苗药物医疗器械研发攻关中心、国际交流合作中心及公立医院改革示范中心等建设，力争在综合类国家医学中心（辅导类）建设上取得实质性进展，推动国家内分泌代谢病医学中心、国家血液病医学中心、国家呼吸系统疾病区域医疗中心实现挂牌。

瑞金医院持续推进瑞金海南医院建设工作，在用好双"国九条"政策基础上，努力把医院建设成为"世界临床医学进步先行者、全球新药新械中国首用者、中国新药新械全球推广者、最佳医疗看护方案提供者"，实现"大病不出岛"，助力"大病不出国"。

具体到临床能力提升方面，瑞金医院以国家卫生健康委"'十四五'国家临床专科能力建设"为契机，大力提升学科医疗技术实际应用于诊疗和护理的能力，加快推动技术创新与转化。推进医疗服务模式的持续发展与优化，针对肿瘤等重大疾病建立多学科诊疗模式，试点建设多学科协作肿瘤一站式诊疗病房。提高专科专病诊疗内涵质量，开展基于价值医疗的单病种管理和疗效评价。强化对疑难复杂疾病的诊治，持续调整和优化病种结构，不断提高病例组合指数（CMI）。持续提高医疗质量安全水平，加强质控指标收集、分析、反馈和应用。

二是针对人民群众就近就医需求，贯彻单体多院区垂直化、同质化运行模式。瑞金医院着力于以总院为主体，促进多院区紧密联动，提升瑞金医院优质医疗资源的服务能级和服务半径，让更多人享受到同质化医疗服务，打造百姓家门口的"瑞金医院"。进一步，辐射长三角地区人群，在长三角一体化中枢地带、虹桥国际商务区打造三点相连的一小时瑞金医疗服务区。

除嘉定北院外，瑞金医院已形成包括古北分院、太仓分院、无锡分院、舟山分院在内的长三角一体化布局。医院紧密推进各院区组织架构构建、学科布局、人员招聘及培训等工作，推动既有分院垂直化管理和同质化医疗落地的同时，发挥各分院区特色，实现错位发展。以太仓分院为例，太仓分院2021年10月17日于太仓市娄江新城正式开工，该院区首期占地181亩，设置床位1000张，总投资39.8亿元，将按照三级甲等医院的标准进行科室设置，结合太仓疾病谱和瑞金医院优势和特色专科设置太仓分院重点专科，并为当地以及辐射区域百姓提供伴随整个生命周期的健康管理服务。

三是针对特定群体与专病治疗需求，建设多学科协作的医学诊疗中心。瑞金医院基于人口老龄化趋势下老年人群日益增长的医疗需求，推动老年医学中心建设。以原有老年医学科为基础，融合临床各学科来研究老年疾病的诊断、治疗，整合心理科、中医科介入指导，形成多学科协作的诊疗体系。瑞金医院重点推进建设老年疾病诊治中心和衰老研究中心，开展80岁以上老人围术期护理（不含干部保健）、老年用药冲突软件开发及老年人心理、营养、中医保健等业务，同时开展衰老原因、衰老与肿瘤的关系、衰老与神经系统的关系等方面的研究。

针对肿瘤专病的诊疗需求，瑞金医院开启肿瘤医学中心建设。在质子装置、消化道肿瘤大楼、老年肿瘤学等发展机遇下，结合跨学科的肿瘤整合诊疗模式、学科群建设，通过肿瘤评估与临床决策平台、肿瘤治疗与判效平台、肿瘤创新治疗大设施研发与应用平台以及其他辅助科室和平台，打造瑞金肿瘤中心。

此外，瑞金医院还加强与中西医结合有关的理念创新、体制机制和制度创新，强化中西医临床协作，打造中西医充分结合的医疗服务模式。医院在多学科联合会诊体系中特别加入中医科，遴选部分重点病种开展试点，将中医药治疗纳入单病种诊疗临床路径。针对重大疑难疾病开展中西医协同诊断、联合争取突破，探索针对国家重大疑难疾病建立中西医协作的工作体系和模式，并在实践中不断发展完善。

四是针对应急医疗需求，打造特大型城市中心城区灾害与公共卫生应急救援基地。瑞金医院是上海第一家建立航空医疗救援基地的医院，在上海航空医疗救援基地医院网络化建设、长三角航空医疗救护协作网构建中发挥着牵头作用。2015年至今，瑞金医院已建立第一个以医院为基础的航空医疗救援指挥和管理体系，打造航空医疗救援教育培训体系并组建专业团队，推进上海市立体网络化航空医疗区域布局，并取得航空医学相关研究阶段性成果。前期，瑞金医院已分别与中国民用航空华东地区管理局、中国远洋集团签署了战略合作协议，与民航上海医院开展紧密型合作、上海远洋医院注册成为瑞金医院执业点，在服务保障航空、航海两类特种作业人员身心健康上具有得天独厚的地域资源、研究资源优势。截至目前，瑞金医院已接收 26 例航空转运患者，其中 2021 年接收 10 例，航空医疗抢救成功率为 100%。瑞金医院也将"以国家级航空医疗救援基地为实体，打造特大型城市中心城区灾害与公共卫生应急救援基地"作为高质量发展"十大标杆"之一。

瑞金医院进一步以提高创伤救治和应急医疗救援能力为目标，以"救援应急预备役队伍建设"为基础，以"空地立体结合"为抓手，深化国家级航空医疗救援基地建设，打造全国首个基于 5G 技术的公共卫生应急院内指挥体系。同时，与以色列合作的"上海-海法友好应急医院"被列入两国政府间《中以创新合作行动计划（2022—2024）》。致力于建设特大型城市中心城区平时能利用、战时可拓展的全国最领先、最具代表性的综合性医院地下应急救援医疗综合体，使瑞金医院成为上海公共卫生应急救援核心承载区，成为上海市乃至全国承担各类重大突发灾害性事件（如战争、地震、海啸、新发传染病等）应急救援任务的核心医疗机构，实现快速响应、联防联控、精准防控、高效救治的目标。

瑞金医院已获批成立上海市航空医学研究所，构建了上海市第一个以医院为基础的航空医疗救援指挥和管理体系。研究所将协同国家航空医疗救护培训基地，基于医院现有工作基础，开展航空医学相关研究，推进城市立体网络化航空医疗布局。全面推动航空医疗体系医教研建设，助力医院整体应急水平提升。

2021 年 12 月 15 日，瑞金医院与东海救助局签署合作协议，以保障人民生命安全和健康为共同目标，秉承"以人为本、优势互补、统一流程、稳妥推进"四大基本原则，着重建设海上医疗救援体系，在构建联动机制、医疗保障机制、医疗救援转运流程及远程医疗指导模式、培训与实战演练机

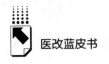

制及建立海上医疗救援科研体系等五个方面开展合作，建立海上救助直通医院绿色通道，携手打通海上救援"最后一公里"，打造快速、便捷、高效的"绿色生命线"。

除航空航海救援能力提升外，瑞金医院还规划建设上海市中区战备医院及北区创伤急救综合项目，充分发挥医院在平、灾、战时，在公共卫生急救、应急医疗、航空救援等领域的学科优势，建立精准覆盖长三角地区的全天候应急战备救援网络体系。融合急诊医学、灾难医学、感染病学、呼吸病学、创伤医学、重症医学等学科，实现平时和战时结合、预防和应急结合、科研和救治防控结合，大幅度提升应急救治战备综合诊疗能力，保持并增强医院在全国公共卫生急救战备体系建设中的引领地位。

五是针对人民群众便捷就医需求，打造七场景数字便民服务模式。瑞金医院围绕患者就医过程中的实际需要，以全程陪诊助手为依托，打通门诊、住院、随访、互联网医院医疗全流程的各个环节，基于七大场景，上线"数字转型赋能便捷就医"2.0版，进一步便利人民群众就医。场景一为精准预约，新增智能预约分诊、智能优化就诊绿色通道、智能预约停车等；场景二为智能预问诊，新增智能检查前移、智能规划全程陪诊等；场景三为电子病历卡，配合落地"免册就医"体验；场景四为互联互通互认，医院推动电子病历、跨院检查结果等互联互通与互认；场景五为医疗付费一件事，实行"无卡挂号""无卡支付""信用支付"等，推动实现"支付零排队"；场景六为疫苗接种等，实现在线快速预约缴费、线下检测、线上结果可查；场景七为智慧急救，通过5G+智慧急救/应急救援联动院外"120"，一键启动院内应急救援单位。

中山医院多年来致力于人文医院建设，坚持"以病人为中心"，优化医院环境、就医流程与服务模式，连续多年在上海市公立医疗机构病人满意度测评中名列前茅；高度重视对职工的人文关怀，持续构建医患和谐关系。

基于79个MDT团队，中山医院持续推进"质量持续改进活动"，实现医、教、研及管理质量的持续优化。连续16年开展精神文明建设"创新奖、金点子奖"评选活动，关注人性化服务，从细微之处体察和满足患者需求，通过优化就诊流程、改进护理操作、改善医院环境等，为患者提供优质服务。医院一直致力于建设快捷便利的"医疗高速公路"，建立起长三角地区患者"一日就医"模式。通过医学检验大提速及"一站式"服务模式，推进预约诊疗服务，推广手机 App、社区转诊预约等具体措施，在保证医疗质量的前提下优化服务流程，最大限度地减少病人在医院内的无效往返和等候时间。通过手机 App 实现预约、一站式支付、既往就诊记录和报告查询、当日门诊候诊信息实时查询等功能，同时实现支持家庭账户、1 个月的超长预约周期和可查询多种实时信息等创新功能。

中山医院将文明行业创建工作纳入医院管理建设的重要内容，将文明行业的"五心"建设有机串联，即将文明建设内化于职工之心、深化于市民之心、转化于共识之心、强化为责任之心、固化为创建恒心，增强医务人员的主动服务意识。医院分别针对护士、总务后勤等人群开展"医患沟通和文明礼仪"培训，开展"传承中山精神、坚守中山使命"、"忆从医之路，担中山使命"和"中国好医生""中国好护士"走进中山医院等活动，提升医务人员服务技能，强化服务意识创新。

中山医院规范医院志愿者服务工作，制定《中山医院绿叶志愿者管理章程》与《门急诊志愿者服务指南》，完善志愿者招募、管理、服务、评估、激励制度，构建"生命全周期健康照护"的志愿服务模式，志愿者由社会志愿者、患者志愿者和职工志愿者等人员组成，进一步完善院内患者服务。

南京大学医学院附属鼓楼医院（下文简称"鼓楼医院"）注重以患者需求为中心不断提升服务质量。多年来坚持自主开展患者满意度评价工作，构建患者诊疗全流程满意度测评和监督体系。通过出院病人满意度电话回访、住院病人电子问卷测评、门急诊和出院病人现场问卷测评结果，持续改善服务盲区。医院研发投诉管理电子系统，及时响应投诉个案，降低投诉者不满意情绪，并将投诉结果纳入医院绩效考核范畴、挂钩科室基础管理考核以提升医务工作者服务责任心。医院开展医学职业精神培训讲座，同时分享

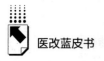
投诉案例与患者心理根因分析结果，逐步培养医务人员职业素养和服务理念。借由高质量行风与医疗服务规范大讨论，持续研究患者需求、挖掘人民群众就医需要。

在人民群众疾病诊疗与护理需求方面，慢性创面逐渐成为全球性健康问题，对我国卫生服务系统造成巨大压力，鼓楼医院借鉴国内外伤口护理门诊服务模式与管理现况，构建伤口护理服务模式。以医护技 MDT 团队合作为基础，提供多学科综合干预诊疗方案。成立疑难创面门诊与慢性创面的亚专科，提供患者全身评估、健康咨询、创面处理和并发症预防等护理照护；积极推动疑难创面病例会诊政策，提供综合干预治疗方案；将治疗延伸至家庭，推进"互联网+护理服务"信息平台开发，形成全面、规范、系统的慢性创面管理体系，实施居家患者的负压伤口治疗全程管理，减少患者频繁往返医院的情况，减轻家庭照护负担，实现院外伤口床准备，提高创面的治疗效果和医疗资源的利用率。

鼓楼医院护理团队基于实证医学建立糖尿病足、下肢动静脉溃疡、压力性损伤、癌性创面、放射性皮肤损伤等诊疗规范，同质化慢性创面护理照护。并制定照护指南、居家管理路径等实施标准，规范患者评估、技术操作、居家管理、并发症处理，上线电子病历创面诊疗护理评估单，实现医疗数据自动采集、分析应用等智能化个案管理，提高创面管理的科学有效性，最终达到促进创面愈合、提高患者生活质量的目标。

响应人民群众对就医环境与便捷度的需求，鼓楼医院落地各类便民措施，如推行住院病人全程医技检查陪检服务；使用智能化发药系统加快药品调剂速度，通过生化检验分析流水线实现快速出具检验结果；优化门诊诊疗区布局，每层配有挂号、收费、取药、检验和候诊就诊功能区，降低患者移动可能；成立住院管理中心、日间手术中心以及医技检查预约中心，让病人检查、住院、手术流程更简便；引进共享轮椅、免费电瓶车，方便残疾与行动不便患者就医诊疗；全方位设置院内标识、引进院内导航系统，并在门诊大厅安排钢琴志愿者演奏等，进一步提升患者就医体验。

（三）管理结果三角

1. 资源运行

公立医院属于资源密集型机构，作为公立医院核心管理资源的技术、患者与人力、床位、设备、空间资源之间的协同应受到更多关注。科学化的资源配置与流程管理能够有效地提高公立医院医疗、教学、研究和预防等工作的协同能力。人力资源运行必须兼顾医院发展需要与员工特性，建立灵活的人才引进、培育、调用体系。床位、设备与空间资源应实现合理的全院共享与调配，避免重复投入而效率低下。盘点各学科的核心技术，建立技术分类分级授权与管理制度。促进患者内部转诊，以多学科协作为患者提供整合服务。

瑞金医院重点关注资源（人力、财务、能源物资等）系统的运行，整合医疗、教学、科研等系统，通过"人力资源体系""教育培训体系""物资供应体系""品牌文化体系"，以"广慈人才工程""广慈名科工程""美丽瑞金工程""赋能瑞金工程"为贯穿，以人为本，赋能全院资源运行。

瑞金医院注重人才技术培养，构建了具备持续发展动能的"人力资源体系"。围绕人力资源支撑体系和人才建设发展体系，锻造瑞金特色的人才发展观，以动态精准的定编定岗配置模型，绘制人力单元结构图，合理配置人力资源，优化外包管理，最大限度地发挥人员效用。建立契合国家医学中心和研究型医院需求的品格高尚、数量充足、结构优化、富于创新的复合型医学人才队伍。同时，在瑞金医院"教育培训体系"下，建立融合临床医学院、医学技术学院、中法联合学院、继续教育学院和研究生及博士后教育为一体的瑞金医学教育载体，创新国内外联合办学，满足医院管理和医学发展的人才需求，开展各种形式的继续教育培训，建设一流本科课程及规划教材，建立跨学科交叉融合的人才培养机制，培养医学高端和急需紧缺人才。

瑞金医院借助"广慈高能计划""广慈优才引智计划"等计划，引进与培养高层次、拔尖人才，并着力构建创新团队。同时，探索实施"广慈高潜计划"，以识别、挖掘、培养医院内部具有较高潜力的人才团队为目标，

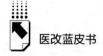

结合医院学科发展及关键岗位需求，制定个性化培养方案，建设潜力人才库。医院建设 18 个人才专项，结合功能定位、学科设置、实施周期等项目规划，根据"提前规划-基本贮备-精准配置"三阶段原则，前瞻性精准化实施人员储备；以平台吸引国内外人才，引进若干位具有学科/学术带头人水平的高端人才。医院实施博士后扩容计划，探索临床型博士后招生方案与路径，推动部分学科尝试招收临床型博士后。拓展基础研究博士后招生渠道，通过联合免疫与疾病研究中心一起招聘，吸引上科大、中科院等博士毕业生来院做博士后。

瑞金医院基于"十三五"时期打造的"广慈卓越青年计划""广慈访问学者计划"，对于壮大的"广慈青年"队伍，制定个性化培养方案，持续跟踪"广慈青年"成长路径。开展青年成长助力计划，打造广慈青年学术沙龙，通过人才评优报奖及"青年文明号"创建工作等形式为青年人才提供发展途径，加快青年人才成长速度。医院全面深化教育培训体系建设，持续推动临床实践教学瑞金模式的改革与发展，致力于提高青年人才临床能力，保持临床专业实习生规模，增加医技类和护理类实习生，适当扩大住院医招录规模，改革临床教师队伍的评价与激励机制，不断提升教学质量，为医院人才建设做好孵化和培育工作。对于医疗卫生健康从业者培训，医院充分考虑各学科和科室发展需求，开展不同层级的进修培训以及个性化特色专科培训，集管、培一体，确保月在岗进修人员 600 人，年进修量 1000 人，注重推广宣传，打造引领国内公立医院医疗卫生人才职业培训的瑞金进修品牌。

瑞金医院注重通过医学院教育体系建设、加强国际交流合作，增加优秀人才储备。2022 年医学技术学院正式运作，在医学检验技术专业和食品卫生与营养两个专业招生的基础上，将新增医学影像技术专业的招生，预录取本科生共计 120 名，预录取相关专业的硕博士 30 名。在专业培养方面，细化听力与言语康复学等新增专业相关课程设置及研究生的培养方案，实现本-硕-博一贯制培养，努力打造高层次复合型研究型人才队伍和行业领军人才队伍。在师资与学科建设方面，学院将在现有国家级及上海市优秀人才的基础上，进一步提升现有专职教师中高级职称的比例，提高国家级科研项目的中标率；在地方高水平大学建设基础上，争取获得市教委学科培优专项计划项目；深化产学研结合，打造学术研究高地和技术创新平台。另外，学院开设法语班，同法方合作丰富教学资源、提升教学内涵。启动与法国斯特拉斯堡大学在护理学领域的合作，推进学历培养合作交流，拟建立中法护理班。

除优化人力资源管理以外，瑞金医院还通过业务流程与配套设施再造，充分发挥全院物资效能。为有效配置医院物资、房产和其他资源，瑞金医院致力于建立与现代医院发展相适应、满足需求、高效节省、规模化采购的"物资供应体系"，"十四五"时期，对院内核心业务流程进行优化，并对院内信息系统以及仓储配送设施设备进行升级，以达到采购成本最优与供应链高效响应，满足医院物资供给需求。医院全面上线全新物资系统和固定资产系统。利用物资系统，通过 UDI 一物一码信息化全过程追溯管理，实现从产品准入、采购、验收入库、领用、扫描计费使用直至发票结算，全程实时对接，数据互联互通，满足院内耗材闭环精细化管理要求；利用固定资产系统，通过二维码、条形码以及可视化标签等实现在线盘点与调配。医院正逐步构建医疗设备全生命周期信息化管理体系，已完成医用二级库和非医用物资动态运营监控平台建设。基于已有平台基础框架，通过实现物联网技术动态数据采集可行、数据传输链路可通、多维数据融合可用，打造医疗设备绩效分析、图像传输、预约及使用、操作者和患者中心、医学工程管理、使用环境状态六位一体的智慧医疗设备管理平台；通过驾驶舱实现可视化，使医疗设备管理向医院决策管理扩展；建立大型医疗设备对临床业务能力提升效果评价体系，实现医疗设备科学配置。此外，医院定期对全院各类用房进行重新测绘、房产核对，实时维护数据，展示楼宇信息，优化制作界面，为配合实施医院的整体发展规划，做好全院医教研等用房的调拨工作。

四川大学华西医院构建了具有自身特色的"一院多区"资源管理体系。医院构建以核心岗位为基础的人力资源规划体系，开展不同职系不同类别人力资源规划，结合对多院区业务规划的顶层设计，构建各分院人力资源配置体系与标准，为多院区发展及优质资源扩容提供人力资源保障。医院规范多

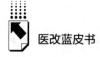

院区医学装备规划与配置，以临床学科发展需求为导向，构建医学装备事前事中事后的全流程管理体系，保障医学装备合理高效配置和使用，并注重对医学装备使用质量安全效果进行评价，提升患者诊疗效果。医院持续优化业务空间，基于科学的学科分类优化空间与床位配置，保障多院区同质化发展。在资源后勤保障方面，医院进一步推行资产设备的信息化定位与状态数据实时传输，提高对多院区资产设备的盘点与监控管理效率。医院对多院区建筑推进基于 BIM 的全生命周期维护管理，在主要的医疗、教学、科研楼宇实现动力运行设备智能监控、机房无人值守、暖通设施智能调控等智慧化管理功能。

中山大学附属第一医院贯彻"人才是第一资源"的理念，通过优化对人力资源的管理落实人才强院战略。医院实施了以培育世界级杰出人才如院士和攻克重大医学难题为目标的"五个五"工程，以培育领军人才为目标的"三个三"工程；打造各级重点人才计划有机衔接的青年人才成长体系，对有希望成长为青年杰出人才的优秀青年人才，设置"柯麟新锐人才"计划；针对 35 岁以下的优秀青年人才，设置"柯麟新星人才"计划；通过"柯麟新苗人才"计划主动跟踪引进中山大学中山医学院 8 年制的优秀毕业生。医院构建了相对完整的"启航-攀登-领军"人才培育体系，着力铺设青年学术骨干、学科领军人才和国际一流专家的人才成长之路，为医院打造高层次人才培育中心奠定良好基础。

中山大学附属第一医院注重对人才的培养，着力打造医疗新技术学习方案，资助临床拔尖人才或医疗团队外出学习，提升常见病、多发疾病和重大疾病诊治能力，确保医疗技术走在全国前列。通过护理人员境外短期学习项目，加强医院与国际一流医疗机构之间的交流，进一步提升医院护理水平。通过设立"柯麟菁英人才"计划和"柯麟培英人才"计划，在临床业务骨干和优秀青年管理人员中每年选拔一定数量的人员进行交叉培训。医院加快博士后人才队伍建设步伐，结合医院实际工作需要，重点打造临床博士后项目，以临床医疗培训为核心兼顾科研和临床教学能力提升，推动人力资源价值的有效发挥。

2. 医院管理

管理活动的高效投入将极大地提升医院业务效率，医院必须细化落实机制。在满足国家法律法规与政策导向要求的基础上，医院应结合自身发展特点，构建适应自身发展需求的运营管理体系。医院管理应融合医教研与预防等业务活动，将运营管理转化为价值创造。推进医院的管理运行加快向科学化、规范化、精细化、信息化方向转变。

北京大学第三医院通过加强预算管理制度建设，实现业财一体化管理，推动财务管理工作提质增效及医院战略目标的实现。医院改善预算管理工作流程，通过融合业务系统实施全面预算管理，将预算管控前置到业务端。在预算编制前，预算管理工作小组组织业务科室和职能部门召开预算编制启动会，动员各科室以医院战略发展目标为前提，规划下一年度工作安排，先编制业务预算，再编制财务预算。医院借助预算系统规范预算编制的范围和标准，设置统一制式的编制表单及统一规则的项目编码，借助信息系统的互联互通，提高预算编制质量。建立收入预测模型，结合医院内外部环境、发展战略、学科布局、科室特点等，形成多维度科学合理的收入预测。

北京大学第三医院对预算执行进度和绩效目标实现程度实行"双监控"，定期统计预算资金执行进度，通过预算系统与合同管理系统的衔接，监控预算执行进度合理性。基于预算执行情况反馈合同收付款实际情况，根据合同内容，提示业务部门收付款进度。对于未达到序时进度或计划进度的预算项目，与预算执行部门进行沟通，分析执行缓慢的主、客观因素，制定改进措施并提出下一步工作计划。医院要求项目管理部门汇报绩效运行情况，针对绩效目标的实际完成情况与预计完成情况之间的偏差产生的原因进行分析，提出纠偏措施，并持续跟进改进措施的实施情况，从而保证绩效目标的顺利完成。

瑞金医院持续规范医院的运营管理体系，通过建设"财务支撑体系""后勤保障体系""绩效评估体系"，以"智慧瑞金工程""赋能瑞金工程"为贯穿，提升医院高质量发展新效能。

财务管理工作作为公立医院经济管理工作的核心内容，是保证医院可持续发展的重要前提。瑞金医院围绕"智慧瑞金工程""赋能瑞金工程",以财务成本管理体系和成本单元考核体系为支撑,打造自动化、智能化、体系化的智慧财务体系,推动医院经济和学科双目标同步协调快速发展。结合医院发展的实际需要,在全院细分为五个院区几百个单元的基础上,加强预算系统和成本系统的功能完善和院科信息互通;优化医院整体资源配置,促进科室运营管理能力的不断提升;规划医院集团化发展的财务支持功能,统筹设计太仓、海南等分院项目的财务管理模式。医院持续深度运用并不断拓展机器人在财务领域的应用场景和范围,通过提高财务标准化、自动化水平提升工作效率。围绕患者服务需求,进一步加强自助结算的技术支持和流程优化,扩大患者出院床边结算服务的范围和比例,开发并优化"智慧e疗"配套服务功能(包括账户查询、明细清单、电子预交费票据、电子结算票据等),真正实现让信息多走路、患者少跑腿的愿景。

瑞金医院以建设"智慧后勤""智慧安保"为契机,以"瑞金医院"后勤品牌化建设为方向,培育后勤可持续的服务与保障创新生态体系。围绕"垂直化""一体化""同质化"要求,细化多院区联动机制,强化标准化建设,牢守安全红线,实现贯通多院区同质化、多功能融通化、多模块智慧化的高质量后勤管理模式。医院致力于在"十四五"时期建设一个匹配现代优质医院管理水平的安保与保障服务体系,整合建设集消防监控与设备监控两个系统为一体的智能平台;淬炼一支适应未来安保与后勤服务需要的管理团队;打造一批具有瑞金特色的后勤安保服务优质"名品"或"示范"。进一步推动完成智慧安防建设方案,搭建医院安全保障信息化平台,推动医院后勤与安保向"绿色平安、智慧高效、生态亲和、优质服务"的管理理念与服务模式转变。

四川大学华西医院建立了精细化的病种管理体系。医院聚焦病种床位效率、质量安全维度开展病种层级的精细化管理,对临床科室制定精细化的病种效率指标,对病种治疗、药品与耗材使用进行标准化管理,对病种的CMI、成本效率等从医疗组的维度进行动态目标管理以及考核评价。医院推进以病种成本为核心的成本控制管理体系,基于医保支付制度改革,对病种

DRG 费用进行监测分析，测算相关病种成本，着力推动提升医疗人员服务价值，促进病种医疗服务收入占比提升。基于病种 DRG 管理，医院进一步分析全院与专科病种结构，发现运营效率较优的病种，以及对运营效率相对较低的病种进行针对性改善，推动医院病种结构的优化，强化疑难重症收治能力。

同济医院在原有运营管理模式的基础之上调整管理举措，强调精细化管控，通过建设包含运营数据中心、运营服务中心的同济医院运营管理赋能体系助推运营效率进一步提升。运营数据中心将碎片化的数据归集处理，实现业务、运营、财务的数据同源、互联互通，让数据变得可阅读、可理解、可赋能；运营服务中心设置科室运营专员，深度开展专业化运营分析与服务。两个中心共同发力，从绩效考核、决策支持、综合监管等方面为运营管理赋能，促进整体绩效水平的提升。

同济医院通过业务梳理、数据汇聚、统一数据结构和数据目录、数据标准化、数据建模等建立运营数据中心。财务部门和业务部门通力协作，从业务视角、数据视角梳理生成有效的各类数据。从财务核算系统、临床信息平台、医院运营平台中接入运营数据中心的相关模块或表单数据，确定数据来源，保证数据来源的全面性。建立数据使用字典，保障所有数据使用者通过数据目录知晓对应数据的管理部门、数据属性、数据的统计口径、数据联查关系、数据安全级别，推动三类数据标准化。一是底层数据的标准化和规范化，如卫生材料品目、办公用品品目和会计科目的分类对照。二是业务流程、财务流程的标准化，如办公用品入库、付款、领用、记账等相关流程的数据标准化和规范化。三是将医院现有的多层级管理会计报告体系内置于数据中心，以管理会计报告中的指标分类为基础，将业务数据进行不同维度、不同颗粒度的归集汇总。医院设置不同数据分析场景，将业务数据最大限度地共享复用，并随着业务的开展随时调整或拓展分析领域。如卫生材料最优储备量分析、医疗设备投入产出分析，通过建模后可以实现数据的自动计算生成。基于财务数据中台，战略层、经营层、业务层各层级可实时、动态查询相关指标，同时可以联查不同时期医院指标情况与行业平均水平。进一步

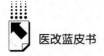

地，医院统一取数规则、口径和标准，确保数据的一致性；通过角色和授权强化数据的安全等级，避免数据外泄；数据结果校验方式尽可能由系统验证取代人工验证；所有数据的修改、删除、导出等操作均有操作日志记录留痕。医院将综合绩效监测体系嵌入运营数据中心，实现数据自动生成，满足实时、动态监测数据需求。

同济医院建立运营服务中心，将数据资产转化为管理思路和举措。运营服务中心人员由财务、医保、医务、绩效等部门负责人及业务骨干组成，为临床科室、管理部门深度开展专业化运营服务，提供数据解读和政策宣讲服务，针对科室个性化、难点问题，制定综合解决方案，推进经济管理各项改革要求落到实处、见到实效。在院党委的统一领导下，分管院领导深入调研，遴选建立以40余名财务人员为主的运营服务中心。运营服务中心建立长效服务机制，以需求为导向，开展科室调研，聆听科室需求；设置专科联系人，与科室一对一衔接，助力科室高质量管理。开展政策解读、日常报销、财务流程咨询等，确保做到"便捷沟通、快速响应"。根据科室需求，开展经济运行数据分析、支撑科室管理决策、创造管理服务价值等。结合临床服务过程中科室提出的各类问题，财务服务团队成员按月汇总、整理、分类，集体讨论形成解答方案。通过不断的积累，逐渐形成运营服务中心问答知识库。

3. 质量结果

管理与业务活动的结果将为公立医院决策与组织绩效的持续提升提供支持。医院必须实行评价机制与反馈机制，定期开展过程监控、检查分析评价，动态掌握和评估管理工作进度与实施效果，并通过院科两级协同及时进行沟通反馈，据此调整管理行为和活动。

北京协和医院通过药物安全管理系统研发，设置拦截警示、降低医嘱错误率，通过预警反馈保障用药质量安全。基于以往患者数据监测结果，依托信息化方式构建监测模型，医院针对慢病患者、急危重症患者等开展贯穿患者药物治疗全程的专科药物治疗管理，包括入院时药物重整、住院期间根据患者个体情况制定药物治疗方案、开展治疗监测与评估、调整药物治疗方案、床旁用药指导及教育，以及离院后通过 App 进行智能用药提醒与随访，全流程保障患者用药安全。

抗肿瘤药物的安全管理对于多数医院来说是一大难题，由于肿瘤患者个体差异大、用药方案复杂、药物治疗窗窄，用药安全管理较为困难，北京协和医院建立抗肿瘤药物知识库，确立抗肿瘤药物阈值拦截警示清单、功能和规则，并结合患者体表面积/体重，逐一对抗肿瘤药物的给药剂量、给药途径、给药频率设定阈值及阈值拦截警示等。最终将 83 种抗肿瘤药物纳入阈值拦截管理，5 种抗肿瘤药物纳入阈值警示管理。拦截警示系统从处方源头规范医嘱行为，降低既往人工审核压力，提高处方效率，为抗肿瘤药物全程管理与监测奠定基础。

此外，北京协和医院启动"抗菌药物管理项目"，为使用"限制级"抗生素的住院患者和处方医师提供专业服务。从用药后的专业化管理，前移为感染性疾病用药前的个性化服务，实现了以患者为中心的新型医疗服务模式。以感染内科医生和抗感染专业药师为主体的多学科团队，对全院手术科室及部分内科病房的住院患者使用碳青霉烯类和氟喹诺酮类药物治疗采取实时监测管理，医生和药师共同判断药物使用的合理性，并对可优化的抗菌药物方案给出专业的指导建议。

瑞金医院通过建设"绩效评估体系"，以"智慧瑞金工程""赋能瑞金工程"为贯穿，提升医院高质量发展新效能。医院致力于建立符合现代医院管理要求的绩效管理体系，结合 5G 医疗、未来医院项目，培养专业的运营管理团队，全力推进智能运营管理中心建设。持续构建绩效计划，实时反馈、改进管理体系，助力医院规范化、科学化、精细化管理水平提升。

四川大学华西医院针对手术服务的质效提升开展充分的结果应用管理与反馈，并推动管理前移。医院自 2019 年推动信息管理机制集成化以来，整合彼此独立的麻醉科管理 App、手术 BI、监控视频三大系统，形成手术数据库和自动化报表，按照手术麻醉类型、手术术式分类，提供医护术前准备耗时参考，也奠定日后现场调查和精益管理的革新基础。医院设立专案小组开展现场调查，定量记录手术各环节时间，定性查验手术实际运行状况，探索

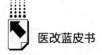

手术质量影响因素，并通过精益管理理念和品管圈工具，将手术全程管理分解为数个改善活动的课题。通过对手术流程的实地调研，医院发现首台手术开台存在浪费点，进而明确"刀碰皮"及"其他特殊开台标准"范畴，配合应用集成数据库，实时监控，进行手术准时开台标准监督管理；针对手术进程建立预测手术持续时间的数据模型，以精准科学的时间标准，平衡手术排程、协助手术调度。

四川大学华西医院搭建实时更新的手术数据看板，便于管理人员即时掌握各手术间进程，利于手术间内医护人员自我管理；看板质量运维板块实时统计手术例数、学员参加不同类型手术次数等，从过程上把控手术参与者的专业技术和熟练程度，调动医务人员工作积极性。为进一步保障围手术期患者质量安全，医、护、麻、管多方达成共识，延伸患者术前、术中、术后全程诊疗价值，根据患者信息、病史和检查结果，进行大数据术前风险排查，预测发生不良事件的风险级别，予以多学科预处理建议；透过术中连续监测、实时预警，风险管控辅助决策，开展不良风险动态评价；依托术后短期、长期患者随访，延续照护，不断更新患者数据库。此外，医院以评促建，对围手术期死亡率等结果指标进行考核，持续提升围手术期手术质量。

同济医院对标高质量发展要求，开展自身差距分析，制定 CMI 提升总体目标，建立 CMI 提升专项工作领导小组与工作小组，明确优化医院病种结构、加强病案首页管理、实施绩效改革引导、开展医疗资源调整、保障政策协调沟通、强化任务督导落实的重点任务。根据科室 CMI 历史基准值和行业排名，分档次制定专科 CMI 提升目标，进一步根据 CMI 目标值，合理设定专科低权重病例收治比例。在 CMI 目标确定基础上，医院进一步明确出院患者手术占比与四级手术比例总体目标，分别设定科室提升目标。医院通过适当的绩效考核方式推动院内高难度技术攻关，将 CMI 与手术占比目标通过目标任务书下达，未达目标值的相关病例产生的绩效不算作科室绩效。医院设置高技术难度操作专项绩效奖励，对医疗技术含量高、风险较大和对医疗高质量发展有提升作用的操作给予专项绩效奖励。同理，医院设定平均住院日、抗菌药物使用、耗材使用具体目标，基于运营服务中心对指标进行跟踪监测与分析反馈，每月对未达到管理目标的科室按未达标百分比进行扣款，对未达标科室主任进行 OA 公示、院周会通报、纪委约谈。

鼓楼医院充分发挥对合理用药的质量安全管理与结果反馈应用作用。医院落实处方前置审核机制，利用计算机辅助药师人工处方前置审核软件，建立完善系统审核规则，在单个药物的用法、用量、给药途径、配伍禁忌、适应证、禁忌证等基础上，配合规则优化，实现了药物交互审查、累积日极量审查，并且可结合患者个体用药情况等进行深度审核。医院审方软件实现对医嘱用药处方的监控与实时预警，将用药处方分为 4、5、7、8 级。4 级视同合理，仅对医嘱中可能存在的问题进行提示，处方自动通过；5 级和 7 级医嘱中药物使用方式在医学理论上是不被推荐或需谨慎使用的，可能发生较严重的药品不良事件，系统将提示医生存在的问题，并传送审方中心待审后使用。8 级为禁忌医嘱，直接在医生工作站予以拦截，医生无法保存该禁忌医嘱，必须重新开具合理的医嘱。进一步地，医院在处方审核规则制定与维护、处方审核体系构建、合理用药能力评价、处方审核质量控制等方面，建立标准化工作规范，也为江苏省医疗机构处方审核工作提供了详细的工作指引，促进全省合理用药工作开展，保障患者用药安全。

（四）数字化转型与科研提升行动

数字化转型与科研提升行动是高效、科学发展的支撑，也是实现公立医院提质增效的重要利器。数字化转型虽然强调新一代信息技术应用，但仍以业务需要和规范建设为核心。科研提升强调研究与实践之间的有效互动，即研究要从实践中来，还要回到实践中去。

1. 数字化转型

落实三位一体智慧医院建设，推进医院信息化标准与规范管理，深度应用新一代信息技术。一是以点带面整合信息建设资源，推动医疗服务流程优化与功能重塑，通过信息化评级加速满足临床与管理需要，为患者提供更便捷的服务。二是让信息化真正回归管理的本质，融合业务活动需要，在国家标准规则的基础上，建立真正满足院科运营需要的数据标准，真正搭建数据

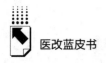
循证的业务与管理决策体系。三是推动云计算、大数据、物联网、区块链、第五代移动通信（5G）等技术与医疗服务深度融合。

中日友好医院充分应用数字化建设支持临床诊疗。在血液疾病诊疗方面，医院集成了物联网、移动互联网、5G 专网、人脸识别、"微服务化"系统架构。医护人员利用移动 PAD 进行查房，摆脱 PC 工作站的束缚；同时系统对医护人员进行行为管理，施行医护人员准入、消毒程序规范等。患者端通过感知设备实现血透数据的自动采集和上传，医护人员可实时获取患者透析过程中脱水量、毒素清除量和种类等数据变化，从而及时调整治疗方案。基于患者数据，能够实现特殊状态的实时危急值预警，通过远程多学科实时会诊实现危急情况及时处理。在血透患者居家护理过程中，医院通过互联网监测患者血压、血红蛋白、甲状旁腺激素等数据，实施全流程、全周期管理。

瑞金医院为助推上海成为"具有全球影响力的科技创新中心"，着力集聚优质资源，推动数字医学创新平台建设，深入推进数字化转型。2021 年10 月 27 日，医院挂牌成立上海市数字医学创新中心，以成为数字医学进展和标准的发布地、数字医学领域技术研发高地、数字医学产业孵化新引擎以及数字医学技术临床试验场和示范地为目标，突出医院优势、服务医院核心发展方向，积累自身知识产权，形成有形/无形创新成果。上海市数字医学创新中心紧紧围绕患者就医痛点、难点、堵点，加速全生命周期健康的数字化发展进程，领先探索数字医学发展。中心基于七大应用场景，打造未来数字医院的领先实践典范。在新的七大场景中，将配备多样化的新式医疗装备，如蓝牙血糖仪、远程查房机器人、远程内镜等。数字赋能将以人为本的理念贯穿于全流程，以需求为导向，打破距离限制，让人民群众可感可知可及。另外，瑞金医院还以最前沿的技术打造数字家园，紧抓医疗数字化转型关键，实现更深层次的医疗迭代。

上海市数字医学创新中心未来将进一步围绕四大任务打造数字医学创新体系。一是研究数字医学标准，研究包括医学术语、数据、安全标准等在内的数字标准，为上海市卫生信息标准委员会发布数字医学白皮书及年度报告提供支撑，对未来医院的顶层设计规划及建设路线提供方案，从理念至标准全方位贯通，成为全球数字医学进展和标准的预研地。二是建设数字医学技术研发基地，从医学发展和患者需求出发，深化产学研合作与协同创新，充分发挥上海医疗人工智能技术研发优势，将数据挖掘、图像识别、语音交互、认知计算与医疗场景结合，形成数字医学领域技术高地，助力上海落实"具有全球影响力的科技创新中心"国家战略。三是在数字医学方面推动创新成果转化，集聚上海人工智能头部企业和优质研究型医疗机构资源，大力推动新兴数字医学产品、设备应用转化，形成数字医学产业高地。重点建设支持数字医学产业开放发展的开源平台和支持医院数字转型的中台体系。四是打造数字医院典范，发挥国内首家转化医学大科学设施基地优势，结合瑞金医院和市内其他医院已形成的技术落地优势，通过技术迭代，建立可升级换代的数字医学技术临床试验地和示范地。同时积极探索数字医院建设相关政策及机制保障，在示范基地先行先试——对便捷就医数字化转型场景进行实践和示范。

中山医院以数字孪生和人工智能技术赋能医疗服务与管理建设。医院开展数据中台、业务中台和知识中台的建设，以"医疗大脑"为最终呈现形态，开展三个层次的基础建设：一是实现数据标准化和共享化，解决原先数据孤岛问题；二是打通医院运行各环节，通过向医护人员提供辅助诊断算法、辅助决策工具等，实现每个环节效率的提升；三是推动管理思路的数字化，依托临床辅助诊疗系统、院长驾驶舱等工具，植入中山医院优质医疗理念，形成可供分享的诊疗和管理方案。医院推动建设智慧空间管理模型，整合各区域的空间、设备、能耗系统等多维度数据形成空间数据库，以此为基础科学合理配置医院空间。接入各类医疗设备仪器数据，实现诊疗信息的主动感知和自动推送，减轻医护人员监测与文书填写的工作负担。

四川大学华西医院通过智慧平台建设提升围手术期质量。医院建立智能化术前评估系统，提高看诊效率、避免信息遗漏，并实现手麻、HIS、LIS等系统数据互联互通，优化患者门诊、入院登记、手术等流程。医院建立智慧化手术管理系统，进行智能化手术排程并形成电子化接派单信息，确保患者信息、病床位置、携带进入手术室的物品以及跟随家属等信息准确无误。在手术用物的准备方面，医院根据各手术专科特点以及外科主刀习惯制作电子化手术用物清单，手术护士根据智能化手术排程提前了解手术及主刀医生信息，结合用物清单开展准备工作。护士根据电子化用物清单核查表核查常规用物准备，通过麻醉智能术前评估系统提供患者特殊用物准备，有效避免准备遗漏。

为进一步保障围手术期患者安全，四川大学华西医院运用围手术期智能辅助管理技术，实现系统风险评估、术后主要心血管事件预测、谵妄预测、急慢性疼痛风险评估等，为临床的差异化处置和分级诊疗提供决策依据和及时反馈。针对老年患者运用基于机器学习的围手术期动态风险评估与预测技术，开展基于PICCO、TEE监测等手段的血流动力学管理，以及基于脑氧及BIS监测的中枢神经系统功能与麻醉深度监测。

四川大学华西医院运用信息化手段开展患者随访，智能化回访系统可自动纳入所有手术患者信息，实现回访100%覆盖。通过人工面对面、智能机器人、门诊、微信公众号、健康宣教等多种模式，建立线上+线下、院内+院外、短期+中期+长期的全方位回访与健康宣教制度，充分倾听患者心声，促进患者围手术期医疗质量改善。

2. 科研提升

科研思维要求通过发现问题并采用循证的方法找到更有利于业务与管理活动的解决方案，强调目标导向与成果转化。科研提升要贯穿于业务与管理活动当中，与业务、管理的主线相融合，研究成果要反哺于业务与管理工作。通过全面性、系统性的科研提升行动，面向科技前沿与技术发展趋势，面向国家战略需求与管理转型需求，提高公立医院的科研意识与科研能力，推动技术、产品、服务、方案、策略和模式全方位的创新产出。

北京大学第三医院为推动院内科研创新发展，于2018年成立科技成果转化办公室，提供科技专利申报、成果孵育、产业嫁接、专利转化等专业化特色服务，完善《职务发明管理规定》《科技成果转化管理办法》《科技开发收入管理办法》《关于同意缴纳四类职务发明维持费的通知》等相关规定，为科技创新与转化提升奠定基础。

2019 年北京大学第三医院成立医学创新研究院，包含基础医学研究中心、临床医学研究中心、学科科研平台、创新转化中心，推进研究型医院建设。基础医学研究中心包含中心实验室、生物样本库、代谢组学中心、实验动物中心，临床医学研究中心包含临床流行病学研究中心、药物临床试验机构、临床干细胞研究中心、医学伦理委员会，学科科研平台包含全国重点实验室、国家临床医学研究中心、校省部级重点科研平台、北京市示范性研究病房，创新转化中心包含科技成果转化办公室、学院路联盟、概念验证中心、院企联合研发中心，形成从探索发现，到临床前研究、临床研究，再到评估评价、培训推广的全周期、全链条的创新研究平台。

北京大学第三医院逐步完善院内项目资助体系，为科研与转化提供充分的激励与保障。医院每年出资 1000 万元支持临床重点项目，资助临床诊断、治疗、预防、康复的新技术、新方法及新的学科增长点的临床科学研究，鼓励干预性研究项目申报前发表临床研究方案，并针对临床重点项目细化人才项目分类，培养青年人才。每年出资 1000 万元支持临床队列建设项目，为队列的早期建设与积累提供经费支持，高水平队列可孵育出多个高质量的临床研究课题。每年出资 1000 万元设立创新转化基金，以支持"解决临床需求的应用研究及概念验证"为主导思想，针对预防、诊断、治疗与康复等健康领域的产品创新与转化工作予以资助，定向支持某些重要学科方向的产品研发。

北京大学第三医院充分利用地缘优势，牵头发起并成立"北京学院路临床医学协同创新联盟"，联合北京大学、清华大学、中国科学院各研究所、国家纳米科学中心、北京航空航天大学、北京理工大学、北京科技大学、北京化工大学、北京邮电大学、北京师范大学、中国矿业大学（北京）、中国地质大学（北京）、大唐高鸿数据网络技术股份有限公司、大唐移动通信设备有限公司等 18 家高校、科研院所与企业，以联盟为载体，探索"AI+医疗"、临床医学大数据建设、医工合作、"医疗+新材料"等新型合作模式，持续建立与国际一流的临床研究机构及研发企业的战略性合作模

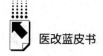

式。联盟的产学研合作交流主要是以"医学创新研究院暨北京学院路临床医学协同创新联盟战略研讨会"的形式就北京大学第三医院及其医学创新研究院、联盟的战略定位、制度建设、人才培养以及发展规划等进行充分讨论。医院通过开展以科技周学术交流为代表的联盟内成员单位互动活动，以实际举措解决科研机构与市场脱节的痛点问题，引导"医学+高技术"的交叉融合。目前，联盟汇集200余名本院专家与200余名外院专家，已举办超过100次沙龙活动，参与讨论人员超过1500人次，建立了120项合作项目。

基于联盟，北京大学第三医院架起了院企双赢合作桥梁，目前已挂牌成立18个研发中心，合同金额3.4亿元。参与学科广泛，成果转化向可持续方向发展，原创研究成果走出实验室，高价值成果落地优质企业。近5年专利成果转化约200项，累计完成非股权收益2.2亿元，2022年度完成成果转化17项，转化金额5600万元。

在推广与交流方面，北京大学第三医院利用"北医三院科技创新转化订阅号"自媒体平台开展信息化及成果推介，积极宣传推广院内优秀创新项目。医院与联盟单位北京市生物医学工程高精尖创新中心、中关村智友天使研究院联合举办中关村"医工交叉创新创业谷"创新创业论坛，探索思考医工交叉战略框架，以定位医工交叉合作点为指引，以切实解决医工交叉创新难题为目标，探讨如何做好医工交叉深入融合、人才培养联合互动、科技成果转化等核心工作。以"医工交叉创新创业谷"创新创业论坛为载体，通过广泛调研国际医工交叉前沿科技发展趋势，结合我国实际临床需求，咨询学术界、产业界、投资界相关意见，从技术、临床、产业三个维度凝练并连续发布"北京医工交叉创新前沿技术十大热点方向"及"北京医工交叉创新战略前沿技术十大趋势"，为从事前沿交叉基础研究、临床应用研发、创新创业发展等方面的研究机构、创业者、投资界提供参考。

瑞金医院通过建设"科研转化体系"，围绕"广慈名科工程""广慈医术工程""云中瑞金工程""赋能瑞金工程"，为持续发展蓄能，推动医院高质量发展迈上新台阶。医院以建设成为全球医疗新技术缔造者及策源地为目标，在临床问题研究、基础研究、平台技术支撑等领域持续深耕，形成极具国际竞争力、特点鲜明、符合医院发展要求、符合医学转化趋势，同时满足医疗技术创新需求的新型科技创新和成果转化体系。以科研学术体系建设为纲领，统合医院研究所、重点实验室、重点学科发展方向和发展能级，铸造学科发展力量倍增器。

瑞金医院塑造广慈-思南园区品牌，创新推动园区实行平台公司运营机制，增强公司运营活力，继续推动公司引入社会资本。筹建园区平台公司二级子公司，加大企业招商力度，加强上下游资源对接，打造产业交叉融合地和资源交会地。同步做好做实政策扶持对接工作，推进研究者成果转化创新试点，推动先进诊疗技术在园区内率先使用。

瑞金医院促进质子放疗产学研检医融合发展，构建国产高端医械产业化策源地。肿瘤质子中心将完成国产首台质子治疗系统固定束和180度旋转束治疗室的临床试验和医疗器械上市许可及产业化，并争取开展眼睛束治疗室和360度旋转束治疗室的临床检测验收和进入临床试验的准备工作，开展临床应用和质子治疗关键设备的持续研发升级。肿瘤质子中心将着眼于尖端医疗技术的创新和研发，承载构建国际大都市医疗卫生服务体系的需求，合理整合产、学、研、检、医各学科优势资源形成交叉紧密协作模式，结合质子技术基础研究与临床应用，突出具有可持续性创新的优势，打造质子治疗技术与装备领域新高地，建立我国高端医疗器械装备的国产化全产业链，促进我国质子放疗领域可持续发展。瑞金医院与上海联和投资有限公司、艾普强粒子设备有限公司围绕自主创新和研制成果产业化的目标，就推进质子装置产业化、质子中心建设运营等进行战略合作。三方通过强化科技创新策源功能，促进科学研制与产业发展并举，共同推动质子装置与质子中心在长三角地区的布局合理化与应用规范化，推进质子中心的建设，探索一套在质子装置和质子中心运营方面的"瑞金方案"，以在国内医院进行推广。

瑞金医院以转化医学大设施建设创新临床研究，引领医学发展。"转化医学国家重大科技基础设施（上海）"是国家首个生物医药领域的科学大设施，该集成平台通过开展大规模的研究及成果转化，主要针对肿瘤、代谢性疾病、心脑血管疾病三类疾病开展研究。瑞金医院以转化医学大设施建设

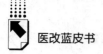

为发展契机，探索在诊疗水平、医工交叉、人才培养、技术沉淀等方面取得高质量发展，推动多学科汇聚，助力上海打造具有全球影响力的科技创新中心。积极探索大数据、人工智能等新技术在转化医学中心多组学研究和多中心科研合作中的应用，打造"转化医学+智慧医疗新范式"，基于科研共享基础设施，推进智慧临床研究、智慧临床实践与试验、创新转化与生态融合"三位一体"的高质量发展背景下的智慧科技创新体系建设。通过推进"智慧临床研究"，推动生物样本库数字化管理，让样本库"活"起来。推动组学实验室数字化管理，突破组学数据海量存储、并行计算及数据分析方法。通过推进"智慧临床实践与试验"，推动智慧研究型病房建设，支持研究对象的连续无干扰的全方位数据自动采集，建设专科专病库和开展医学数字人研究，变革传统研究方法。推动院内临床试验和临床科研数字化，支持规范化、产业化、自动化的转化医学发展。通过推进"创新转化与生态融合"，强化医疗机构临床决策支持系统（CDSS）应用管理。促进科研成果转化以支持规范化、高质量的精准诊疗，推动多中心科研协作和产业良性互动。建设科研共享基础数字设施，包括科研大数据平台、专病专科数据库、科研共享影像平台、科研文件协作平台、科研AI平台、高性能计算平台等，实现以数字战略赋能未来科研和数字医学发展。

另外，瑞金医院与海南省人民政府、海南省人民医院合作创建"上海交通大学医学院附属瑞金医院海南医院"（下文简称"瑞金海南医院"），打造海南省国家区域医疗中心。得益于乐城先行区双"国九条"优惠政策，瑞金海南医院加快推进新药新械落地，在助力"大病不出岛"的基础上实现"大病不出国"的目标。进一步推进乐城先行区内中心平台建设，以建设乐城唯一公立医院为责任，将资源充分共享，服务乐城，做好医疗安全托底工作。目前，瑞金海南医院已进入试运行第二阶段，为乐城及周边地区病患提供医疗服务。瑞金医院将通过长驻、短期派驻相结合的方式派出更多专家参与瑞金海南医院建设。瑞金医院作为国家区域医疗中心输出医院，力争实现"技术、人才、管理和品牌"四个平移，全方位提升项目医院管理、医疗、科研和教学能力。同时，建立与国际接轨的医疗服务体系，将瑞金海南医院打造成为全球新药新械中国首用者、中国新药新械全球推广者、最佳医疗看护方案提供者、世界临床医学进步先行者，力争使瑞金海南医院医疗技术、设备、药品、服务与国际先进水平比肩，保障海南省医疗服务能力"立足海南，服务全国，辐射东南亚"。

瑞金医院以医学影像先进技术研究院为抓手，推动国产医学影像与放疗技术创新研究和成果转化。医院与联影集团合作，加速推进医学影像先进技术研究院建设。一是以瑞金医院创建国家医学中心为核心，根据研究院的九大战略目标，明确研究院最优先的四大研究方向，包括光子计数 CT、MR-LINAC、中高能直线加速器和智能磁共振；同时在人工智能阅片领域做进一步的合作研究。二是对标哈佛大学医学院附属麻省总医院、斯坦福大学等拥有的复合型人才研究机构的体系，瑞金医院和联影集团人力资源部门联合制定有利于研究院发展、与国际接轨并与实际需求相符合的引进高端复合人才的薪酬体系和评价考核体系，确保研究院各梯度人才均有良好的发展空间，加快推进人才招聘工作。通过召开海外及国内人才招聘会，确定引进国内外高层次人才 6 名。三是加快研究院场地建设，在瑞金医院北部院区学院楼建设完成前，先行拟定将质子中心原学术报告厅和部分办公室作为研究院办公区域，原食堂改建为大型设备实验室，并预留部分场地，根据功能布局需求，对接设计公司和医院后勤部门，确定切实可行的设计方案和改造预算。四是按照四大研究方向定期开展小组沙龙活动，形成更加紧密的合作交流平台，推进产出研究成果。

其他高质量发展试点医院也都将科技创新作为推动医院持续发展的重中之重，形成了各具特色的发展举措。

中山医院也形成了具有自身特点的科创强院战略。医院通过学科布局、平台建设、人才培养"夯基垒台"，通过建立技术培育体系、临床研究体系、成果转化体系、医工结合体系"立柱架梁"，推动技术、药品、器械、设备等创新成果涌现。

首先，中山医院以疾病为中心着力推动科研平台建设。医院设立治疗性疫苗国家工程实验室，基于泛血管介入复杂系统的诊疗优势打造国家自然科

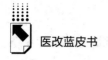

学基金委员会基础科学中心，建立9个省部级工程研究中心、协同创新中心，7个省部级重点实验室，8个上海市研究所，15个复旦大学研究所。2015年医院即成立了临床医学研究院，整合跨学科、跨领域、跨病种的临床科学研究资源，加速临床医学科学研究成果的临床转化。临床医学研究院建立了整合细胞功能动态监测、流式细胞仪、分子形态测量、临床芯片实验室、分子细胞生物学实验室、临床生物信息学、超微结构监测、基因测序与表观学、组织样本制备的功能平台，以及涵盖组织样本库、中华分子实验室、细胞治疗研究中心、精准医疗研究中心、内镜工程中心、器官移植实验室、CTC实验室、国家中医测试基地、脑功能检查实验室、分子感染实验室的临床科研应用平台。进一步建立临床研究的信息支撑平台，实现纳排患者自动入组、CRF自动填充字段溯源、科研数据自动采集、多模态数据集成生信分析、项目管理统计分析、专病随访多中心EDC等功能。

其次，科研创新需要创新型、复合型、高层次的人才队伍，中山医院持续推动深化人才培养，建立"医师-科学家"双轨制培养模式。医院将人才分为顶尖人才、领军人才、高水平学术骨干、具有潜力的青年学术骨干，进行针对性分层培养。医院基于顶尖人才建立国家自然科学基金委员会、教育部、科技部、上海高水平地方高校项目创新团队，充分发挥人才动能。

再次，在学科、平台、人才建设基础之上，推动医学创新还需要加强体系与制度保障。中山医院构建了新技术培育管理体系，通过四个阶段对新技术进行管理。第一阶段为项目挖掘阶段，从临床研究、亚专科评审、各项检查等方面挖掘新技术；第二阶段为培训指导阶段，全程辅导新技术的创意提出、临床研究、项目申报、政策落实等；第三阶段为评估推广阶段，设立临床新技术应用推广奖，探索具有中山特色的新技术评估模式；第四阶段为跟踪评价阶段，综合评价新技术开展的医生资质、数量、预后情况等。2014～2021年，医院共有375项医疗与护理新技术获得认证。医院基于科研处、临床医学研究院、临床试验机构建立了三位一体的临床研究管理体系。科研处下设临床研究管理科、成果管理科、人类遗传资源管理办公室；临床医学研究院下设临床研究管理委员会、临床研究学术委员会、临床研究中心

（CRU），全流程管理医院临床研究，包括注册研究和研究者发起的研究；临床试验机构下设 GCP 办公室、医学伦理办公室和临床药理研究室。近五年，医院取得了 600 余项国家级项目，每百名卫生技术人员科研项目经费从 2017 年的 433 万元增长至 2021 年的 1380 万元。医院构建了完善的科研成果转化体系，进一步完善专利管理制度。从全院创新项目中挖掘有价值的专利申报点，构建专利转化的标准流程。在专利申报阶段，借助知识产权专业力量优化专利申报材料；在专利推介阶段，通过多渠道、全方位推介专利项目；在专利转化阶段，提供协助谈判、拟定合同、转化签约、免税登记与宣传服务，由此落实专利转化的全程管理与服务。医院构建了具有中山特色的医工结合"6P"体系，建立从发现问题（Problem）到探索突破（Pilot），再到合作攻关（Partner）、形成产品（Product）、实验验证（Prove）、精益完善（Perfect）的良性循环。发现问题需以病人为中心，以临床需求为导向；探索突破是在基础和临床研究中找到问题突破点；合作攻关是围绕突破点，与相关企业进行合作；形成产品和实验验证是进一步研制形成初代产品和技术，并在临床实践中不断验证和完善；最终精益完善形成成熟产品和技术，使产品和技术获批投入临床使用，使"医、患、政、企"四方受益。

中山医院正推进建设国家医学中心，基于医院总部与青浦新城院区布局建设疫苗药物医疗器械研发攻关中心、医学研究转化中心、高质量临床诊疗中心、国际医学交流合作中心、骨干人才培养中心、中西医协同创新中心和面向全国的公共卫生中心七大中心，围绕诊疗技术类、创新药物类、医疗器械类、医疗设备类四大类别 19 个重点攻关任务，聚焦"癌症、心脑血管、老年性疾病、传染病"等重大疾病防治，积极推动诊疗方案创新，推进国产新药、高端医疗器械研发及国产化替代。

四川大学华西医院构建了具有自身特色的科技成果转化模式。医院成立"成果转化工作委员会"，委员由主管领导、相关领域专家、转移转化专业人员、相关职能部门负责人和法律顾问等共同组成，主要负责梳理岗位职责、建立管理制度、标准化工作流程、梳理风险点及制定防控措施，积极开展宣传培训并落实相关措施，进行成效评估，讨论审议医院党政联席会收到的重

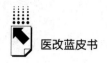

大转移转化申请。医院组建了高效协同的专业化成果转移转化机构和团队，设立成果转化部，主要负责对医院知识产权进行管理并提供相关服务、推动成果转化和产学研合作；医院牵头与相关政府部门联合组建具有独立法人资格的专业化技术转移服务机构"四川西部医药技术转移中心"，并将该中心作为医院成果转化的重要平台和窗口，推动该中心配合成果转化部，提供技术转移、项目咨询与对接、临床研究服务。

四川大学华西医院搭建完整的生物医药产业创新链、技术链与服务链，技术转移团队全过程参与探索发现、临床前研究、临床研究、评估评价、技术培训和学术推广等环节。医院通过"建机构、建平台、建公司、建基金、建联盟、办会议"方式，全面加强政医产学研协同创新，推动成果转移转化，建立"科技成果转化生态圈"。此外，医院与国外知名大学、科研机构、转移转化机构和企业建立稳定合作关系，拓宽国际技术转移渠道，引进国际领先的技术和国际人才，同时培养医院人才，使医院的技术转移和管理与国际接轨，让更多的人才科研创新项目能够进入中国并有效落地。

四川大学华西医院推行充分的科研成果应用与激励机制，将更高比例的转化收入作为对科研人员的奖励，允许成果完成人以个人的名义享有公司股份；扩大横向课题自主权，使得横向课题结余经费可部分或全部提取用作绩效奖励；允许通过审批的科技人员兼职和离岗创业。医院对成果转化管理人员适度免责，在管理人员认真履行职责、遵纪守法的前提下，若成果转化后价值发生变化，管理人员不需要担责。医院加大奖励力度，每年利用自有资金 2000 万元支持具有自主知识产权和显著转化潜力的创新项目实现转化；设立成果转化奖，每年表彰获奖人员并奖励 10 万元，充分激发员工科研创新积极性。

参考文献

Arnold E. W. , Goodson J. R. , and Duarte N. T. , "Workforce and Leader Development：

Learning from the Baldrige Winners in Health Care", *The Health Care Manager*, 2015, 34（3）.

Griffith J. R., Arbor A., "An Organizational Model for Excellence in Healthcare Delivery", *Journal of Healthcare and Management*, 2017, 62（5）.

Huffstutler D. C., Thomsen D., "A Framework for Performance Excellence and Success", *Frontiers of Health Services Management*, 2015, 32（1）.

Meyer M. A., "Qualifications and Skills Required for Performance Improvement: A Content Analysis of Job Postings", *Journal of Healthcare Management*, 2018, 63（6）.

《药物临床试验机构举办特定人群重要疾病的新药开发与精准治疗研讨会》，https：//www. puh3. net. cn/info/1971/94661. htm。

《北京协和医院喜获 3 项全国合理用药荣誉》，https：//www. pumch. cn/detail/29184. html。

《药品配送到家，北京协和医院互联网诊疗打通"最后一公里"》，https：//www. pumch. cn/detail/24780. html。

《复旦大学附属中山医院钱琨：跨界力推医学数字化迭代》，https：//www. sohu. com/a/670936432_ 100246910。

《同济医院财务服务团队正式启动》，https：//www. tjh. com. cn/TjhNews/20190917_ 27792. html。

《中日友好医院：将信息技术深度融入临床应用》，https：//www. cn－healthcare. com/article/20201027/content－544861. html。

《我院研制的江苏省地方标准〈计算机辅助人工处方审核标准化工作规范〉获质量强省奖》，https：//njglyy. com/ygb/news/detail. aspx? Id=9503&mtt=2。

《特色医疗模式　感受华西百年特色医疗服务》，http：//www. wchscu. cn/public/characteristic. html。

《中日友好医院：信息化建设安全为先》，https：//www. cn－healthcare. com/article/20141216/content－466084. html? appfrom=jkj。

《【中卫圆桌】"医"心向党 建设党建引领新文化》，https：//mp. weixin. qq. com/s? ＿ ＿ biz = MzA5OTgxODAzOA＝＝&mid＝2650623689&idx＝1&sn＝f3488f b4024b006e7c079068354b906e&chksm＝88f56190bf82e886de49379bb3b2de5f333208891daa6a 83401c58adcb6e0220224c5668d08c&scene=27。

《北京协和医院：互联网线上诊疗的患者服务和闭环管理新模式》，https：//www. chima. org. cn/Html/News/Articles/6283. html。

《各级别人才项目简介》，https：//www. fahsysu. org. cn/article/10206。

案 例 篇
Case Innovation

B.7
公立医院体系创新中的
医学中心建设探索

范先群　雷光华　冷熙亮　沈士祺*

摘　要： 医学中心是推动优质医疗资源扩容、促进区域医疗资源均衡分布、构建优质高效医疗卫生服务体系的重要载体，对于推进公立医院高质量发展具有重要意义。本文通过对与医学中心建设相关政策文件的深入解读，以及对国家区域医疗中心、专科联盟、城市医疗集团等模式的实践分析，一则剖析医学中心最新发展趋势，包括在国家区域医疗中心建设中推广跨院区多学科诊疗、跨区域技术研究攻关等，在专科联盟建设中建立个性化协同合作机制、推进分级诊疗制度落地、推动专病信息互联互通等，在城市

* 范先群，中国工程院院士，上海交通大学医学院院长，主要研究方向为临床医学教育；雷光华，博士生导师，中南大学湘雅医院院长，主要研究方向为临床医学与公立医院管理；冷熙亮，上海市卫生健康委医药卫生体制改革处处长，主要研究方向为医疗卫生改革；沈士祺，上海交通大学医学院附属瑞金医院高质量发展办公室研究员，主要研究方向为医院服务创新。

医疗集团建设中推动运营管理、人员管理、医疗服务一体化等；二则总结在医学中心建设过程中，公立医院在医疗、教学、科研、管理等不同层面的协同创新举措，为整合区域资源、形成合力推动公立医院高质量发展提供可落地的经验借鉴。

关键词： 国家区域医疗中心 体系创新专科联盟 城市医疗集团

国务院办公厅发布的《关于推动公立医院高质量发展的意见》（国办发〔2021〕18 号）要求构建公立医院高质量发展新体系，国家医学中心、国家区域医疗中心、省级区域医疗中心建设成为"十四五"时期的重点工作。为实现医疗资源分层分级的有效应用，高效推进公立医院高质量发展，需要改革现有医疗体系，加速形成高水平公立医院网络。因此，医学中心、区域医疗中心、医联体和医疗集团的建设，重点在于落实差异化功能定位，整合多方医疗资源，强化医疗机构间的协作且发挥各医疗机构的医疗特色与优势，从而形成发展合力提升公立医院整体诊疗能力与水平。

一 国家区域医疗中心跨地域协同合作

（一）改革趋势

1. 趋势一：依托区域医疗中心强化学科建设

依托国家区域医疗中心建设，加强肿瘤、呼吸系统疾病、老年医学、泌尿系统疾病、心血管病、神经系统疾病等相关重点专科建设。以医院本部主体为基础，外埠分院建设为契机，扩容优质医疗资源，形成学科群资源集聚效应。

2. 趋势二：推广跨区域的多学科综合诊疗

打破跨区域的空间界限，实现优势学科的强强联合，通过精益管理

和诊疗流程再造，开展标准化、规范化的诊疗工作，推动诊疗流程更为科学。

3.趋势三：建立技术攻关的协作研究网络

基于循证医学与精准医学，探索构建多学科疑难杂症、危重罕见病治疗体系。建立跨地域的疾病防治转化医学协同研究网络，以研发新的精准治疗方案为目标开展多中心临床循证研究，通过产学研融合与医工融合推进新药品、新器械发明创造。

4.趋势四：医、教、研、管全面协作新模式

将协作理念从被动保守等待型转变为主动品牌推广型，建立从单纯医疗帮扶到医、教、研、管全面协作的同质化平移新模式。缩小输入地区与发达地区差距，做好输入地区及周边地区人民群众健康保障工作。

（二）具体实践案例：输出与输入医院的全面协作与同质化管理①

1.同步临床专家与技术

输入地区医院组建名医工作室，开展专科疑难重症治疗与高难度手术。输出医院专家定期常驻输入地区，开展查房、教学、会诊、义诊、学科建设、专项技术指导等医疗技术合作。实现输入地区名医门诊周一至周五全覆盖，提升日间手术量与门诊量。输入地区专科通过拓展疑难手术的实施，达到与输出医院同等诊疗水平。输出医院调配百万级模拟装置为输入地区医院学员提供技术指导，输出医院专家以既往手术案例和视频分享自身临床经验，结合研究课题与项目来讲解国际前沿治疗方案和临床科研设计。

2.同步先进的诊疗理念

以肿瘤治疗为例，输出医院与输入地区医院同步"新微创"理念，除让手术切口更小以外，还根据患者个性化需求为其选择手术方式与时机，在生理治疗的基础上进一步关注患者社会心理需求，降低手术对患者生理、心

---

① 特别感谢复旦大学附属中山医院、华中科技大学同济医学院附属同济医院对于本部分案例写作的贡献。

理及工作生活造成的影响。

3.同步高水平医疗服务

为了提高多学科诊疗（MDT）特需门诊效率，医院设定了流程，首先由医务处和门诊部审核批准 MDT 负责人的书面申请，然后由特需医疗部安排出诊时间、地点及频次。借助远程会诊系统，开通输入和输出地区 MDT 服务，利用互联网平台发挥跨区域医疗优势。

4.同步人事制度改革

输入地区医院打破科室主任终身制，取消临床、医技科室行政级别，参照执行输出医院科主任负责制模式。推进科主任聘任制，通过公开选拔、竞聘择优上岗等方式，调动人员积极性，提升科室管理水平和学科建设能力。

二 专科联盟凝聚跨区域特色与实力

（一）改革趋势

1.趋势一：建立个性化联盟协同合作机制

考虑联盟成员医院定位和发展需求，实行精准施策、多元发展、优势互补的联盟协作模式，突破人力、时间、空间等因素的限制，提高工作效率并优化资源配置。

2.趋势二：推动专科联盟内分级诊疗落实

以专科联盟为抓手，为疑难危重症患者提供规范化、个体化、连续性的综合治疗服务。选择合适病种，探索和建立专科联盟内患者双向转诊的模式、流程和激励机制。

3.趋势三：推进跨区域医疗信息互联互通

推动信息系统升级、跨区域检查检验结果互认，实现上下级医院患者转诊过程中病史信息的实时对接，提升分级诊疗过程中的转诊效率。

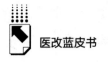
（二）具体实践①

1. **案例一：专科联盟诊疗规范化建设〔以静脉血栓栓塞症（VTE）防治联盟为例〕**

（1）牵头制定专病诊疗指南与标准

依托专家管理委员会，整合多学科力量，制定包括专病中心建设、疾病风险评估、药物预防、诊疗规范、质量控制、转诊体系、患者随访、健康教育等在内的专科相关疾病诊疗指南和标准。通过推动政府发布管理规范、发表学术论文、编写操作手册、出版发行刊物、媒体宣传、举办学术会议、微信公众号推送等方式进行推广。牵头医院组织区域内各级医疗机构，形成统一专病诊疗路径，探讨形成区域内专病同质化诊疗指南与专病临床路径，从而实现区域内专病同质化诊疗与规范化分级协同管理，并在各医联体单位推广应用。

（2）落实诊疗规范化培训

落实各项技术、设备、药物的规范化使用培训，如肺功能监测、吸入用药等。联盟内各单位协同主办全国性公益项目，开辟针对不同受众的讲课专栏。权威专家通过线上直播开展病例讨论，医生登录在线培训系统进行线上学习。专家针对专病典型案例进行详细分析，分享病理结果并解答学员疑惑。

（3）建设统一的数据管理平台

建立中国人群肺栓塞和深静脉血栓形成（合称静脉血栓栓塞症，简称VTE）患者大数据中心，全面收集患者数据并进一步形成病种大数据集。通过数据的标准化和统一化制定中国《肺栓塞和深静脉血栓形成标准术语》，并将其作为此种疾病的术语字典。建立国家肺栓塞和深静脉血栓可视化质控平台，统计中国真实世界VTE患者流行病学数据，构建中国人群肺栓塞和深静脉血栓栓塞预测模型，总结中国人群精准预防策略。收集医院内VTE防治中心建设的管理数据，用于构建标准化防治中心体系，实现医疗机构注

① 特别感谢中日友好医院、上海市儿童医院、四川大学华西第二医院对于本部分案例写作的贡献。

册、认证管理、调查问卷等功能，开展 VTE 相关专题研究。同时，支持有想法的医生进行数据深度挖掘，持续产生 VTE 管理领域科研成果。

（4）建立统一的质量控制体系

建立 VTE 防治质量控制中心，对 VTE 整体防治情况进行定期考核，定期开展住院患者血栓和出血风险评估，做好 VTE 相关高危患者的预防措施，做好 VTE 发病率和死亡率统计并及时反馈，持续推动医疗质量改进。

（5）开展全国技术认证和评审

依托专家管理委员会制定《院内肺栓塞和深静脉血栓形成防治中心建设标准》，指导 VTE 防治工作并对全国医院开放认证。将 VTE 防治中心分为国家级、省级与地区级（市级/县级），对于不同等级的中心设置不同的认证标准与条件。

2. 案例二：建立联盟内专科疾病分级转诊制度

（1）构建分级转诊协作体系

基于慢性疾病、疑难急症与危重症的患者，分类开展联盟内部转诊协作。对于慢性疾病患者，做好诊疗方案，选择当地医院就近开展治疗与康复。对于疑难急症患者，优先安排需在协作医院诊治的疑难急症患者住院，保证诊疗的便捷性与高效性，得到明确诊断且病情稳定的患者可以返回当地医院。对于危重症患者，通过社会医疗急救或危重症输送系统，将其转到当地医院危重症医学科或协作医院治疗。

（2）拓展远程联合门诊的线上首诊

实施远程联合门诊模式，基层医生接诊后采集并同步病历信息与检查检验信息，通过互联网医院平台及时与专家取得联系，为社区患者开展联合问诊，避免其首发疾病在基层就诊时出现误诊或者延迟。

（3）院内强化双向转诊机制

将双向转诊作为临床专科科主任责任目标考核的重点之一，医院定期统计分析双向转诊考核指标情况并全院公示。建立双向转诊服务窗口，并进一步推动"绿色通道"畅通，保证预约转诊的号源，实行转诊患者的接诊、检查、住院三优先。梳理双向转诊工作流程，并建立转诊标准，由专病水平

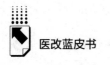

全国领先的三级医院牵头，制定专科双向转诊指标体系，形成针对特定专病的上转标准及下转标准，从而强化转诊机制。

3. 案例三：构建专科人才培养体系

（1）开展多形式人才培养协作

以继续医学教育、学术会议、项目短期参访、专业技术人员进修、网络课堂、远程直播等多种形式，对医院管理者、专科临床医生、护理人员进行全方位的教育培训，包括相关政策解读、防治体系构建、指南实操、技术方案推广等内容，提高专科联盟整体专病诊治能力。联盟成员单位联合举办多种短期培训班，推广专病诊疗规范，促进专科医师诊疗水平提升。为进一步提升基层医疗卫生机构的疾病防治能力，建设基层疾病早筛干预能力提升的培训平台。针对成人教育特点进行模式创新，引入小班制、导师制、沉浸式课堂、翻转课堂等教学方式。

（2）开展针对性能力提升培训

根据不同层级医师的临床工作胜任情况，启用针对性能力提升策略，包括专家下沉业务指导、诊疗规范化培训、医师弹性进修等。落实每月一次教学查房、一次疑难病例讨论及每周一次专家门诊三个规范。针对社区医生开展脱产或半脱产的理论培训和临床实践，重点提升其常见病诊疗能力和危重疾病识别能力。针对综合医院专科医师，一方面持续开展专科常见病规范化诊疗培训项目；另一方面开放非连续时间"弹性培训"通道，合理安排院内一线医护人员的空余时间，使其能够到院学习定向技术。

（3）提升专科骨干管理能力

独立研发"联盟管理人才培养需求测评体系"等评价体系，在联盟内部开展人才发展需求调研。基于联盟单位的实际问题，医院阶段性开展针对联盟内中高层管理者与医疗管理骨干的培训项目，为管理者提供最新医院管理理念及技巧，帮助骨干提升管理水平与执行力。

4. 案例四：推动专科联盟内医保结算协同

（1）实现远程医疗的医保协同

发挥专科联盟影响力，以专科疾病为试点开展远程医疗转诊与医保付费协同机制。通过国家医保局和地方医保信息平台，将在线复诊相关费用纳入医保报销范围。将互联网药房与医疗保险报销体系相结合，实现凭借电子处方购买符合条件的药品医保可直接报销。

（2）实现患者结算方式多元化

成立商业保险推进领导小组、商业保险联合工作小组，进行商业保险专管员培训，将商业保险引入专科联盟。扩大与国内各大商业保险公司的合作范围，通过商业保险公司购买医疗服务的形式，设计远程诊疗、家庭医生、健康管理、就医咨询、就诊绿色通道等一系列医疗服务包，推动联盟内优质资源延伸。

三　城市医疗集团形成资源统管合力

（一）改革趋势

1. 趋势一：运营管理一体化

通过集团化建设优化全市范围内的资源配置，推进统一的运营管理，避免重复建设与降低运营成本。推动医院集团积极下沉资源，加强社康中心建设，实现辖区医院资源共享。

2. 趋势二：人员编制一体化

实行人员总量管理，建立以岗位管理为核心的全员聘用制度，实现"以事定费、以事定岗、按岗聘用"。实施基层全科医生享受公立医院在编人员同等待遇举措，将基层工作经历作为集团医务人员回城、职务晋升的条件。

3. 趋势三：医疗服务一体化

重点建设强基层、强社区，高标准化的基层医疗服务，健全疾病预防控制体系。创造从"保疾病"到"保健康"的医患利益共同体，通过分工协作、分级诊疗、结果互认，逐步提升医疗服务同质化水平，促进规范医疗服务行为，避免重复检查和资源浪费。

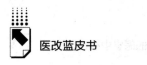

（二）具体实践案例：城市医疗集团建设"罗湖模式"①

1. 统筹资源、政府代购"采用分离"，加大社康中心投入力度

（1）统一调配共享资源

将多家区属医院合并为唯一法人公立医院集团，设立财务管理、物流配送、影像诊断等多个中心，通过差异化设置医院集团各医疗机构的功能，推进实施统一的运营管理和医疗服务标准，实现辖区医院资源共享、分工协作、分级诊疗、结果互认，避免重复检查。取消设置药品采购和医疗器械采购科室，避免重复购置并降低成本。

（2）公共资源政府代购

政府成立公共资源交易委员会，由该委员会组织与协调区域的公共资源交易。借鉴香港的先进经验，成立专业机构政府物料供应中心，并由其履行政府代购职能。按照"部门报功能、物料供应中心作统筹、采购中心负责流程"的运作模式，推行"大代购"机制，通过整合采购项目政府统一购买彩色多普勒超声、胃镜等常用检查设备，加大社康中心常用药品配置量。

（3）以政府补贴、首诊优惠大力促进社康中心发展

提高基本公共卫生服务补助、社康中心门诊补助，使二者的补助高于三级医院门诊补助。按人提供年度家庭医生服务签约补助，对于家庭病床建设，大力补贴建床费、巡诊费，并将其纳入医保支付范围。二、三档医保参保人到社康中心首诊并按规定转诊，门诊费用可以通过医疗保险支付。一档参保人，个人账户支付70%，统筹基金支付30%。

2. 改革人事薪酬制度激活集团生态循环

（1）以全员聘用制度发掘人才潜力

打破公立医院行政职务、专业技术职务终身制，取消医院行政级别，由编制管理转变为以岗位管理为核心的全员聘用制度。有效打破传统编制"大锅饭"格局，激发医护人员的积极性，使有水平与能力的医生脱颖而出。

---

① 特别感谢罗湖医院集团对于本部分案例写作的贡献。

（2）强化绩效考核目标导向

将医疗服务质量、费用等量化考核指标纳入考核体系，考核结果与财政补助、集团领导薪酬密切相关。建立医务人员绩效考核机制，主要针对岗位工作量、行为规范、技术能力、患者安全等要素进行考核。

（3）用人政策向社康中心倾斜

绩效工资分配重点向基层医务人员如家庭医生团队、全科医生、社康中心进驻专家等倾斜。鼓励三级医院专家进驻社康中心或设立工作室，专家收费与社康中心收费标准一致，另外提供财政专项补助。探索实行目标年薪制、项目工资、协议薪酬等薪酬分配方式，满足不同类型用工需求。安排一次性生活补助，鼓励获得国家认证的住院医师或规培合格的全科医师进入社康中心就职。对于体系建设进入相对成熟阶段的社康中心，鼓励其对社区医生实行年薪制，可参照医疗集团内公立医院的同级专科医生标准执行。

3. 打造服务共同体，做实社康中心推动分级诊疗落地

（1）提供基本公共卫生、基本医疗和家庭医生服务

患者与城市医疗集团下属社康中心签订家庭医生服务协议，医护团队对患者进行评估后建立家庭病床，根据患者病情由专科医师、护士、药师或康复师等上门服务，提前预约在家完成抽血、验尿等一般检查。符合条件的社康中心可以获得开设康复护理床位和开展门诊手术的资格，对于相关费用，若符合规定可由医保支付。

（2）集团内形成医疗服务绿色通道

集团内各医院优先为社康中心提供专科号，上转患者接诊、检查、住院三优先，住院患者达到相关标准可转入社康中心治疗与康复，医院对下转的患者进行跟踪随访。

（3）个性化、多样化医养融合护理服务

集团工作人员向患者家属询问患者病史及需求后，对患者身体和心理情况进行详细评估，制定个性化护理方案。患者住院期间，医护人员、生活护理员为患者提供药物缓解、心理疏导与生活护理服务。

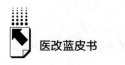

参考文献

《基层呼吸系统疾病早期筛查干预能力提升项目》，https：//training. chinancrm. org. cn。

《不按套路"出牌"上海中山医院 MDT 玩花样》，https：//www. cn-healthcare. com/article/20161216/content-488060. html？from=groupmessage&isapp installed=1。

《罗湖医院集团将优质基层医疗服务送到市民身边》，https：//www. szlhyy. com. cn/info/1003/2523. htm。

《2016 深圳医改要干六件事 主推全员聘任制》，https：//www. cn-healthcare. com/article/20160824/content-485142. html？appfrom=jkj&from=timeline&isap-pinstalled=0。

《罗湖在全市率先推行医疗设备政府采购"采用分离"》，http：//www. sznews. com/news/content/2019-01/23/content_ 21369164. htm。

《国家重大公共卫生事件医学中心建设入选"2021 湖北卫生健康十件大事"》，http：//news. hust. edu. cn/info/1003/43862. htm。

王云鹤、蔡源源、谢安琪：《全国最大规模云数据中心——武汉"国家重大公共卫生事件医学中心"正式启用》，https：//www. cnii. com. cn/rmydb/202109/t20210927_312433. html。

《中日医院主办商业健康险与医疗机构合作论坛暨中保协医疗专家咨询委员会成立大会》，https：//www. zryhyy. com. cn/Html/News/Articles/310254. html。

B.8
以学科塑造建设高水平公立医院

许树强　张抒扬　孙　斌　谢泽宁*

摘　要： 公立医院的高质量发展离不开高水平临床学科发展的引领，学科建设是实现公立医院高质量发展的关键路径。结合高质量发展政策文件有关学科建设的内容以及全国公立医院领先实践进行分析，发现必须基于医院历史发展背景与临床学科特性对学科进行塑造，转变单一化认识，挖掘学科发展潜力并发挥学科发展优势，避免"管理一刀切"与"本位主义"。对于学科塑造这一系统性工程，根据国内现有领先实践，应关注学科定位与集群融合、人才培育与评价管理、科研创新与技术发展、病种管理与精益经营四大关键主题，基于学科特性与发展实际重点突破，实现医疗水平的整体提升。

关键词： 学科塑造　学科定位　人才培育　科研创新　病种管理

高质量发展有关五个"新"的要求，皆必须以临床学科建设为依托。谈临床学科建设，为了避免"管理一刀切"或"本位主义"，我们需要谈"学科塑造"，即回归学科本身的定位，根据学科特性和发展现状量身定制学科建设方案，促进多学科融合与协作，实现全院学科共同提升。每个医院的学科

---

* 许树强，博士生导师，上海交通大学中国医院发展研究院院长，主要研究方向为国家卫生健康体制改革；张抒扬，博士生导师，北京协和医院院长、党委副书记，主要研究方向为临床医学与公立医院管理；孙斌，上海交通大学医学院附属瑞金医院学科规划与大设施管理处副处长，主要研究方向为医院与学科运营规划；谢泽宁，上海交通大学医学院附属瑞金医院学科规划与大设施管理处研究员，主要研究方向为医院学科规划。

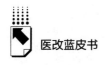

发展历史脉络自成一体，区域卫生规划、疾病谱分布、经济水平、文化氛围和政策支持力度也各不相同，因而学科建设方案可以互相借鉴，但难以通盘复制。

要真正塑造一个优秀学科，一是必须紧贴高质量发展与三级公立医院绩效"国考"政策，响应国家对于三级公立医院的定位与管理导向；二是通过对标外部竞争者，寻找差异化发展战略，基于战略定位从成本动因方面着手开展业务结构调整；三是抓准医院定位与科室竞争优势，转变单一化发展认识，带动所有学科进入合适的发展赛道。

学科塑造是一项系统性工程，需要回答"定位是什么""发展什么""怎么发展"三个重要命题。"定位是什么"即学科的患者群体是谁、学科在医院的定位是什么、学科之间如何协作。"发展什么"即学科医教研如何协同发展、科创方向与领域是什么。"怎么发展"即学科人才如何培育、科室如何经营、科室的管理抓手是什么。

一　学科定位与集群融合

谈及学科定位，多数医院会关注临床重点专科等建设情况。其实，学科定位所要考虑的问题远不止于此。对于学科本身的定位，需要考虑政策环境、技术状况、病源市场、行业结构与发展空间等；对于学科定位，不仅需要考虑学科自身的发展，还需要在医院体系之中思考如何通过学科协作发挥合力，即学科与学科间的协作定位为何。

（一）改革趋势

1.趋势一：从学科粗放型规模扩张转向个性化的分层分类发展建设

医院通过完整的学科评估后，进行纵向分层和横向分类管理，推动学科个性化定位与发展。纵向分层指的是根据学科基础、发展条件和优势特色进行分层，如分为高峰学科、优势学科、潜力学科等，这是当前多数医院所采取的方法；横向分类则是指按照不同学科定位与学科协作关系进行分类，如分为学科型学科、业务型学科、平台型学科等，兼顾医院发展的公益性和可持续性，部分医院已经开始探索实践。基于不同科室类型定位，通过分层建设、分级支持、连续考核、动态管理，真正激活学科发展活力与实现百花齐放。

2. 趋势二：从多学科门诊的松散型协作转向学科集群的紧密型协作

学科群建设以重点学科为核心，将具有内在联系的相关学科结合在一起，围绕某一重要领域通力合作开展临床与研究实践。在共同研究过程中产生的交叉学科容易形成医院新的增长点。通过整合相关学科的优势与资源，使得医院人力、财物、信息和资源平台共享，实现低成本运营，产生"1+1>2"的协同效应。

3. 趋势三：积极探索中心矩阵式管理与科室行政管理并行的内部管理模式

传统科室管理模式难以支撑多学科深度协作。当前国内先进医院在继承和发挥临床三级学科亚专业细化优势的基础上，根据学科发展、实际工作等需要，积极探索中心矩阵式管理与科室行政管理并行的内部管理模式。当前，中心化发展模式可分为多学科诊疗中心、专病中心、柔性组织如医学中心等模式，这三种模式各有特色。多学科诊疗中心最为松散也最易落地，不要求学科间相互融合，可通过定期的多学科门诊等协作制度推进中心学科协作。专病中心落地相对简单但学科结合点有限，通过特定的专病将数个学科联系在一起，比如肺结节诊治中心（呼吸内科、心胸外科等）。柔性组织是当前一种新型多学科发展模式，例如，以医学中心对外作为"一块牌子"开展运营，通过整合科研、业务与资源实现更有效的学科群协同发展，同时中心是 PI 设置、科研转化绩效考核、企业对接的承接平台，中心的相关科室并非维持各自原有的管理与责任要求不变，而是紧紧围绕遴选出来的特色专病打造中心品牌声望，共同开展相关的临床诊疗、规范建设、科研创新、学术交流、人才培养、外联宣传工作，共担临床与科研责任，共享中心发展的红利。

（二）具体实践①

1. 案例一：按照发展水平导向，分层分级建设学科

（1）搭建分层分类的学科定位体系

根据学科建设的实际情况，结合国家级、省级重点学科的建设基础，将全院业务科室划分为 5 个层级，包括领军学科、优势学科、骨干学科、骨干培育学科和潜力学科，前 4 个为特色高峰学科。针对不同层级学科，给予差异化倾斜支持，重点将一批优势学科打造为高峰学科。根据医院业务规模，多维度遴选出多个重点科室。遴选标准包括规模较大，对医院经济运行影响较大；学科特色明显，有长期规划；处在重要发展期，确实有运营需求；运营有困难，存在突出瓶颈等。

（2）以目标为导向搭建学科建设考核指标体系

对标双一流建设要求，结合医院实际构建学科建设考核指标体系，确定了 6 个一级指标、63 个二级指标，并根据指标的重要程度赋分，将医院战略性目标定量化，强调学科的内涵建设，按照学科建设类型确定不同建设周期的考核目标与达标标准。指标体系有三个非常显著的特征：导向性、前瞻性和综合性。医院希望通过这种指标赋分的方法，引导学科关注更高水平的发展目标，鼓励学科努力实现"踮起脚，甚至跳起来"才能完成的目标，从而实现高水平的发展。此外，医院还制定了一套与考核指标体系紧密相关的预算管理体系。构建学科对标体系，规划好在 2 年的建设周期内预计实现的目标，目标详细并且落实到团队或者个人。同时，针对每个目标编制相应的预算。所有的目标分数合计即为学科的规划分数，每个目标的预算金额合计即为学科的资助总金额。

（3）定期发布与沟通学科建设信息与新进展

医院组建学科秘书团队，主要负责循环跟进和敦促学科发展，以月为周

---

① 特别感谢中南大学湘雅医院、上海交通大学医学院附属新华医院、嘉兴市第一医院对本部分案例写作的贡献。

期在院内发布学科建设进度。将考核结果纳入下一轮学科分层和临床专科主任责任考核体系。为了发动全院职工参与学科建设，医院推出四条信息发布渠道：每周一期的双一流动态、每月一刊的学科发展专题研究、OA 系统常态发布板块与微信公众号。

2. **案例二：按照功能定位导向，分类管理引导学科发展**

（1）搭建分层分类的学科定位体系

通过"你说我听，你听我说"双向沟通的临床科室业务调研，梳理科室发展计划与思路，挖掘科室业务管理特色，识别科室发展短板。在调研与论证后，将临床学科划分为学科型科室、业务型科室和平台型科室。学科型科室引领医院提升承担危急重症、疑难复杂疾病的诊疗能力，以疑难重症、高难度、高技术手术为导向用好床位资源，发挥床位资源价值，促进门诊与住院业务合理发展；业务型科室基于三级公立医院的功能定位，强化门诊治疗的临床业务内涵，降低床位资源的耗用；平台型科室除了要持续提升疑难复杂疾病的诊疗能力与发挥医院业务特色，还承担病源入口的关键作用，提供跨学科患者资源输送与床边协作服务。

（2）制定学科个性化高质量发展策略

以康复医学科为例，其定位为平台型科室，需要落实以下学科发展任务：一是站在面向全院的高度，基于全院各专科的病种特长与患者康复需求，梳理康复医学的亚专业全景，识别资源缺位之处并形成发展计划；二是面向全院各科需求，梳理康复治疗项目，带动院内各专业人员（护士、技师等）共同推进床旁康复治疗，提升医疗服务的深度；三是规划夜间、假日的特定人群康复套餐，加大力度发展康复治疗项目，满足不同人群的康复保健需求；四是基于对新治疗方法的探索，以课题研究形式逐步推进形成未来医保自主定价创新项目储备。普及先进运营管理理念，总结经验、交流推广；将提升服务品质、内涵质量、促进学科发展作为抓手，加强管理协作，形成管理合力，制定高质量发展策略。

（3）基于个性化定位精细化拆解目标

医院要做到真正意义上的结构化拆解，按照科室定位与导向，设定科

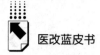

室的年度考核指标目标值。对于难度导向的学科型科室，以业务结构优化与业务效率提升为导向，注重病例组合指数（CMI）、四级手术等考核指标，依照"手术人次目标值较上年完成值的增长率>住院人次增长率>门诊人次增长率"的大原则，引导各临床科室提升诊疗服务能力。而对于效益导向的业务型科室，以收入结构优化与业务预算达成为导向，更注重业务量、成本率等考核指标，让不同类型的科室最大限度地发挥自身专业优势，实现医院总体指标结构的优化。支持临床数据管理平台建设，探索与开展适用于临床运营管理工作的临床数据管理。

（4）分类建立科室日常运营评价体系

由运营绩效部建立临床科室精益管理日常运营评价体系，为科主任落实科室发展导向提供运营支持。根据科室特点，筛选关键评价指标，并将之作为科室月度运营报告的重点监测指标。科室月度运营报告分为4类，共计15个模板。建立运营绩效月报制作、发布及推送机制，科主任在移动终端就能及时了解科室基本信息以及每月运营情况，与运营管理部实时沟通，随时调整业务管理工作。针对不同科室建立个性化分析档案，发现典型科室，推广优秀科室运营案例。通过各类专项分析，对科室运营决策提出针对性管理建议；对科室资源配置进行申请论证和评估，并提出专业评估意见，实现各类资源的有效利用。对科室运营成本进行分析与控制，形成完整的科级成本核算分析体系，实现动态化精细化成本控制。

二　人才培育与评价管理

人才是医院的核心竞争力和医院高质量发展的核心动力。医院应健全人才发展通道，建设覆盖全层次全岗位的人才培养制度，形成具有人才竞争优势的人才培养体系，打造具有国际领先水平的医学人才队伍，为公立医院高质量发展提供智力支持。

（一）改革趋势

1. 趋势一："医+X"交叉化、个性化、阶梯化的人才培养模式

在生物工程、人工智能和信息技术等医工交叉学科专业领域积极探索，共建"医工结合"的"双导师"队伍。加强项目管理、科研设计、数据治理、病例随访等临床研究性专业人才和临床医师的规范化培训（包括赴国际高水平医学研究机构的专题培训）。建立"一人一策"精准培养长效机制，完善"事业之友""职业导师"等制度。走好人才自主培养之路，重视培育和用好本土人才，尤其是有潜力的优秀青年人才。

2. 趋势二：建设突出业绩水平和实际贡献的人才评价分类管理体系

建设人才评价分类管理体系，从发展潜力、医疗、教学、科研和管理五个维度确定量化指标，采用积分制分级评价，确保客观与标准统一。突出医德医风，完善失信信用惩戒机制。推行代表作制度及第三方评价制度，人才评价分类管理更加注重临床实践、医疗安全以及动手能力。

3. 趋势三：强化住院医师规培项目化管理与招收考核评价体系

引进住院医师规培项目化管理模式，实施对培训方案、教案、课程、培训"评价-项目评估-反馈-改进"的路径化闭环管理。以胜任力为导向构建住院医师招收考核评价体系，优质生源可免试入职。

4. 趋势四：优化人才评聘制度与充分调动人员积极性

建立自主职称评审及动态反馈体系，优化高级职称评审量化考核机制。开展低职高聘，促进专业技术人才资源的优化配置。完善专职科研人员职称评价体系，设立长聘机制。

5. 趋势五：优化胜任力导向的师资培训与师资评价体系

以新医科统领医学教育创新，构建"临床教师-骨干教师-师资导师-名家名师"的发展路径。构建分层递进式师资教学能力评价模型，覆盖医学教育全程、全员、全岗位。

6. 趋势六：临床教学、人才评价与新一代信息技术深度融合

建设网络智慧教室、VR实验室、医学模拟中心等教学创新平台，构建面向临床学科和临床医生的多元化培训平台、临床教学的实践平台、新兴医疗和护理技术的准入平台、临床质量控制和医疗安全的保障平台、医院制度和管理的实验平台，以及医学模拟教师培训平台。通过大数据及人工智能的应用，实现理论学习、模拟练习、临床实践的全流程数据采集，建立数据驱动下的临床能力培训评价系统、网格化人才动态监测模块。

（二）具体实践[①]

1. 案例一：系统化全生命周期人才规划与培养实践

（1）制定系统化的人才成长发展路径规划

基于医学人才发展特征，根据"全生命周期人力资源职业分期"，将医学人才职业时期划分为探索期、发现期、成熟期、收获期和归巢期五个时期，每一职业时期医学人才的定义、角色定位及培养路径如表1所示。

表1　医学人才不同职业时期的定义、角色定位与培养路径

职业时期	定义	角色定位	培养路径
探索期	入职5年内	业务新手	通过学习和培训、自我认知，初步认知职业发展方向
发现期	入职6~10年	业务骨干	通过前期积累，确定职业发展方向，并在该方向上发展，逐步成为业务骨干
成熟期	入职11~15年	业务管控	从业务骨干逐步发展为学科、团队带头人及医院中层干部
收获期	入职16~25年	业务专家	成为名医大家、教学大家、科研大家、管理大家
归巢期	入职26年以上	伯乐导师	成为伯乐导师，培养学科、团队接班人

（2）针对内部培养目标，开展全系列人才培育工作

根据目前医院内部岗位分工及职责，根据医学、科研、教学、管理不同职能进行人才分类，制定临床型、研究型和管理型人才"三轨制"发展模式，结合"全生命周期人力资源职业分期"，为每一类人才均制定职业生涯

① 特别感谢四川大学华西第二医院、新疆医科大学第一附属医院对本部分案例写作的贡献。

规划地图。针对每类人才的发展特性及需求，有针对性地开展培训活动和培育工作。从医学科技创新人才成长特征出发，针对其成长发展的影响因素进行全面分析，建立科学可行的科技创新人才能力培养体系，为医学科技创新人才的培养奠定良好的实践基础，促进医学科技创新人才的成长发展。

针对医学人才，落实医院职工住培工作，系统提升医务工作者临床综合能力和实务操作能力。以医疗小组为单位开展临床实务培养工作，组织院内各类业务学习培训，确保上级医师能够帮助、带动、教导下级医师，开展医疗小组内部疑难病例学习讨论。

针对科研人才，构建阶梯式科研人才精准培养体系，针对性地制订各阶段科学家的培养目标与计划。为提升科研工作人员综合素养，促进其全面长远发展，开设"科学家训练营"培训项目，培养对象主要为医院实验室负责人、专职博士后等科研工作者，授课形式以课堂讲授、案例分享、行动学习为主。遵循科技自身发展规律，完善人才分类组织、分类管理、分类支持机制，改进科研项目组织实施与管理方式，促进各类人才发展与科技服务链紧密融合，为人才发展提供绿色通道和经费保证。以科研文化为引领，通过制度文化、专家文化、激励文化、诚信文化、协作文化、团队文化，凝聚医院科技人才。

针对教学人才，坚持落实教师岗前培训、教学督导、师德师风建设宣传等工作，提升院内职工师德素养、教学技能和水平。开设"乘风"内训师培育项目，以培养一支覆盖运营管理、综合行政、临床护理、医患沟通、人才发展等多领域的综合型讲师团队为目标，培养内容包括课程研发、演讲训练、管理研究等。

针对管理人才，着重结合人才职业生涯阶段性的发展特点和特定医院员工群体需求，开展青苗、扬帆、扬帆进阶、领航和新航线培训项目。"青苗"项目整合医院新员工岗前培训，加入线上学习、户外拓展、实地参访等项目，有效满足新员工的角色转换、文化涵养、团队融入等重要需求。"扬帆"项目主要面向入职1年的职场新人和高潜力管理人才，设计目标为培育人才的管理核心素养并提升人才的精准执行、共情感知、快速学习等能

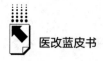

力，课程形式以面授为主。"扬帆进阶"项目主要面向入职 3~5 年的发展型管理人才，设计目标为强化人才的管理核心素养并进一步提升人才的绩效改进、流程再造、结构表达等能力，课程形式以面授和研讨为主。"领航"项目主要面向院级后备人员，包括紧密型联盟医院外派院领导、院长助理及部分关键职能部门主任，项目目标为培养医院院级领导接班人，以行动学习、跨界学习、医院管理提升项目交叉融合为特色。"新航线"项目主要面向医院具有品牌宣传和推介业务需求的相关科室人员，课程紧贴新时代公立医院市场宣传和高效运营的实际需要，以现场讲授、实地观摩、案例角色扮演等为主要教学手段。课程主要包含销售技巧、有效运作、谈判手段以及市场策略等内容，目的是提高医院管理人员的营销策划能力、运作能力、品牌意识等市场定位及战略规划意识，全面提升医院产业运作效能及战略定位。

（3）坚持推动培育工作落地，提供强有力的配套支持

实施人才振兴计划，设立"人才振兴基金"。加强人才对内培养，支持在职职工持续成长。培养对象为海外高级访问学者、海外青年进修职工、青年国内进修职工和在职提升学历职工。

设立党政管理研究项目基金，并将其作为医院开展管理培训项目的辅助性措施，为员工提供新的能力展示平台和更长远的个人成长支持。为每个立项项目提供一定研究经费，支持员工开展与医院党政管理相关的务实性社会科学研究项目，以在实际层面促进医院管理改革，提高行政管理水平。

为进一步深化人事制度改革，建立一支高素质专业化的党务行政管理人员队伍，构建全系列人员晋升体系，启动党务行政管理研究相关职务申报工作。该工作全面覆盖医院党群、行政等职能部门与科室，打通了医院党务行政人员职业晋升通道。同时，为提升技术工人工作专业性，启动医院技术工人考工定级评审及聘任工作。此外，考虑到医助人员岗位特点，开创性地开通了医疗辅助岗位工人晋升通道。

开展青年职工培训院长餐会活动，该活动是贯穿全部管理能力提升项目的特色活动。来自不同项目、不同科室的学员共聚一堂，与院长等医院领导畅谈人生理想和职业规划。活动目的是拉近院领导和青年员工间的距离，向

优秀学员提供新形式的心理激励。

(4) 完善反馈机制，实现人才培育效果评估

搭建人才综合评价框架与机制，以胜任力模型凝聚学理内核，以顶层设计锚定机制功能，从学员评价信息流运行的角度实现精准的评价机制设计。整个评价机制分为四个子系统，即备选人才库、初次评价系统、评价信息分析系统、再次评价系统。

对临床、科研、行政、护理四大类学员，从备选人才库内遴选学员开展测评，新生以科室领导推荐为主，老生以学院考察推荐为主。初次评价系统主要针对学员"政治思想、工作实际、个人意愿、培养潜力、领导能力"五大方面，由人力资源部、党委组织部、现工作科室、行政管理学院开展360度考察、胜任力测评与专项考察。分析研判360度考察记录、胜任力测评记录与专项考察记录，生成综合绩效信息，体现人力资源优势。对于培训后的学员，通过"再次评价系统"结合学员的岗位胜任力、阶段适应性与学员测评综合分考察结果，确定学员晋级、暂缓、更换或退出培训。经过"备选人才库、初次评价系统、评价信息分析系统、再次评价系统"的分析研判，生成学员评价结果。

2. 案例二：医学科技创新人才全周期、个性化培养体系建设

(1) 结合科研人才特点，制定全周期、个性化人才培养策略

遴选科研实力过关、符合人才计划基本要求的各类人才作为储备，开展基金申报服务专项培训，打造国家级、省级、市级的重点人才。对于具备承担国家级、省级、市级科技计划青年课题能力的负责人，提供科研服务平台对接服务，培养其成为面上项目负责人。对于具有良好的科研发展潜力的医院杰出青年及科研之星，建立科研档案开展个性化培养，打造国家自然科学基金本地人才奖、新世纪人才奖。对于需要加强科研技能培训的临床型青年科研人才提供 Journal Club、科研技能与方法培养服务，将其塑造成为科研课题负责人。对于为全院提供技术支持的科研服务技术骨干，开展专业深入的科研技术方法培训，提升平台科研人员的技术支持能力。通过清晰地设计全生命周期人员晋升发展通道，促进科学、客观、精准、合理的人员晋升发

展体系的建立，实现人员结构持续优化、人才梯队可持续发展。

（2）创建科技人才培养全流程、个性化定制科技服务链

以学科服务、知识服务、项目申报、立项与执行管理、结题验收、评价考核、成果统计、成果转化铸造科技服务链，关注信息素养教育、科研课题申报、科研伦理审批、科研计划管理、科研经费执行、成果质量管理、知识产权保护、研发成果评价等科技创新服务需求，保障科研创新链贯穿"项目谋划、科研立项、项目实施、成果评价、产业化"五大阶段。

（3）推动建立专职科研人员与临床科研人员切实合作共享机制

建立以"临床问题、临床需求"为导向的合作模式，定期开展学术研讨与发布课题进展报告，联合培养青年医生和研究生。实现平台与资源共享，临床样本库向专职研究人员开放，基础科研平台向临床科研人员开放。

（4）建立新导向的科技人才评价体系

为"破四唯"和"立新标"，以科研成果、科研转化、科技论文、专著教材、科研项目、学会任职等为基础，建立以创新价值、能力、贡献、影响、诚信为导向的科技人才评价体系，包含科研激励政策与学科评估、职称晋升考核、人员考核评价、研究生导师遴选、评优评先等规范制度。

（5）基于科研人才需求调研优化管理配套

基于评估需求优先级的 KANO 模型，创建科技创新人才环境满意度指标体系，基于各指标的满意程度与不满意程度，开展人才对其成长环境的满意度分析。最终分析发现，敏感度高的关键指标分别是研究经费、科研设施配套、科研成果奖励机制、科研团队的合作，这将指导医院进一步完善相关配套设施的建设。

三 科研创新与技术发展

为落实公立医院高质量发展新趋势要求，医院应着眼科技前沿，面向国家战略需求和医疗重点领域需求，聚焦核心医学技术攻关，统筹布局建设科研平台，落实高水平的多学科研究队伍建设、科研与转化体制机制的改革，

推动高科技企业、地区医疗机构、高等院校、科研院所和地方政府共同发展，形成不同特色、相互补充的科创体系，努力破解影响人民健康的重大传染性疾病和突发公共卫生事件难题，解决国内医学在各领域的"卡脖子"问题。

（一）改革趋势

1.趋势一：打造专业化的临床研究队伍

成立临床研究管理委员会和临床研究管理中心，统筹管理临床研究工作。设立临床研究医生、护士、助理团队，成立医学统计分析中心。建立覆盖成果转化管理和技术转让服务全过程的专业队伍，提供知识产权申请、原理产品研发、临床验证、专利申请维护、技术推广、对接谈判、路演、发明披露、市场营销等专业服务。

2.趋势二：实现科研平台和资源共享

提升面向临床需求的平台服务技术，建立平台及人员绩效考评与分配机制，推动平台资源产学研企合作开发。打破科研平台对社会开放服务的机制体制束缚，探索建立科学研究与技术服务事业法人单位，推动医院科研平台资源对其他企事业单位开放共享。

3.趋势三：建立健全科技转化体系

提高高质量专利转化绩效评价权重，完善科技成果公开机制，建立专利申请前评价体系，加速扭转知识产权重量轻质的趋势。简化技术难度大、风险等级高的新技术应用备案条件，建立医疗技术临床应用"白名单"，对于评估后条件成熟的技术加快推进临床应用。

4.趋势四：创新职务科技成果产权规范

成立转化院有限公司或医院健康科技发展有限公司等专门运营知识产权的公司，由公司行使项目孵化和科技成果作价对外技术入股的功能。将工作相关科技成果的所有权或长期使用权赋予科技人员，建立职务科技成果转化前确认权利的模式。医院完善职务科技成果评价机制，依照市场化原则，可通过多种方式对科技成果进行转让、许可或者作价投资，也可自主开展资产评估。

5. 趋势五：健全专业人才创新激励机制

建立成果转化绩效导向的人才评价和项目评审机制，在职称晋升、绩效考核、岗位聘任等方面，提高科技成果转化运用绩效的权重。探索制定高层次科研团队在岗兼职、离岗创业的管理机制与配套措施。

（二）具体实践案例：医药科技成果转化全链条的"华西模式"①

1. 组建专业转移转化机构和团队

四川大学华西医院组建高效协同的专业成果转移转化团队，即医院设立成果转化部，主要负责对医院知识产权进行管理并开展相关服务、推动成果转化和产学研合作，促进医院科技创新发展；另外，医院牵头与相关政府部门联合组建具有独立法人资格的专业技术转移服务机构——"四川西部医药技术转移中心"，使中心成为技术转化的重要平台和窗口，作为桥梁和纽带配合成果转化部为项目咨询与对接、临床研究提供服务，同时也为融资、培训会议、政府提供服务。通过内联外合促进成果转化，为政府、企业、高校和资本提供技术转移服务，实现院内外信息和资源的精准对接，推进"医政产学研资用"协同创新，大力推动医药科技成果转化。

2. 制定落地的科技成果转化政策

成立"成果转化工作委员会"，委员由主管领导（组长）、相关领域专家、转移转化专业人员、相关职能部门负责人和法律顾问等共同组成，主要是梳理岗位职责，建立管理制度、标准化工作流程、梳理风险点及制定防控措施，积极开展宣传培训并落实相关措施，开展成效评估，讨论审议医院党政联席会收到的重大转移转化申请。根据相关法律、法规和政策文件，结合医院实际情况出台《促进科技成果转移转化激励政策》，同时配套发布《促进科技成果转移转化九条激励政策实施方案（试行）》《专利管理办法》《横向课题科技合同管理办法》《科技成果转化基金管理办法》。

3. 明确科研成果应用与激励机制

（1）将更高比例的转化收入作为对科研人员的激励。医院以科技成果

---

① 特别感谢四川大学华西医院对本部分案例写作的贡献。

转让或许可取得的净收入，以及出资比例或出资额的 80%～90% 作为奖励进行分配。

（2）允许成果完成人以个人的名义持有公司股份，并享有公司股东权益，打通职务科技成果作价投资入股成立公司的通道。

（3）充分发挥技术转移经纪人作用。鼓励专业化技术转移机构为医院和科技人员提供技术经纪人服务，并允许其取得合理报酬。

（4）扩大横向课题自主权。对横向课题人员费和劳务费不设比例限制，按照合同执行；横向课题结余经费可部分或全部提取用作绩效奖励。

（5）将横向课题和成果转化纳入业绩认定和考核评价指标。打破"四唯论"，将成果转化作为职称晋升的一个重要指标。

（6）旗帜鲜明地支持"双创"。经医院同意，允许科技人员兼职和离岗创业。

（7）设立"科技成果转化基金"。医院每年利用自有资金出资 2000 万元，支持具有自主知识产权和显著转化潜力的创新项目实现转化。

（8）医院设立成果转化奖。旨在表彰和奖励在科技创新、成果转化和产学研合作中做出突出贡献的职工。于每年医院创新日（11 月 3 日）表彰获奖人员并奖励 10 万元。

（9）对成果转化管理人员给予一定免责。在管理人员认真履行职责，遵纪守法的前提下，若成果转化后价值产生变化，管理人员不需要担责。让管理人员敢担当、敢作为、放开手脚，大胆突破创新。

4. 制定成果转移转化标准管理流程

医院明确成果转化部的部门职责和岗位职责，制定标准化成果转化工作流程和程序规则以及针对风险点的防控措施。创新健全的制度和实操性强的标准化流程，打消科技人员的疑虑，增强企业与医院合作的信心。

5. 搭建全产业链转化医学平台

搭建完整的生物医药产业创新链、技术链与服务链，技术转移团队全过程参与基础研究、临床前研究、临床研究、评估评价、技术培训和学术推广等环节。在基础研究阶段：建设包括生物治疗国家重点实验室、转化医学重

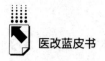
大科技基础设施在内的五大科技园区，搭建医学基础实验室 37 个、临床研究室 14 个、科研公共服务平台 7 个。在临床前研究阶段：医院建立国家 GLP 中心（华西海圻公司）、猕猴基地（格林豪斯公司）、国家药效学基地（康城生物公司），这也是国内唯一涵盖灵长类动物品系从毒理、药代、毒代、药效到猕猴养研一体的新药临床前研究一站式 CRO 平台；此外，还组建精准医学产业技术研究院。在临床研究阶段，建立国家 GCP 中心、中国临床试验注册中心、国家老年医学临床研究中心、国家干细胞基地、化妆品评价中心、临床生物样本资源中心。在评估评价阶段，建立西部医药技术转移中心和中国循证医学中心、中国 Cochrane 中心。在技术培训与学术推广阶段：医院建设首批国家级实验教学示范中心、首批国家级虚拟仿真实验教学中心、国内规模最大的临床技能培训中心，发展 600 多家华西网络联盟医院。

6. 加强政医产学研协同创新

通过"建机构、建平台、建公司、建基金、建联盟、办会议"方式，全面加强政医产学研协同创新，推动成果转移转化，建立"科技成果转化生态圈"。一是医院通过成果转化部和四川西部医药技术转移中心提供专业化成果转移转化服务；二是与企业共建联合实验室和孵化器，搭建产学研合作平台；三是创新体制机制组建科技平台公司和科技成果作价投资入股成立新型研发公司；四是设立科技成果转化基金和精准医学产业创新发展基金；五是整合资源发起成立全国精准医学产业创新联盟，汇集国内优秀人才，共同聚焦国家精准医学战略需求，形成推动中国精准医学产业创新的强大合力；六是举办专业化国际论坛与会议，聚焦国际前沿医学，打通学术与产业的信息壁垒。

7. 加强国际合作与技术转移

医院与国外知名大学、科研机构、转移转化机构和企业建立稳定合作关系。拓宽国际技术转移渠道，引进国际领先的技术和国际人才同时培养医院人才，使医院的技术转移和管理与国际接轨，让更多的人才科研创新项目进入中国并有效落地。引进人才方面，通过 *Nature* 杂志发布招聘广告，2014 年从哈佛大学、斯坦福大学、加州大学引进精准医学领域高端人才。搭建精准医学中心平台，如 2016 年开办的"精准医学导论"研究生课程，2017 年创办的《精准临床医学》英文期刊，该期刊成功入选中国科技期刊国际影响力计划。

四　病种管理与精益经营

为了真正激发高质量发展的内生动力，以高效的"院运营"与"科经营"两级协同，促进医院整体发展水平的提升。科经营需要基于学科定位，发展新技术、新模式，奠定学科发展优势；基于单病种全病程，不断优化患者就医体验，打造学科品牌价值与声望；基于日常管理监测需要，建立运营指标评价体系，结合实时监测分析反馈，动态调整学科发展、业务优化、人才培养和教学科研工作，提升科室经营管理效率。

（一）改革趋势

1. 趋势一：建立院级重点病种管理体系，并将其作为精益管理抓手

近年来，病种管理已成为各大医院的管理变革方向与重点，随着按疾病诊断相关分组、病种分值付费政策逐步落地，单病种的诊疗质量与效率直接关乎医保回款率；重点病种管理既是医学技术创新和医疗服务模式创新的抓手，也是学科塑造与人才培养的发力点、精细化运营管理的方向。在充分分析人民群众疾病谱的基础上，结合学科优势明确院级战略病种和优势病种，配合完善相关监测分析模型与优化管理配套，是实现精益管理的有效突破口。

2. 趋势二：做好重点病种诊疗规范，提高服务质量与同质化水平

基于单病种建立临床路径（Clinical Pathway）和标准服务流程（Standard Operation Procedure，SOP），让患者接受规范化、同质化、高水平的医疗服务。参考临床指南和共识形成单病种临床路径，建立住院期、围手术期的临床诊疗规范，提升患者的诊疗效果。基于院内多专业协作共识形成单病种

SOP，建立单病种标准诊疗规范，明确患者从门诊到住院各个阶段不同学科、不同团队的功能职责，一则将跨科协作形成院级规范，二则推动专病多学科诊疗落实。

3. 趋势三：推动疾病早诊早治与科学防治，提供延续性诊疗服务

以病种精细化管理为抓手，推行慢病等病种的多学科协同全程管理，联合医联体单位打造以全程管理为核心的线上线下结合的患者疾病全程智慧化管理体系，为患者提供系统化、高质量、高效率、人性化的全生命周期医疗健康管理服务。

4. 趋势四：做好重点病种监测分析，加速学科业务结构的调整

搭建重点病种多模态数据分析模型，建立科室日常业务监测评价的指标体系，通过医院相关部门的支持定期分析业务数据，以病种分析为核心，以客观数据分析结果指导业务结构优化与调整，为院级管理配套决策提供支撑。

5. 趋势五：选取合适的重点病种，探索人工智能辅助诊疗应用

基于特定病种围绕疾病诊断、病因分析、危急值预警与处置、重症识别与预警、围手术期安全、合理安全检查与治疗等质量安全关键节点建立规则库和知识库，利用人工智能技术，进行动态监测、实时提醒、数据评价和量化考核，实现疾病诊疗决策支持。

（二）具体实践①

1. 案例一：落实单病种临床路径管理，加强事中监控与监测支持

特定（单）病种质量控制是国际公认的有效提高医疗质量的工具之一。根据原国家卫计委医疗质量控制要求，医院需及时并如实上报每一例特定（单）病种病例。单病种质量控制关系到特定病种的医疗服务质量、成本、效率，并最终影响患者预后及体验。单病种质量控制的关键在于加强临床路径的规范化管理，以实现单病种规范诊疗、缩短平均住院日、降低次均费

---

① 特别感谢上海交通大学医学院附属新华医院、北京大学第三医院、首都医科大学宣武医院、华中科技大学同济医学院附属同济医院、浙江省台州医院、嘉兴市第一医院对本部分案例写作的贡献。

用、保障患者安全为目标。

（1）成立临床路径管理专项小组，集多方之力推进单病种路径化管理

科室、医技、信息、医疗、护理、后勤服务共同参与，通过平均住院日、术前等待天数、住院次均费用、手术费用、药费、检查费、并发症发生率等14个指标，实施月、季度、年度评估与反馈，及时纠正质量偏差，为每个病种确定临床路径，并评估其质量等级。

（2）细化临床路径到诊疗各个环节，让患者参与到诊疗的整个过程中

对于患者是否要入院做手术，可在门诊虚拟路径服务中完成相关检查，如果评估指征明确则安排患者住院，入院第一天管床医生和护士向其详细解说治疗方案、住院时间、治疗操作、大概费用。通过App和患者版健康教育手册，患者可以了解自己每一天需要接受的治疗内容和注意事项，手术当天患者家人可通过App查看手术安排动态，同时可以反馈住院期间的建议和意见，让医疗行为透明、自律，保证信息交流的双向有效，让看病变得明明白白。

（3）应用临床路径信息管理系统，提供事中决策支持与监控

自主研发临床路径信息管理系统，实现与HIS等医疗系统的对接，对于关键节点能够进行提醒，能够开展病种的质量管理、路径管理等，监控患者出入院全程中的主要诊疗活动，确保医生的每个诊疗措施为"规定动作"。融入临床决策支持系统，整合电子病历，实时对节点质量控制内容进行监控提醒，促进单病种各项指标严格执行。严格按照国家下发的临床路径管理办法的信息化要求，对信息管理系统功能持续升级，每一次的升级都让信息管理系统为临床路径全程、科学的管理发挥强大的保障作用。

2. 案例二：强化外部对标分析，精准突破单病种绩效难点

（1）从监管要求与医院实际出发，建立重点病种目录

基于各临床学科的重点发展方向，结合上海申康医院发展中心的重点监测病种，遴选医院重点病种，并将其作为绩效分配关键要素之一。在将上海申康医院发展中心运营分析监测的病种全部纳入重点病种体系的基础上，进一步在院内遴选重点病种。重点病种的筛选条件：一是该

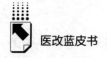

病种能够代表学科发展方向，二是具有一定的运营效益，三是通过绩效激励，业务量有提升的空间。基于持续优化的原则，建立重点病种滚动更新制度——定期评估后，不满足标准要求的病种将被移除；定期开放重点病种申报窗口，并审核新增重点病种。

（2）选取病种绩效标杆，加强重点病种绩效监控

在周期性监测分析机制中，将重点病种作为月度、季度乃至年度绩效运营分析的重点对象。选取平均住院日、术前等待天数等质量指标和次均费用、次均药费、次均耗材费等费用指标，作为关键绩效指标。基于病种绩效分析结果，加强与临床医务人员的沟通，引导临床医务人员关注并持续改善诊疗行为以优化病种绩效。参考科室历史水平、市内同级医院均值水平、市内同级标杆医院水平三个水平值，设定病种绩效指标基准，作为科室考核目标值，引导科室逐步完成短期、中期和长期目标，为科主任管理提供重要抓手。

例如，为缩短平均住院日，除考虑医院自身历史水平外，还综合考量多项标准，如澳大利亚平均住院日、市级医院平均住院日、市级医院最优水平等，选取合理标杆，评价各科室各种疾病平均住院日与标杆的差距，科学设计个性化平均住院日目标。进一步分析科室及病种平均住院日与标杆产生差距的原因，提出针对性优化方案。对手术病种术前平均住院日进行系统分析，发现术前平均住院日延长的病种与科室，重点调研延长的原因。召集临床、医技、护理各单元人员进行"头脑风暴"，提出针对性的解决方案，持续跟踪科室整改情况。

另外，对病种的合理用药、耗材使用等指标进行对标与监测。根据各科室上年度指标绝对值及行业排名，分档次设定优化目标，并明确相关优化举措。为促进病种抗菌药物合理使用，扩大医嘱点评范围，重点关注超标案例，约谈当事人；对不合理用药案例加大加重处罚，包括扣除科室及个人绩效、停止处方权等；加强重点科室及重点专家组临床抗菌药物使用情况的反馈和沟通。为降低手术病种耗占比，采取保基本、限总额、控高价的方法，推进平价与同类低价可替代耗材使用；加强耗材点评，将常规监测和专项点

评相结合，将耗材点评到病种、医疗组；对病种耗材使用进行红、黄、绿分级管理，设置不同管控目标值，每月对未达到管理目标的科室按未达标百分比进行扣款，对未达标科室主任进行 OA 公示、院周会通报、纪委约谈等。

（3）善用病种分类管理矩阵，精准推进病种绩效优化

为了更精准制定病种绩效优化目标，选择术前等待时间（A）与术后住院日（B）两个指标，对比市级均值分析这两个指标的水平，将手术病种分为优秀型（A、B 皆短）、等待过长型（A 长 B 短）、恢复缓慢型（A 短 B 长）和短板型（A、B 皆短）四大类型。基于分类管理矩阵给予实时分析支持，听取科室反馈意见，共同提升病种绩效。以转变为优秀型病种为目标，设定各类病种的优化举措，逐项击破。对于等待过长型病种，优化术前准备流程，推动缩短术前等待时间。对于恢复缓慢型病种，加强临床学科与康复科的深度协作，优化出院流程，推动缩短术后住院日。对于短板型病种，则要双管齐下。基于矩阵分析结果与优化路径建议，设定病种绩效优化目标，引导科室重点击破，持续追踪病种绩效优化成果。如此往复，形成 PDCA 循环。

3. 案例三：建立单病种 SOP 应用规范，推进多学科紧密协作

对于特定病种，建立贯穿院前、院中、院后的完整 SOP。SOP 与临床路径不同，不涉及临床诊疗操作内涵，而是对于患者就医流程的各个关键节点，医护麻三方、不同临床科室乃至护工等后勤人员的具体职责与衔接进行明确，确保患者能够得到可预期、同质化的高质量诊疗服务。

院前流程包括门诊、入院预约与办理两个部分，明确门诊必需的检查项目以及根据患者具体情况可选择的检查项目，入院流程分为有空床和无空床的流程。

院中流程覆盖入病房后的手续与流程、主管医师 24 小时内工作、围手术期术前医疗组查房、接床转运注意事项、麻醉流程与注意事项、三方核查、手术室术中/术后复苏室、围手术期术后 ICU/病房、病房快速康复注意要点等多个关键节点。为提升病种诊疗效率，医院持续完善相关配套，设置麻醉恢复室。麻醉恢复室同时具备麻醉准备与麻醉恢复功能，是高效运转的手术枢纽，能够有效缩短接台时间，进一步帮助优化病种诊疗流程。

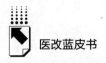

院后流程包含出院以及病历归档、随访、交代康复注意事项等流程，这部分流程对于保障患者恢复正常生活至关重要。

4. 案例四：借用信息化新技术，实现病种质量的监控前移

应用基于人工智能的具有大型循证医学知识库的临床决策支持系统（Clinical Decision Support System，CDSS），实时汇总患者疗程中的各项数据，综合分析出院患者的终末指标，如脑梗死静脉溶栓率、VTE 风险评估率等，呈现从医院到学科再到医生的疾病诊疗全貌。

以急性脑梗死病种管理为例，一则出台《脑血管病质量管理手册》《脑血管病全程规范化管理方案》《急性脑梗死临床路径标准住院流程》。二则引入医疗 AI 系统。基于循证医学证据，接入最新的临床指南/研究成果的知识库，经过知识图谱构建，实时获取患者病历数据，分析数据及风险因素变化，进行自动智能警示。应用后结构化处理技术，自动识别病历文本（非结构化）中的医学信息，建立基于人工智能的成熟的临床决策支持系统。三则明确关键质控指标。如 NIHSS 评分（每个病程中都应记录患者当前的 NIHSS 评分结果）、48 小时内抗栓治疗、入院后 48 小时内应开始抗栓治疗等。四则实时监控脑梗死患者诊治情况。如评估是否遗漏、药物是否规范开具、预防措施使用是否及时、院内防治措施执行情况追溯。五则质量持续改进。依据临床实际应用发现的问题进行会议研讨，制定相应改进策略。大大提高医院内涵质量和科学化管理水平，通过全程、动态管理，为医院质量管理带来以下益处：其一是提升临床诊疗规范性；其二是提高疾病救治效率。提升医疗质量精细化管理水平，精细化质量管理的目标是高质量、高效率、高标准，需要做到突出重点、重视环节。智慧医疗质量管理新模式可移植、可推广。

参考文献

《国家卫健委："十四五"期间将着力建设临床重点专科群》，https：//baijiahao.

baidu. com/s？id＝1728595235327320762&wfr＝spider&for＝pc。

桂克全：《解密华西》，光明日报出版社，2014。

《以学科建设构筑湘雅新百年发展引擎丨第四季中国医院管理奖》，https：//www. cn-healthcare. com/article/20201022/content-544521. html。

沙震宇、赵建美、王小荣：《论带头学科在医院学科群建设发展中的重要性》，《中国医疗管理科学》2018 年第 1 期。

B.9
以数字创新赋能公立医院高质量发展

宁光 梁廷波 谢泽宁 张琪*

摘　要： 公立医院高质量发展离不开信息化的支撑，在医务人员做出诊疗
决策、医院提供各项患者服务、医院运营管理的过程中，信息化
都发挥着重要的赋能作用，能够帮助提升医疗服务水平与医院运
行效率，减轻医务人员工作负担、提升患者就医体验。当前，云
计算、区块链、5G、大数据等技术应用为医疗行业技术应用主
要趋势，而有效发挥信息化作用的前提是充分考虑业务开展实
际，将信息技术与各医疗场景有机融合，打造新一代集成化电子
病历系统，消除"信息孤岛"，提供精准诊断与治疗支持提高诊
疗水平，建立预警分析与监测干预系统提升医疗质量，推动智慧
结算、可视化资产运维优化运营管理等，真正发挥数字创新在医
院运行发展中的赋能作用。

关键词： 数字创新　诊疗决策　医疗服务转型　数字化管理决策

国务院办公厅发布的《关于推动公立医院高质量发展的意见》（国办发
〔2021〕18号）要求强化信息化支撑作用，将医疗服务与云计算、大数据、物
联网、区块链、第五代移动通信（5G）等新一代信息技术深度融合，建立电

---
* 宁光，中国工程院院士，上海交通大学医学院附属瑞金医院院长，主要研究方向为临床医学
与公立医院管理；梁廷波，博士生导师，浙江大学医学院附属第一医院党委书记，主要研究
方向为临床医学与公立医院党建；谢泽宁，上海交通大学医学院附属瑞金医院学科规划与大
设施管理处研究员，主要研究方向为医院学科规划；张琪，上海交通大学医学院附属瑞金医
院高质量发展办公室研究员，主要研究方向为医院高质量发展与体系建设。

子病历、智慧服务、智慧管理"三位一体"的智慧医院信息系统。医院的日常运行会产生海量而复杂的数据，若能在历史沉淀的医疗大数据资产中、在实际场景中让医疗数据得到充分应用与赋能，那么医疗服务、运营管理、科研教学的变革将事半功倍。如何通过加强智慧医院内涵与规范化建设，提升业务数据质量与可用度，用对、用好、用活数据，是公立医院面临的一大挑战。

一　数字创新赋能医疗变革

（一）改革趋势

1. 趋势一：打造基于云技术、区块链的电子病历系统

通过建设医疗专有云数据中心，部署新一代集成化电子病历系统，构建新一代高层级疾病知识库与数据库，帮助提升医疗决策的有效性。利用区块链技术去中心化、信息不可篡改等优势，推动跨地区跨机构的信息互联互通。

2. 趋势二：构建基于数据库的临床智能决策支持系统

构建临床决策支持系统，基于大数据分析、云计算技术实现临床数据采集与分析，形成符合循证医学的临床诊疗规范并提供个性化诊疗策略。开展基于虚拟与增强现实技术的远程会诊、影像诊断、病理诊断等人工智能辅助远程诊断，提高诊疗精准度。

3. 趋势三：完善医疗风险的预警分析与监测干预系统

聚焦患者质量安全和单病种管理，围绕疾病诊断、病因分析、危急值预警与处置、重症识别与预警、围手术期安全、合理安全检查与治疗等关键节点建立规则和知识库，实现诊疗全过程的动态监测、实时提醒和数据评价。

4. 趋势四：推进建立肿瘤病理大数据与精准诊断新模式

病理是基础医学和临床医学的桥梁学科。精准医学时代开启了形态学、分子诊断、AI 等技术高度融合的综合病理诊断模式，全面 NGS（高通量测序技术）检测成为临床刚需。在肿瘤患者数字化诊疗概念提出后，随着分子诊断技术的广泛应用，肿瘤病理大数据与精准诊断时代逐步来临。

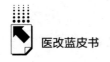

（二）具体实践①

1.案例一：全方位数据共享辅助临床决策

（1）将电子病历数据前移至院前急救环节

以电子病历为核心的医院信息化建设是新医改的重要内容之一，国家卫健委出台《电子病历系统应用水平分级评价标准》，以此标准，逐步建立适合我国国情的电子病历系统应用水平评估和持续改进体系。电子病历系统的全面应用，可以实现患者信息共享、临床医疗系统向更智能化的方向发展，使电子病历成为医院提升医疗质量与安全的有力工具。

通过区域数字化急救体系建设消除院前"信息孤岛"，实现患者在急救车上的检查信息与医院内部信息实时互通。基于5G技术，远程车载主机通过高清摄像头等设备传输视频并完成远程会诊。通过身份证信息与院内档案匹配，提前为患者建档与分诊，使得院内提前做好抢救准备。对于需要二次转诊的患者，实现院前急救数据、院内检查检验等数据的同步传输。

（2）全方位数据共享赋能多模态临床辅助决策

一方面，实现医疗集团内数据共享，通过数据中心整合几十亿条数据，360度展示患者数据；另一方面，推进EMAR（计算机化病历系统）的建设，整合患者所有用药信息，包含院前用药、门诊用药、住院用药、手术用药、ICU用药等，实现患者的用药清单整合共享，并基于CDR（临床数据中心）建设CPOE（电子处方系统），实现包含药品、检查、检验、病理、输液、手术等全流程数据的闭环管理。进一步，基于共享大数据构建患者管理与临床辅助决策系统，基于临床知识库提供决策支持，通过对决策规则进行分类，匹配不同类别警示提醒，实现诊疗质量智能化管控。

（3）将病历质控与全流程无纸化推进相结合

整合检查、检验、手术麻醉等信息系统，通过规范化模板整改实现危急

① 特别感谢四川大学华西医院、浙江省台州医院、浙江省肿瘤医院、华中科技大学同济医学院附属同济医院对于本部分案例写作的贡献。

值、输血记录、病危病重报告等关键时效性文书的自动提取，减少系统切换和人工监测工作。对于病历逻辑和时限性缺陷提供智能提醒，对主观类文书缺陷提供质控闭环管理，进一步保障病历书写质量。医疗文书可自动提取，推进全流程无纸化，医生与患者均可在移动端完成审签，对于院外资料或单机系统资料通过高拍仪录入系统。此外，患者家属还可通过移动端实时跟踪手术进程，完成知情文书的移动签署。

2. 案例二：手术全流程智慧管理

手术室作为麻醉、外科、护理等多部门协同交会的平台科室，承担围手术期安全质量管控、公共资源管理等重要职能。在现代医院管理制度的引领下，以患者为中心，智慧化全面监管和标准化手术流程作业将是改善当前状况的关键，也是适应新时代医疗健康服务需求的必要条件。

（1）实现院内业务系统数据互通

整合手术麻醉、HIS、LIS 等系统数据，形成手术数据库和自动化报表，推动信息管理集成化。基于此，开发手术预约系统，医护人员通过病区、门诊各系统随时查看手术室信息与提前预约手术，以提前均衡手术室排程。

（2）实行手术患者智慧接送管理

基于手术信息系统绘制转接台价值流图，识别出容易发生疏漏的关键节点。为避免不规范导致的效率低下与质量问题，制定患者转接台标准化工作流程，实行智慧接送管理。基于智能化手术排程形成电子化接派单信息，确保患者信息、病床位置、带入手术室物品及跟随家属等信息准确无误，提前发送接送通知，提高接台效率。

（3）数字化提升手术用物准备精准性

设计电子化用物清单核查表，通过麻醉智能术前评估系统对患者特殊用物准备进行评估，根据各手术专科特点与主刀医生习惯制作电子化手术用物清单。手术护士根据智能化手术排程提前了解手术及主刀医生信息，结合用物清单进行准备。

（4）明确手术关键节点与监管标准

通过现场观察与调查分析手术流程现状，发现存在问题的关键节点，如

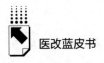

科室首台择期手术准时开台率差异较大、首台手术开台存在浪费点。基于现状分析统一手术监管标准，明确"刀碰皮"及"其他特殊开台标准"，利用集成数据库监督手术准时开台情况，减少患者术前等待时间。

（5）实现手术数据全流程实时监管

集成系统对手术麻醉类型、手术术式进行分类，为医护人员提供术前准备耗时参考。根据患者信息、病史和检查结果，通过机器大数据学习，开展系统风险评估、术后主要心血管事件（MACEs）预测、谵妄预测、急慢性疼痛风险评估等，预测不良事件风险级别，予以多学科预处理建议。针对手术进程，采用机器学习方法建立预测手术持续时间的数据模型，以平衡手术排程与协助手术调度。术中对不良事件风险点进行连续监测和实时预警。对于手术明显超时或出血超标情况，信息系统自动发送信息至上级医生手机，上级医生接收信息后联系手术室当台巡回护士，给予远程或现场指导。术后大数据平台定期进行患者随访提醒，基于随访信息不断更新患者数据库。

（6）推进手术信息管理可视化

通过对首台择期手术开台延迟的根因进行分析，发现主要原因包括手术进程未实现可视化、术前监督不到位、术后考核无数据支撑以及麻醉前访视评估不全面。基于此，开展手术信息可视化改善：一方面，设计实时更新的手术数据看板，帮助患者家属了解手术进度，同时便于手术间内医护人员做出手术管理决策，手术间接参与团队人员（管理人员、复苏室人员、中心供应室人员、病理科人员、运送人员、病房护士等）即时掌握各手术进程；另一方面，设计手术质量运维可视化看板，实时统计手术例数、各类人员参与不同类型手术等基本信息与围手术期质量指标等信息，进行多部门共享和可视化展示，为定期分析与针对性改善提供基础。融合应用信息化技术，创新集成化、共享性管理平台，降低运行管理人力、物力、财力成本投入，解决科室管理和医院运营监管的时空因素限制，强化管理的实时性与便捷性。

3. 案例三：智慧化药学审方管理

（1）制定精细化专科处方审核规则

应用GAPS（Goal、Analyze、Problem、Solution）管理工具，将处方审

核中出现的问题分解为四个阶段：界定目标、分析现状、找出原因、提供解决方案。借助信息系统和"MDT+循证证据"工作模式，制定精细化专科处方审核规则，为开展"智能审方软件+临床药师+审方药师"的处方前置审核工作奠定基础。

（2）基于临床实践自下而上构建审方系统

对合理用药软件进行充分调研分析，选择符合医院临床诊疗实际需求的合理用药系统。系统正式上线前，首先使用静默审查模式，根据合理用药系统原始规则，对医生开具的处方进行审查并输出审查结果。其次，临床药师和审方药师对审查结果中的不合理用药问题进行统计分析并反馈给临床科室。然后，药师与临床医师组建 MDT 工作团队，论证系统审查出的不合理用药问题是否存在规则错误，通过查找、评估循证证据，做出是否修改原始审核规则的决定。汇总修改建议后由审方药师统一进行规则修改，通过反复论证制定出适合医院个性化诊疗特点的审方规则库。

（3）拓展智能审方覆盖面与突出重点

开展"云审方"药学服务，实现线上线下处方审核全覆盖，将处方审核规则库实时同步到线上，实现"互联网+药学服务"模式下的用药决策。结合医院药品使用情况动态监测结果、合理用药系统处方审查结果、合理用药管控目标明确处方审核重点，包括抗微生物药品、国家重点监控药品等，形成重点靶标专项审核模式。

（4）信息化支撑关键节点监测与反馈

建立处方审核标准化管理模式，以信息化为支撑，通过关键节点提醒实现管理流程智能化。建立信息化处方点评反馈平台，搭建审方结果与临床医生之间实时沟通反馈的路径。

4.案例四：数字病理的诊断创新

（1）流程管理的创新

加强数字化支撑建设，基于集常规病理流程、拓展后端分子病理、临床检测样本及数据管理系统于一体的全病理数字化管理平台，实现"流程、临床、组学"各业务独立运行，表型-基因型数据立体化管理的建设效果，

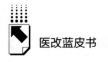

规范病理数据管理，并助力临床诊疗与科研转化。

（2）诊断模式的创新

打破传统医技部门本位主义思想，病理科发展既要助力临床精准诊疗，也要兼顾医院可持续发展。应以"病理服务""病理管理""临床科研""病理教培""临床质量"为核心，打造国家重点临床专科，创新病理服务模式，以"亚专科质量+多学科协作诊治"模式提供更精更广的病理服务，形成"融合诊断""科研共享""成果转化"的新模式。

（3）业务流程的创新

发挥新技术优势，推行规范化诊断报告、结构化病理数据，融合数字病理、组学大数据等新技术建立包括临床病理、基因组数据和随访信息的一体化表型–基因型大数据，为院内多学科交叉转化研究提供更强的数据支撑与可及性，赋能精准医疗研究及科研成果转化，助力科学研究提档升级。

二 数字创新赋能服务升级

（一）改革趋势

1.趋势一：打通线上线下一体化服务

建设互联网医院，实现5G技术贯穿院前、院中和院后各个诊疗环节，实现医疗信息在患者、医护人员、医疗设备及医院信息系统间的流动共享，实现精准预约、智能分诊导诊、实时结算、处方同步、入出院办理等功能，精准匹配患者需求。

2.趋势二：实时监测患者生理、心理数据

基于互联网、物联网、医疗设备、可穿戴设备、智能视频等的全面感知连接，实现多院区、智慧病房、远程家庭病房、互联网医院等多层次、全病程、广覆盖的患者全面信息采集和态势感知，实时监测并采集患者生理和心理数据。

3.趋势三：建立智慧便捷的结算体系

运用 5G 技术建立异地医保持卡和医保电子凭证结算系统、线上线下门诊和住院医疗服务费用一体化结算系统，探索门诊患者信用就医模式并推进全流程"无感支付"，推行住院患者自助登记、自助结算业务，兼顾对老人、残障人员等特定人群刷卡及现金支付的结算支持，倡导无接触、快速、便捷就医。

4.趋势四：构建智慧型安防保障体系

通过高清监控、电子围栏、人脸识别、车辆识别、轨迹追踪、报警联动等技术，串联院内闸机、安检、门禁、梯控、消防、消费、入出口管控等业务模块，实现院区安防体系智慧化、立体化、无死角，创造安全的诊疗和执业环境。

（二）具体实践[①]

1.案例一：医院主导的区域协同智慧急救系统

（1）基于用户调研设计智慧急救平台

为明确患者、医院、社区卫生服务中心等急救多方需求，针对老年慢病患者群、高危风险人群，社区卫生服务中心、"120"调度中心、急诊科、救护车的工作人员围绕现场救护、转运救护、急诊科救护等不同环节设计调查问卷并发放，向医务部、应急医学部、护理部、社会医学部、信息科等征集意见。以调研反馈的问题为导向，设计具备"呼救定位、一呼多应、区域协同"功能的医院主导区域协同型智慧应急救援系统。构建集一键呼救、智能穿戴、生命监测、自动体外除颤器（AED）管理、志愿者培训等功能于一体的智慧应急救援平台，打通求救者与"120"调度中心、医院、志愿者、社区之间的信息通路。实现院前院内急救一体化、医院社区网络一体化、公众自救互救一体化，建立第一目击者培训与管理数据库，全方位推进

---

① 特别感谢湖南省人民医院、安徽医科大学第二附属医院、浙江省台州医院、北京大学第三医院、上海市胸科医院对于本部分案例写作的贡献。

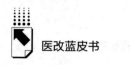

智慧急救体系建设，缩短急救反应时间与提高救治率。

（2）研发并投放患者智能监测手环

根据用户调研结果，研发集血压测量、动态心率、血氧监测、多重定位、一键呼叫等功能于一体的智能手环，并基于用户体验优化不断升级换代。与当地卫健部门签约建立"互联网+急救"一体化示范区，将辖区内的社区中心纳入急救管理范围，向高危患者发放手环，建立信息数据共享平台，接到呼救后立即响应实现可视化救援。

（3）推进前瞻性预警智慧救援

将前瞻性预警理念贯穿于智慧急救系统，应用智能手环对社区高危风险人群进行生命体征监测预警，设定预警值自动报警功能，设置一键呼救与呼救定位。突发意外时若求救者已经失去意识，可因心率监测低于预警值而自动启动呼救系统并精准定位，为紧急情况抢救赢取时间。

（4）实现区域资源协同调度

建立"呼救定位、一呼多应、区域协同"体系，当呼救信息发出后，通知"120"调度中心、志愿者、社区、医院急救中心四方同步响应，紧急调度系统利用移动电话技术向志愿者发出提醒，提出附近有需要执行的心肺复苏术（CPR）或使用 AED 的事件。

（5）实行第一目击者参与自救互救的智慧急救模式

开展公众急救知识与技能的科普培训，建立 10 万余名合格第一目击者数据库，实现自救互救、培训管理一体化，把第一目击者作为实现现场救护成功的关键因素。建立急救科普基地，将志愿者培训与管理作为重要内容纳入智慧急救系统，社区中心医务人员与区急救中心医务人员交叉轮训，提升医务人员服务能力。建立社区 AED 急救站，投放 AED 与急救包，促进现场与医院、社区、家庭的整体联动。

2. 案例二：基于互联网医院的全生命周期临床药学服务

（1）打造线上线下一体化工作门户

打造集线下业务和互联网业务于一体的一站式医疗移动工作门户，包括预约挂号、网络门诊、用药咨询等功能模块。患者通过 PC 端、手机 App 或微信等方式与在监管平台注册的医务人员（包括资深临床药师）在线实时交流，获得即时问诊、图文咨询等服务。依托互联网技术，构建"基于互联网医院的全生命周期临床药学服务"模式，实现药学服务全覆盖，由临床药师为门诊和住院患者提供个性化的合理用药指导。基于互联网医疗，实现诊疗全程非接触；基于现代药事管理，实现药品快速配送；基于临床药师指导，实现实时在线互动用药咨询；基于药物治疗管理，实现个体化追踪随访。

在接诊模式上，突破常规互联网医院只能在 PC 端网页界面接诊的局限性，实行手机 App 端"24 小时"实时接诊模式，实现药学服务全覆盖。

在患者操作上，患者端界面首页显示"用药咨询"独立模块，操作直观便捷。另外，将"互联网医院"二维码印在门诊患者的取药清单、住院患者出院小结、互联网配送药品清单等上面，方便患者访问"用药咨询"端口。

在临床药师服务上，借助互联网医院建立慢病患者药学服务网络平台，通过线上"互联网医院用药咨询"与线下"药物治疗管理门诊"联动，为线上和线下患者提供药物咨询、用药指导、药品不良反应追踪等全方位的药学服务。平台建立慢病患者用药档案，追踪监管患者慢病用药情况。

（2）建立药品快速配送体系

通过信息化技术，搭建涵盖在线问诊、开方、调剂及配送的专线服务平台，实现互联网药品配送到家服务。医生问诊并开具处方后，患者选择"送药上门"服务，系统自动生成快递单号，患者次日即可收到药品。

（3）深化线上用药咨询服务

通过移动互联网搭建具有交互功能的药物咨询平台，支持文字、语音、图片、视频、电话等多种媒体交流的"聊天室"模式。患者通过"网络聊天"主动参与治疗全过程，临床药师通过患者的"问题描述"了解患者咨询的用药问题，同时通过"患者详情"界面查看患者的门诊、住院记录及检查检验报告单。后续临床药师通过及时汇总分析患者需求及咨询内容，持续提升药学服务水平。

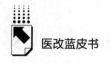

（4）实现个体化用药追踪随访

患者在互联网医院平台绑定个人就诊信息并完成就诊取药后，平台主动推送对处方药品的用药指导，以图文并茂的形式对患者用药频次、剂量、服用方法、注意事项等进行提醒。另外，患者可根据自身用药习惯设置用药提醒，包含提醒服药以及服药时的注意事项等，避免漏服或重复用药、减少不良反应发生。另外，临床药师通过"随访管理"模块，追踪患者用药后的疗效与药品不良反应转归情况，聚焦长期用药慢病患者，开展用药随访、病情监测、药学咨询等工作。临床药师可在后期通过应用软件提取互联网患者的药学服务内容，并进行管理、统计和分析，进一步提炼编辑个性化用药交代录入软件，实现药学知识信息共享。

（5）开展线上多种形式的科普宣教

临床药师通过互联网平台（如微信公众号和"抖音"App），将合理用药科普原创作品以图文和视频形式传播。此外，在互联网医院App药师端建立患教模板，对患者设置分组，向特定组别患者群发患教信息，针对特殊人群（儿童、老年人、孕妇等）及慢病药物管理等相关知识进行宣教。

3.案例三：住院患者检查智慧护送服务

（1）推动住院患者检查各环节信息共享

将住院患者检查单与患者病情危重程度相关联，导入早期预警评分，对患者进行分级管理，将患者评分与检查级别自动匹配，在医技检查各环节实现信息共享，为建立智慧护送管理平台奠定基础。

（2）构建预约护送管理平台实现资源调配

开发智慧护送管理系统，根据护送任务提前指派护工，护工列表根据排班及任务智能显示。护工通过手机移动端，可根据自身实际情况与任务派出的距离远近判断是否抢单，并可随时查看进行中的护送任务。开发PDA端护送系统，实现多途径外出检查确认扫码，提高护送工作效率。系统运行过程中，针对系统及现场跟踪问题，联合医技、信息中心、临床科室等多部门，每月组织项目组协调会，不断优化护送系统。

（3）实现患者检查管理全流程可视化

推动检查信息看板可视化，实现护送身份可识别，各时间节点全流程实时追溯，降低差错率。护士登录系统后可实时查看检查时间和宣教内容，实施无纸化检查宣教，动态关注预约信息，每月收集内外部客户护送满意度调查反馈。制定护送管理质量评价标准，落实质量监管指标可视化，定期分析业务数据与持续改进。

4.案例四：微信服务号全程办理住院出院

（1）实行患者微信服务号办理住院

患者通过微信服务号办理入院，填写住院流调表与住院基本信息，同时通过微信服务号完成相关预缴金支付后，可收到入院通知，实现当天入住病房。患者入院当天将再次收到微信提醒，包含入院基本信息与相关注意事项等。

（2）实施线上业务办理流程优化

微信服务号功能从实现基本信息登记及预缴金缴纳拓展至出院与院后业务办理。患者出院前，住院结算科发起结算与通知，患者通过微信服务号选择结算方式、票据获取方式等。对于需邮寄票据的患者，住院结算科收到反馈后与物流公司交接，将邮件寄出，物流单号与邮件进展通过微信与短信通知患者。

5.案例五：数字化患者满意度测评管理

（1）建立患者满意度测评量表

通过文献检索和专家走访，厘清患者满意度分类，树立"院内患者满意度"评价目标。分别制定《门诊患者满意度量表》和《住院患者满意度量表》，关注三方面。一是将医疗流程逻辑贯穿门诊、住院服务各个岗位；二是聚焦"服务"主题，剔除对与"服务"相关性不强的医疗规章执行情况和上级规定执行情况的评价；三是考虑电子化测评特性，将量表设计成三级菜单，从总评价到环节评价再到岗位评价逐步细化，便于衔接后期数字化电子测评系统。

（2）开发数字化电子测评系统

数字化电子测评系统分为前台测评系统和后台管理系统两个部分，将数

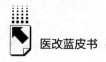

字化电子测评系统与医院 HIS 系统对接。在开展前台测评时，根据患者个性化就医流程，智能推送环节测评条目，患者没有接触的部门则不会显示；在开展后台管理时，对于不满意评价追溯到患者姓名、具体就诊日期、接诊医生等系列信息，为医院处理问题提供便利。

（3）测评系统嵌入医疗流程引导患者自助测评

联动文明办、医务部、信息中心等部门组成工作小组，将患者满意度测评融入医疗流程，提升测评依从性。将门诊满意度测评与缴费或再次预约相关联，将住院满意度测评与出院缴费叫号机相关联，不干扰患者就医且兼顾患者就诊闭环测评。为给患者提供便利，测评三级菜单中除总体评价外，患者可根据实际选择是否进入具体测评页面。利用近半年时间，将原有满意度人工测评全部替换为电子测评，形成常态化医疗流程患者自助测评工作机制。

（4）基于系统分类与流程追踪保障测评建议处置

形成"测评—意见收集—分类梳理—处置问题—督查评估—测评"的工作环路，将患者建议分为整改类、解释类。在整改类中分设以解决日常问题为主的"基本工作环"和以解决复杂问题为主的"补充工作环"，做到患者意见"件件有落实"。另外，在办公内网系统中设立专项流程，将有效处置纳入科室考核，保障处置工作的推进。

（5）开发患者不满意评价追踪系统

开发患者不满意评价追踪系统，该系统分为前台调研、点位反馈和医院监管三个模块。前台调研模块主要用于患者意见采集，患者用手机扫二维码后，可即时提出就诊意见。点位反馈模块主要用于医院各岗位负责人及时对患者意见进行响应，患者一旦提出意见，岗位负责人便应即时进行查看与处置。医院监管模块主要用于医院主管部门了解该系统运行全貌，包括患者评价情况、岗位负责人响应情况等，并加以管理。此外，建立相应工作机制推进追踪工作落地，明确一线岗位负责人实时处置必须在 72 小时内完成，并定期组织召开专题会议，对工作进展情况和优秀案例进行交流，提升一线人员的处置沟通能力。

三 数字创新赋能管理决策

（一）改革趋势

1.趋势一：加强数字化基础设施建设

打造统一物联网端网云体系，建设混合云服务支撑平台。汇聚基于业务系统的医疗数据、基于物联网的态势感知数据和基于 5G 专网的医联体全病程数据，加强数据标准化与安全管理，实现医疗活动、设备耗材、建筑环境动态数据三维展示与预警。

2.趋势二：建设数字化运营管理体系

构建集成大数据与人工智能的运营管理平台，进行"院—科—组"三级运营分析，建设目标导向的运营动态监测、常态化交流反馈体系，推进"监测—预警—分析—溯源—反馈—督查"的全流程闭环管理。

3.趋势三：再造全面预算的信息模块

将所有经济活动全部纳入预算管理范围，再造信息系统预算管理模块，推动预算审批制度改革、收入预算统筹扩面、支出预算流程规范、预算项目库储备创建、预算支出标准建设、预算执行考核控制、预算风险防范化解和预算管理信息化升级等。

4.趋势四：实现建筑设备可视化运维

利用可视化三维技术指导土建施工及管线排布等工作，实时更新建筑信息。建设基于物联网的动力运行、能耗监控系统，实现异常工作状态智能预警，发生故障时快速定位。通过能耗数据建模和能效分析及大数据算法智能调控，提升用能效率。

5.趋势五：升级物联资产全周期管理

综合运用射频识别（RFID）、物联网、大数据等技术，打造医用耗材自动物流和医学装备智能物联体系，采集设备、药品、耗材全生命周期运行数据，建立合理使用监测、质量安全预测等模型，支撑设备、药品、耗材的采

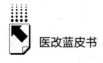
购与运维、质量安全管理等决策。

6. 趋势六：细化大数据病种精准管理

基于大数据进行疾病诊断相关分组（DRG）病组精准分类与消耗成本分析，建立运营指标监测体系，开展业务量、医疗费用、人力与时间效率、病种质量等多维度分析。开展病种结构管理，对重点病种进行成本核算，明确药耗成本构成，进行监管改善。

7. 趋势七：优化绩效考核体系

综合运用绩效管理工具进行多维度分析，建立科学完善的绩效考核体系。绩效分配重点凸显医务人员技术劳务价值，绩效考核实行"分类分岗，分层分级"的动态调整，灵活评价与管理岗位，激活医务人员动力。

8. 趋势八：推进智慧化科教管理应用

建立科研智能管理系统，实行项目生命周期全过程管理，通过数据模型提供项目活动分期分角度的视图，合理分配资源，自动评估科研绩效。建立数字教育资源共建共享机制，构建集临床医学教育管理与服务于一体的大数据立体决策系统。

（二）具体实践①

1. 案例一：运营数据中心全方位赋能管理决策

（1）开展业务全面梳理与数据汇总

联合财务部门与业务部门成立工作小组，融合业务和管理视角梳理各类数据，整合 HIS、病案、临床路径、财务等系统，构建以预算、成本、费用为核心的经济运行数据仓库，明确各项数据来源，为后续数据加工建模做准备。

（2）进行数据标准化管理

统一数据结构和数据目录，并使之成为所有数据使用者的字典，数据使

---

① 特别感谢华中科技大学同济医学院附属同济医院、上海交通大学附属新华医院、上海市第十人民医院、首都医科大学附属北京友谊医院、四川大学华西医院、西安交通大学第一附属医院、浙江省台州医院、上海市胸科医院对于本部分案例写作的贡献。

用者通过数据字典知晓对应数据的管理部门、属性、统计口径、联查关系、安全级别等信息。基于数据字典搭建运营数据中心，进行三方面标准化建设。一是底层数据标准化，如将卫生材料和办公用品品目与会计科目进行分类对照；二是对业务与财务流程实施标准化管理，如对办公用品入库、付款、领用、记账等流程进行规范化；三是将医院管理会计报告体系内置于数据中心，以管理会计报告中的指标分类为基础，将业务数据进行不同维度、不同颗粒度的归集汇总。

（3）实现不同场域数据建模

设置针对不同数据的分析场景与主题，最大限度地共享复用业务数据，随业务开展随时调整或拓展数据分析场景与主题。通过建模实现自动计算生成，如卫生材料最优储备量分析、医疗设备投入产出分析等。

（4）加强数据风险管控

统一取数规则、口径和标准，确保数据一致性。通过角色和授权提升数据的安全等级，避免数据外泄。对于数据结果校验，由系统验证取代人工验证。保障所有数据的修改、删除、导出等操作均有操作日志记录留痕。

（5）实现运营数据动态监测

在运营数据中心的支持下进行医院组织绩效监测，确立涵盖医疗质量、护理质量、经济运行、科室运营和战略发展的指标体系，基于实时动态更新的数据进行可视化呈现，如自动生成每日可视化医疗收入曲线、月度医疗收入同比或环比变化情况表、科室医疗收入情况表等数据图表，并对医院收入进行多维度分析。

（6）将数据分析结果应用于决策支持

一是支持上级主管部门决策。由运营数据中心自动生成部门决算、全院卫生健康财务年报、年度行政事业单位国有资产报告、医疗服务价格项目使用频次年报等各类报表，满足主管部门数据采集需求。

二是支持医院战略发展决策。运营数据中心通过自动生成每日可视化医疗收入曲线、月度医疗收入同比或环比变化情况表、科室医疗收入情况表等数据图表，对医院收入进行多维度分析，发现潜在问题，优化成本费用结

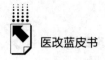

构；自动生成医院经济运行情况季度、半年度、年度分析报告，预判可能出现的机遇和危机，为发展预案制定提供支持。

三是支持成本管理决策。运营数据中心搭建项目成本、DRG 成本数据库，对包括药品、耗材、人员在内的各项成本数据进行监测分析，综合评定设备成本效益，建设闲置资产调配平台。

四是支持医院投资决策。根据医院投资意向，运营数据中心构建投资决策模型，进行专项投资预测分析，如口腔科门诊搬迁改造投入产出分析、回旋加速器成本收益分析等。

五是支持科室运营决策。每月向院内各核算单元推送科室综合信息简报，涵盖收支、运营效率、工作量、资产管理等信息，使科室负责人全面及时地掌握科室资源分配和运营情况。此外，设计科室经济运行数据大屏与医生端 App，供科主任与科室骨干及时掌握科室收入、成本、三级公立医院绩效考核指标及 DRG 病组有效产出和盈亏情况。

2. 案例二：基于大数据的 DIP 精细化管理

（1）将基于大数据的 DIP 管理工具贯穿全面预算管理

将基于大数据的 DIP 管理工具应用于医院运营管理，以近三年的"疾病诊断与诊疗技术组合"的病例组合指数数据为基线，形成以医保支付为核心的全流程、闭环式管理，研究分析医疗行为的变化是否会影响分级诊疗和医疗效率及其在降低患者费用方面产生的作用。

（2）基于 DIP 展开各项精细化运营分析

对于成本核算，构建 50 多个针对医保预算、病例组合指数变动影响因素、新型诊疗模式效益、耗材带量采购等的大数据分析模型，分析病种成本与效率、资源的相关性，按照病种特点、床位规模、岗位安排等，对各个科室实行分类定位和差异化投入。

对于费用管控，开展病种全诊疗链分析，对术前、术中及术后的作业步骤、作业时间、资源配置进行比对分析，寻找费用管控的关键环节。

对于新技术服务应用，建立住院天数、成本、费用等维度之间的多元非线性回归模型，佐证加速康复外科（ERAS）、微创化、日间化管理、多学科合作等新术式、新服务的经济价值。

对于医疗资源配置，通过对 DRG 和 DIP 中反映病种诊疗技术难度的病例组合指数、疾病诊断相关分组的权重指标和反映资源消耗情况的单价指标的分析，从院、科、组三个维度剖析病种工作量、技术内涵和资源消耗的匹配度，探索通过分级诊疗、日间化管理等措施降低低难度病种资源消耗，促使优质医疗卫生资源进一步向中高难度病种集中，实现规模和内涵双赢。

（3）探索并利用 DIP 核心指标进行动态监测

挖掘能够反映医生医疗行为和运营状况的 DIP 核心指标，针对临床医生开发医生运营 App，让医生随时随地对其所在科室和医疗组的运营数据了然于心。

3. 案例三：信息化促进药品精准管控

（1）大数据分析制定药品预算

基于大数据分析全院药品费用预算情况与各科室上一年度实际用药情况，编制科室药费预算时，考虑到科室特性，以上一年度实际药费支出为基准，扣除处方点评或医嘱点评确定的不合理药费。对金额排名前 100 的药品实行总采购量预算制度，原则上金额排名前 100 的每一种药品年度采购量不得高于上一年的总采购量。制定各临床科室门诊和住院次均药费目标值，分月度、季度、年度进行考核。在目标值制定方面，以上一年各科次均药费实际值为基准，对各科处方金额进行精细化分析，经过大处方金额核减后，制定各科次均药费目标值。

（2）设置药品分类管理规则

采用"ABC"和"VEN"分析法，从整体上分析药物资金占用情况及临床治疗价值两部分信息，按类别对药品实行管控。一方面，根据药品品种及其占用资金将药品分为 A 类、B 类和 C 类三个等级；另一方面，依照药物对健康产生的影响，将其划分为关键药物（Vital drug）、基本药物（Essential drug）、非基本药物（Nonessential drug）。"A 类+N 类"药品，在治疗中不起关键作用但占用较多资金，应被重点监控。"C 类+V 类"药品用量小价格低，但治疗价值高，容易缺货，也应受到重点关注。

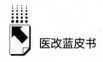
（3）推行处方前置审核系统

在门诊 HIS 工作站安装处方前置审核系统，实时对医师开出的处方进行审核，对各专科用药规定和患者精准用药的需求进行整体考量，结合患者的诊断结果、身体情况、药物过敏史和检验指标等多项信息，在极短的时间内全角度、多层面评判处方和医嘱。系统对诸如适应证、禁忌证、用药剂量、药物相互作用等常规审核项开展的合理性和规范性进行审核，对于存在问题的处方同时提示医师和药师，医师与药师通过系统进行在线沟通和处方干预。

（4）实现药品用量信息化预警与管控

信息系统通过限制科室、限制医师级别、限制数量等手段对药品实现总量控制，并对药品使用情况进行动态监测，若出现短期内消耗水平显著提高、采购费用增加幅度较大或是单价超出正常范围、治疗效果不够理想等异常情况，则及时针对该药品的用药合理性进行分析，并进一步构建起用药量预警机制。每半年对西药耗费金额排名前 100、中成药耗费金额排名前 50 的药品进行统计分析。对半年内使用量持续增长过快的药品进行重点分析，若属于不合理增长的品种，则根据实际情况限制其使用量或中止使用。

4. 案例四：以信息化促进耗材精准管控

（1）基于 SPD 系统实现耗材二级库管理

建立手术室、介入室等科室虚拟二级库，实行代销制，为医用耗材建立院内唯一身份码，借助图片和身份码进行直观管理。对"收、管、发、盘"和财务核算管理五个方面进行全流程、多角度的信息跟踪，建立以月为单位的追溯机制，根据实际使用量核销出库，从源头管控耗材支出。根据各关键环节特点，以任务目标确立纵向系统对各专题进行管理，形成"任务小组"，明确日常耗材使用监督工作具体部署，包括检查与自查频率、信息交互方式、奖惩办法，以此作为矩阵式管理模型中各"管理小组"的工作开展依据。

（2）实现 SPD 系统与院内其他系统融合

利用医院 HRP 系统对接 SPD 系统和 HIS 系统，达成院内数据的联通与整合，融合 OA 办公、医嘱、HIS 计费、手术计划管理、LIS、财务结算、科研管理等全过程，实现用后结算。在针对重点管控手术的重点管控耗材选择上更应有的放矢，以达到事半功倍的效果。

（3）信息系统全程追踪规范耗材使用

通过系统记录耗材使用的全部信息，为相关部门对医用耗材使用合理性分析提供准确有效的数据，实现对医用耗材的实时追溯，规范医疗行为。让临床在手术操作中有更多的经济性选择，既便捷了术式操作，又降低了患者负担。

（4）监控与分析耗材使用情况并预警

根据国家重点监管目录结合使用量，对被列为重点监控对象的耗材，如可吸收止血纱布等设定用量标准。在耗材监控系统中设定目标值限制耗材的月度使用量，医保物价科每周进行回顾分析，对于超标的耗材追溯到科室并予以警示。

5. 案例五：信息化促进能耗精准控制

（1）推动院内能耗标准化管理

主编能耗管理卫生行业标准，制定能源资源支撑保障系统管理制度、梳理确定工作流程，涵盖供热与给排水、供配电、中央空调系统、医用气体等。按照《公共机构能源资源消耗统计制度》的要求与医院自身管理需要，建立能耗监测平台，建设计量的能源管理系统，实现二级计量全覆盖。

（2）根据能源流向分析制定针对性节能举措

开展建筑能耗监管系统试点，建设能源管理系统，利用该系统对能源资源数据进行采集、统计、处理和分析。基于分项能耗维度和建筑维度，开展能源流向分析，抓取医院"用能大户"，以头脑风暴的形式开展"用能大户"管理策略和管理措施研究，有针对性地制定节能管理举措。成立以分管副院长带队的院级精益推进小组，由专人负责医学工程服务部能耗数据精益战略墙运营分析。

（3）基于 BIM 模型优化中央空调系统能耗

医院基于 BIM 模型，构建中央空调系统三维模型数字孪生应用，实时监控系统能效及节能率，实现系统全生命周期、全方位、一体化三维可视化管控，具体包含：设立夏季空调主机自动开放温度基准，并以当前机组负荷达满负荷90%且1小时后开启下一台的方式逐台开启。对于夜间未开展工作的业务区域（如行政办公区、门诊区）的空调机组加装定时器，对空调机组的启停进行控制。引用冷却塔变频技术，系统根据负荷情况自动调节电机转速。自动调节空调进出水温度，避免出现空调温度过低或过高（夏季空调出水温度12℃，冬季43℃）。梳理埋地管网走向，并定期进行探漏。将新建项目配套用能设备的能效指标纳入设备选型重点评价内容。

6.案例六：智慧后勤保障院内高质量服务

建立后勤调度中心、数据中心和运维管理平台，以集中的院内专线管理，统一全院所有后勤、物业、保洁管理，针对服务管理的各项工作形成一套符合 ISO-20000 标准的管理体系，将传统的报修事件管理转为对事件和问题的分层、分类管理。一是鼓励事件上报，二是做好问题分析与事件归因，让日常积累的运维问题成为后续供应商服务管理与 PDCA 持续改善的依据。

开发移动端 App，支持后勤过程管理。基于移动物联网的维修管理系统实现维修工单全程无纸化流转，并进行维修节点管控。通过医用织物 RFID 芯片进行织物精细化管理，降低院感风险。利用带标识码的扎带对医疗废弃物进行封口，通过智能医废管理系统进行全程追溯。搭建大型医疗设备物联网监管平台，直观展示 CT、MRI、呼吸机、内镜等设备使用状态和绩效分析，为临床设备配置提供数据依据。

B.10
公立医院高质量发展的服务创新实践

瞿介明　雷光华　刘志刚　刘逸杰*

摘　要： 公立医院高质量发展应立足于全人理念，即在规范诊疗与对症治疗的基础上，正视患者回归生活与延续健康的需求，关注患者就医流程效率与体验，以患者需求为导向推进医疗服务改革与创新。根据当前国内公立医院的领先实践，医院可以通过推动单病种多学科诊疗、落实一站式服务与日间医疗服务、推动延续护理服务等医疗服务模式的创新，以及通过完善药事管理、优化便民服务配套、关爱特殊患者群体、推广医务社工和志愿者服务、完善医疗纠纷预防和处理机制等提供全方位患者人文关怀、提升患者就医体验，推动实现高质量发展。

关键词： 多学科诊疗　日间治疗　友善医疗　延伸护理　药事管理

国务院办公厅发布的《关于推动公立医院高质量发展的意见》（国办发〔2021〕18 号）要求强化患者需求导向，推进医疗服务模式创新，更好满足人民日益增长的医疗卫生服务需求。《公立医院高质量发展促进行动（2021－2025 年）》（国卫医发〔2021〕27 号）进一步提出了"实施患者体验提升行动"的要求。公立医院高质量发展的医疗服务模式创新，不

---

* 瞿介明，博士生导师，上海交通大学医学院附属瑞金医院党委书记，主要研究方向为临床医学与公立医院党建；雷光华，博士生导师，中南大学湘雅医院院长，主要研究方向为临床医学与公立医院管理；刘志刚，上海交通大学医学院附属瑞金医院高质量发展办公室执行主任，主要研究方向为医院精细化管理；刘逸杰，上海交通大学医学院附属瑞金医院学科规划与大设施管理处研究员，主要研究方向为学科发展规划。

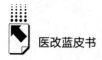

仅要着眼于提高服务效率与质量，更要立足于全人理念，从"看病"的医疗服务理念向"看人"的医疗服务理念转变，从"以医学科学手段的治疗为核心"向"以全人关怀的诊疗变革为核心"转变，以服务流程、模式与内涵变革为落脚点，帮助患者解决生活功能障碍、实现回归社会正常生活的目标，提高其生命质量与尊严。

一　推广多学科诊疗模式创新

（一）改革趋势

1.趋势一：建立肿瘤多学科诊断治疗体系

整合现有医疗资源，由优势学科牵头建立一体化肿瘤诊疗中心和多学科融合病房，通过地理集中分布等规划配套，促进多学科精准诊断、精准药物治疗、放射治疗，为患者提供高质量全流程就诊服务。

2.趋势二：建设专科医联体MDT诊疗团队

发挥医联体内各重点专科技术优势，围绕专病设置医联体MDT诊疗团队，协同推进专病的诊疗工作，促进技术优势互补与区域医疗水平提升。

3.趋势三：创新中西医专病协作医疗模式

针对专科重点病种及关键治疗环节，建立中西医多学科诊疗体系，发挥中、西医在重大疑难疾病攻关中的协同作用，深挖名老中医治疗急重症的优势，探索更多中西医协同救治的临床路径，打造高水平中西医协同综合诊疗中心。

4.趋势四：深化多学科诊疗模式实践内涵

通过推动门诊多学科诊疗模式、深化日间服务的多学科协作以及建立无痛诊疗、癌痛治疗的多学科合作平台等，将多学科诊疗模式渗透至各医疗场景。

（二）具体实践①

1. 案例一：将多学科协作渗入无痛医院建设

（1）建立虚拟疼痛单元整合全院资源

传统的疼痛管理只有在患者疼痛难忍时才进行镇痛，当前医院已开始打破传统疼痛管理模式，建立连续、多次的评估以及超前、规范干预的疼痛管理新模式。依托电子信息系统开设虚拟疼痛单元，将急诊、内科、外科、精神科、ICU 等学科的医护人员纳入联合诊疗体系。建立连续、多次评估及超前、规范干预的新模式，对于一般患者由疼痛联络人员开具协议医嘱；对于重度及顽固性疼痛患者，自动生成会诊邀请。借助电子信息系统，疼痛专家能够对院内全体疼痛患者实施远程监控，如有必要则立即给予床旁处理，相关医护人员就处理效果向疼痛专家反馈，实现虚拟单元多学科诊疗的闭环管理。完成疼痛管理模式"实-虚-实"的转变，实现"第五大生命体征——疼痛"的监测与管理。

（2）建立多学科协作的癌痛规范化管理制度

为了实现疼痛管理标准化、规范化，有效提高疼痛护理管理质量和患者满意度，医院开展多学科合作，与信息化系统联动，利用信息化平台对恶性肿瘤患者疼痛控制进行质量监控并实施疼痛护理管理质量持续改进，实践癌痛患者管理模式。通过发放问卷调查表，了解全院疼痛管理现状，明确癌痛管理关键点。制定包含癌痛规范管理制度、癌痛患者专项随访制度、宁养院居家服务制度、安宁疗护管理制度等在内的一系列癌痛规范化管理制度，基于此对疼痛和安宁疗护专科护士及社区医护开展规范化培训。

（3）实现多学科全人癌痛照护

建立癌痛管理多学科团队，团队成员包含临床医生、肿瘤专科护士、疼痛专科护士、安宁疗护专科护士、临床药师、营养师、心理咨询师与志愿者，将患者家属纳入癌痛管理范围。医生遵循世界卫生组织发布的癌痛用药原则，

① 特别感谢四川大学华西医院、华中科技大学同济医学院附属协和医院、重庆医科大学附属第一医院、上海市胸科医院对于本部分案例写作的贡献。

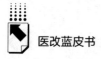

首选口服给药、按阶梯用药、按时用药、个体化用药、注意具体细节。基于癌痛知识知晓率问卷调查，选拔骨干护士作为癌痛质控小组成员，负责督查癌痛护理质量、制定疼痛管理培训课件、对典型病例进行讨论和开展护理查房。药师负责参与联合查房与提供用药建议。营养师负责提供营养支持，参与联合查房并开展营养评估。发挥心理咨询师的作用，在进行身体疼痛管理的同时，充分重视患者心理，为患者提供心理评估、心理咨询等服务。

2. 案例二：推动形成多学科协作的静脉血栓栓塞症（VTE）防控

（1）成立多学科 VTE 快速响应团队

构建一套科学合理的院内 VTE 防治体系，可提高患者生活质量、降低致死率、控制医疗费用、减少医疗纠纷。针对疑难、危重肺栓塞和深静脉血栓栓塞病例，呼吸内科、急诊科、重症医学科等科室联合起来，组成院内 VTE 快速反应团队，建立院内应急预案与标准化服务流程，定期开展多学科联合门诊、联合查房和应急演练，从而优势互补，共同推动全院 VTE 防治体系的构建。

（2）开设药学联合咨询门诊

针对全院 VTE 高风险科室，如胸外科、心外科、心内科、肿瘤外科、呼吸内科等，设置药学联合咨询门诊。临床药师同相关高危科室运用定量药理学方法以及智能计算工具（如 Smartdose）等，建立新型抗凝药物个体化给药剂量预测模型，降低患者出血及栓塞风险。临床药师通过确认患者抗凝药物使用指征，会同看诊医生讨论抗凝用药方案，同时建立患者抗凝治疗随访档案。对门诊初诊、复诊以及随访患者开展用药教育，药物联合咨询覆盖全院高风险科室，追踪监测药物不良反应的发生情况。

二 推进日间治疗的效率提升

（一）改革趋势

1. 趋势一：论证拓展日间手术病种范围

将互联网、医疗大数据、人工智能等新技术应用与循证医学理论相结合，科学拓展日间手术病种涵盖范围，积极探索新术式术种。

2.趋势二：整合从医院到社区的服务网络

理顺日间手术患者服务链，将医院治疗与社区康复相融合，建立整合从医院到社区的完整医疗照护体系，在双向转诊、术后随访观察和社区医护人员培训三个方面构建相应的协作机制。综合运用规范诊疗、快速康复等模式，提升诊疗效果与质量。

3.趋势三：引入加速康复外科治疗理念

构建多学科协作的日间手术加速康复外科团队，梳理目标病种的围手术期管理重点环节，对标最新诊疗指南与共识，以精准、微创外科技术为支撑，全面优化围手术期的健康宣教、做好患者营养与疼痛管理、充分开展康复指导。

4.趋势四：完善日间手术质量安全评价指标

全面统筹日间手术的质与量，构建医生自控、科室主控、医院总控的院内质控机制，科学合理确定考核指标体系，为日间业务的推广做好质控与管理工作。

（二）具体实践①

1.案例一：实现“互联网+日间手术”全流程闭环管理

（1）识别日间手术患者及家属需求

基于互联网打造线上线下相结合的日间手术全流程闭环管理，以“互联网+”服务管理平台为基础，以病人为中心，以安全和质量为底线，以管理和信息化技术为手段，运用问卷调查和访谈等手段，收集日间手术过程中患者的就医体验反馈。通过分析原因（Why）、对象（What）、地点（Where）、时间（When）、人员（Who）、方法（How）的“5W1H”方法，收集和识别患者对日间手术过程的潜在需求和期望，将患者原始信息转换为医疗服务质量

---

① 特别感谢四川大学华西医院、浙江省台州医院、广州医科大学附属第一医院、上海市肺科医院、华中科技大学同济医学院附属协和医院对于本部分案例写作的贡献。

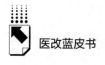

特性要求。

（2）实现日间手术一站式服务

推动日间手术全流程闭环管理，加强各业务科室之间的衔接，实现全流程管理和优化，统一收治、统一管理，完成患者从术前准备、术中到术后居家康复过程中的全流程服务管理，提高整体日间手术服务能力和水平，提升患者满意度。设立入院管理准备中心，患者在入院管理准备中心一站式完成所有入院前的交费、检查检验预约、手术预约、麻醉初筛及宣教。构建可视化检查预约信息平台，推动预约缴费检查一体化，实现预约零跑动且所有术前检查半个工作日内完成。患者在 App 端可以完成在线手术时间预约，所有预约信息通过 App 消息或短信的方式推送给患者。确认日间手术单后，支持住院预缴金和特需服务费用在线支付，自动向患者推送付费成功的消息。患者也可在 App 端查看本人术前检查检验项目并直接发起预约，平台根据患者的疾病类型和诊疗进度，推送相应阶段的宣教资料。除了能够查询检查检验报告，患者还可线上预约门诊复查和在线咨询。

（3）"互联网+术前评估与宣教"

医生可通过 HIS 系统开具相应日间手术单、各类术前检查检验项目，为不同患者定义不同的量表并推送给患者填写，有异常情况实时报告医生端和发出用户提醒。同时可通过 App、课堂等多种渠道自动推送相应的术前宣教材料，包括文字、视频等，帮助患者了解自身疾病信息、术前准备事项以及入院后相关注意事项，并掌握手术流程，消除患者的手术不适感。

（4）构建电子化麻醉访视单

将麻醉评估前移至门诊，构建电子化麻醉访视单，并实现麻醉访视单在麻醉医生、住院管理中心、门诊医生之间的互通共享。落实麻醉评估完全覆盖，尽量避免因非计划停刀而造成多番往返，减少患者时间与精力的消耗。

（5）实现患者集中宣教并有序安排入院

除了集中宣教以外，还要分时段将日间手术患者安排入院并分别办理入出院手续，依照麻醉方式、疾病病种的区别将患者安排到不同区域进行诊治。

（6）线上线下一体化促进患者康复

针对术后康复患者群体，组织由主管医师领衔的服务团队，开展不间断、全链条、一体化服务，在线上进行居家指导，患者以线上方式进行复诊，医生根据患者实际情况提醒进入医院进行线下诊疗，同时患者也可在线上完成挂号和开检查单的流程。医护人员线上答疑，了解患者术后康复、并发症控制等一系列情况，及时给予指导。通过院内和院外、线上和线下相结合的服务方式，提供由院内到院外再到院内的全病程管理服务路径，实现"居家指导"+"线上复诊"+"引导二次入院诊疗（线上挂号和线上开具院内检查单）"连续性闭环管理服务。

2. 案例二：日间治疗融合加速康复外科（ERAS）模式应用

（1）组建日间快速康复团队

联合医生、护士、麻醉师等多方人员组建快速康复团队，开展无痛病房管理，并制定日间手术的快速康复和疼痛管理实施指南。设置医疗助理师特色岗位，全流程协助患者完成诊疗活动。借助医学和心理学知识，医疗助理师就病情与患者进行积极沟通，解释相关的诊疗计划。医疗助理师根据主诊医生开具的检查单收集患者检查结果，组织各项 MDT 评估，将评估结果与患者进行沟通。医疗助理师以日间手术的信息化为抓手，不断推进医疗保障规范实施、效率提升、患者的就医体验等环节的改进。"全流程管理理念"覆盖了患者从入院前到出院后的整个医疗过程。医疗助理师不断为患者提供"安全、高效、便捷"的日间医疗服务。

（2）提升微创与麻醉技术以加速患者康复

一是手术方式精益求精，通过"切口微创+麻醉微创"模式，实现手术全流程微创技术应用、患者快速康复，以及三、四级手术的日间化。例如，通过实行微创外科手术"无管化"，使得患者在进行肺癌手术时术中不需要气管插管、导尿管，术后不需要胸腔引流管，保障日间手术安全性。通过微通道经皮肾穿刺造瘘取石术方法，将手术切口缩小到只有 3 毫米。二是麻醉方式精益求精，麻醉科针对性选择静脉麻醉、肋间神经阻滞麻醉、椎旁组织麻醉、硬膜外阻滞麻醉、静脉镇痛、迷走神经阻滞等麻醉技术，使麻醉效果更精准，加速患者康复。

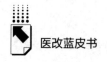

（3）建立日间患者加速康复的术后管理规范

明确术后饮水或进食、床旁站立、下床行走时间，记录患者下床后步行路程。加强围手术期镇痛管理，促进患者功能恢复和术后康复。建立术后镇痛规范，运用多种术后镇痛方法，减少单一药物的使用剂量与输液量。

（4）深化加速康复的术后护理

对患者进行术后风险评估，包含血栓风险评估、皮肤状态评估、跌倒风险评估等，基于评估等级督促患者遵医嘱用药、协助患者床上翻身或进行下肢活动，预防患者术后活动时跌倒的发生。监测患者术后生命体征，在患者全麻初醒回到日间病房后，安置心电监测且每小时巡视。观察患者意识变化，引流液的颜色、性状、数量及伤口周围情况。指导患者进行功能训练，加速恢复患者的正常生活功能。

三 拓展延伸护理服务

（一）改革趋势

1.趋势一：拓展"互联网+护理服务"

基于医院建立的"互联网+护理服务"模式，持续推动信息平台优化升级，逐步与全国医疗机构建立横向和纵向联动机制。培养专业化、高水平护理服务人员，精准对接不同人群、照护情境等需求，助力"互联网+护理服务"走深走实。

2.趋势二：设置专病的护理专家门诊

关注术后伤口护理、管路维护、生活习惯改善指导等重要的患者需求，设立护理专家门诊（PICC、伤口造口、心血管代谢与糖尿病等），发挥护理在疾病治疗、疾病预防、促进健康方面的指导作用和专业价值。

3.趋势三：打造一站式的无陪护病房

基于重症监护病区和急诊科的无陪护管理经验，推进普通病房的无陪护病房管理模式建设。创建完善的服务保障体系，探索开展集预约探视、线上探视、陪检送检、餐食配送、健康教育、特殊患者需求服务于一体的一站式线上无陪护服务模式。

4.趋势四：打造一体化整体照护模式

做实责任制整体护理，以"患者-家庭"为中心，打造医院、社区、家庭三位一体的整体照护模式，面向老年人与慢病患者等人群开展健康管理，提供延续性的医疗照护服务，帮助患者恢复在家中的日常生活。

5.趋势五：探索全流程个案管理模式

基于专病个案管理模式，个案管理师开展以患者为中心的全病程管理服务，重点针对患病周期长、疾病疑难复杂、存在加速康复需求的患者，解决其就医过程中遇到的治疗康复问题乃至生活疑惑，同时作为多学科诊疗模式的纽带，实现多方信息共享的患者全方位照护。

（二）具体实践[①]

1.案例一：构建"互联网+护理服务"模式

（1）明确"互联网+护理服务"具体运行模式

以医院为主体构建"互联网+护理服务"模式，增加患者收案环节，明确患者收案标准，专科护理人员通过系统评估将患者纳入管理系统，为患者及照护者提供身份认证与预约服务，保障后期护理安全。实施"医院-家庭""医院-社区""医院-社区-家庭"三种模式，分别以伤口/疑难造口护理、糖尿病管理和居家安宁疗护项目作为试点，联动线上和线下服务。聚焦疑难、慢性或有其他全身合并症造口护理；开展线上糖尿病管理，由专人根据对接社区的服务能力与项目难易程度进行转介，对于难度大、要求专业技术操作的服务项目，由专科护理人员上门服务或者下社区现场指导；居家安宁疗护项目通过"线上+线下"方式开展，专科负责人首先在线上对患者需求进行评估，然后将患者转介至线下医疗机构，专科护理人员上门评估每位安宁疗护

① 特别感谢南京大学医学院附属鼓楼医院、吉林大学第一医院、北京大学第三医院、重庆医科大学附属第一医院、上海市同仁医院对于本部分案例写作的贡献。

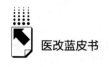

患者情况，聚焦疑难症状与难控疼痛等问题，同时做好患者的结案管理。

（2）基于用户体验自主研发信息平台

医院对于患者对居家照护服务与"互联网+护理服务"的接受度与期待进行问卷调查，同时对相关科室的项目负责人进行访谈，基于用户角度确定信息系统模块功能需求，构建"互联网+护理服务"信息化平台建设框架。采用模块化与层次化的架构设计，保障管理端灵活操作。系统管理员可以在管理端添加协议区域医联体单位或其他医疗实体机构，实现区域内医疗数据和资源共享。后续进行智能监测系统和预警系统植入、家庭医生团队签约、卫生健康平台对接工作，形成区域内资源整合的联动服务体系。

（3）专项组实施人力资源动态调配

通过信息系统进行"互联网+护理服务"管控，划定实施"互联网+护理服务"模式的目标人群，着重关注出院患者与特殊人群，不接受急诊服务。患者可预约24小时后的上门护理服务，若订单下达4小时后无人应答，则项目负责人展开协调沟通，之后通过手动派单来保障服务人力。

（4）建立延续性健康照护档案

将"互联网+护理服务"模式对接主体医院的医院信息管理、实验室信息管理与电子病历系统，实现患者就诊资料、居家医嘱等信息的智能化导入，确保护理记录有据可循，建立延续护理服务档案，基于"互联网+"形成全流程医疗健康整合服务。

2.案例二：开设伤口造口护理专家门诊

（1）建立护理门诊工作流程与规范

专科护士在门诊工作中，对患者进行针对性查体、建立信息档案、通过量表对患者生活方式实现精准评估，为患者提供专业化、个性化的健康教育指导与动态的管理建议，并将全程的执行情况进行记录存档。根据创面管理模式运行以及疑难慢性创面的类型和特点，制定慢性创面居家管理工作制度，推进慢性创面处理标准化与安全化，规范创面诊疗与专科技术操作流程。

（2）对门诊患者进行跟踪管理

基于慢性创面患者门诊就诊的评估结果，将符合收案条件的患者纳入慢性创面管理收案患者库，为患者建立个人电子信息档案，包括患者的基本身份信息、联系方式、诊断结果、既往病案记录、伤口处理记录、伤口照片、化验影像检查结果、主要照顾者资料等。对患者开展早期干预，提供全身评估、健康咨询、并发症预防和处理等服务。在不同阶段对创面进行追踪和评价，动态监控创面变化。与相关临床科室沟通合作，实现创面全程管理。

（3）执行门诊专科护士会诊制度

针对临床慢性创面治疗存在的难题，伤口专科护士根据患者情况与医疗团队开展会诊，制定创面综合诊疗方案，发挥专科知识和技能优势。

（4）持续提升伤口护理能力

定期开展伤口造口团队成员的面授培训和现场指导，内容包含疑难慢性创面患者收案结案标准和流程、专科评估、专科诊疗规范、创面治疗新技术、创面疑难问题的解决、创面治疗的信息化管理、创面管理的质量改善等，通过理论讲座、操作工作坊、案例讨论以及专项培训，提高创面管理水平。

3. 案例三：开展延续护理服务

（1）基于患者需求开展个性化延续服务

通过访谈了解患者心声，结合专病诊疗指南与循证实践，形成专病延续护理方案。通过患者 App、微信、患者联谊会、护理门诊复查、居家访视等方式提供个性化的延续护理服务，并动态评价患者需求变化，满足患者个性化居家护理需求。

（2）建立患者分类延续服务体系

持续追踪患者检验指标，建立患者电子健康管理档案，使健康教育紧密贴合患者病情变化。建立微信病友群，搭建病友学习和交流沟通的平台。根据患者自理能力评分建立延续护理 A、B、C 三个级别的微信群。A 群包含所有术后患者；B 群主要是出院时自理能力评分为中度依赖的患者，需要护士进一步跟踪指导；C 群则是出院时自理能力评分为重度依赖或家属照护能力较弱的患者，护士给予一对一居家生活指导。

（3）为癌症晚期患者提供安宁服务

通过设立宁养院，为贫困的癌症晚期患者提供免费止痛、心理舒缓等全

人服务。运用身、心、灵全人照顾的模式为宁养患者提供痛症控制、心理与灵性关怀、家居护理、社会支持服务。

4. 案例四: 探索专病个案管理模式

（1）成立专科疾病个案管理团队

建立一支跨学科的个案管理团队，团队成员包含个案管理师、临床医生、影像医生、病理医生、放疗医生、药师、营养师等。个案管理师（专科护士）为个案管理团队的协调者，负责发起团队会诊与病例讨论，承担患者收案管理、治疗方案评估、患者治疗陪伴、日常康复支持、病友活动组织、终末关怀等职能。

（2）建立个案管理信息平台

建立个案管理信息平台，该平台能够与院内 HIS 和病理检验系统联动，患者首诊立即通知个案管理师收案管理，个案管理师在信息平台中记录患者治疗计划、多学科会议、随访、健康教育等信息，同时实现科研数据收集。

（3）实行前瞻性全面干预模式

个案管理师在术前、术中、术后到出院再到第二次手术全过程给予患者预见性干预措施，建立前瞻性管理模式与管理系统。依托护理门诊、互联网居家指导等完成预防指导，结合门诊治疗、居家训练、家庭康复、个性化饮食干预等改善患者生活质量。

（4）构建患者交流信息平台

建立以患者为中心的"1 患+1 家+1 医+1 护+1 护士长"的微信沟通群，在全程管理模块关注患者疾病情况、治疗路径，随时与个案管理师保持密切交流。

（5）建立患者自我管理手册

个案管理师为每名患者制定"自我管理手册"，并在患者出院时提供给患者。自我管理手册会记录患者基本信息、疾病情况、高风险因子、出院后服药情况以及疾病控制情况等，让患者及其家属直观地了解治疗计划，保障患者治疗与康复的顺利推进。

四 推进药事管理服务创新

（一）改革趋势

1.趋势一：开设药学咨询门诊

开设药学咨询门诊，针对慢性疾病、合并使用多种药物、存在肝肾功能问题、儿童、孕妇等不同患者需求，开展特殊药品与特殊给药方式药品的用药咨询。

2.趋势二：建设精准化药事服务中心

推动药事服务纵深发展，通过建设慢病、妊娠期用药标准化管理中心、精准化药事服务中心提升重点领域的用药质量与规范，助推个体化精准用药。

3.趋势三：构建用药全程风险防控体系

围绕患者安全用药，构建从处方开具到患者用药的全过程用药风险防控体系。在现有的智能化辅助人工处方审核工作的基础上，构建完善的临床用药决策支持系统及区域性处方审核中心。

（二）具体实践①

1.案例一：搭建多学科联动药学服务管理平台

（1）组建多学科药事管理团队与质控体系

由药事管理与药物治疗学委员会牵头，医务、药学、护理、感控、检验、信息、运营等多部门共同参与，设置专项工作小组，开展处方点评、抗菌药物管理等工作，推动各小组通力协作，多学科联合促进药学服务深化和药事管理创新。建立两级用药治疗管理质控与风险防控体系，药学部对发现的不合理问题进行内部集中讨论，形成初步共识后，由医院临床合理用药管理专家组集体讨论后认定。

---

① 特别感谢四川大学华西第二医院、西南医科大学附属医院对于本部分案例写作的贡献。

（2）面向特殊人群开展个性化药学门诊咨询

为特殊人群（慢性疾病患者、肝肾功能不全者、儿童、老年人、孕妇等）提供个性化用药指导，临床药师进行检测报告解读、提供药物选择及剂量调整建议、提供特殊剂型药物使用指导，辨别不良反应并且防范药物或食物相互作用。建立患者信息档案，组建用药微信交流群，深化用药交代工作。进一步制订患者随访计划，并通过信息技术持续监测患者用药过程的有效性和安全性。

开设 PCCM 咳喘药学、抗凝、妊娠联合门诊等特色门诊，临床药师与医生一同出诊，进行信息收集与适应证评估，现场开展用药咨询与教育，制定个性化方案，进行合并用药评估与药物重整。

（3）开展全方位住院患者用药指导服务

对于住院患者，基于疾病史、用药史、食物药物过敏史、药物不良反应史、肝肾功能评估等一系列入院评估，进行患者药物治疗分类管理。对于普通患者，审方药师执行医嘱审核。对于重点患者，临床药师负责建立档案并进行药物治疗管理。临床药师开展药学查房，回顾患者病史与用药史，评估药效与不良反应，持续提供个体化用药教育，并对患者药物治疗情况变化进行处方精简或重整。

2. 案例二：开展多维度药学服务

（1）提供多种形式的药学服务

为门诊和随访患者开设药学 MDT 会诊、妇儿药学专科门诊，提供慢病患儿用药管理与随访、特殊用药装置教学等服务。从用药指导、药物咨询、治疗评估等多方面为患者提供全方位多渠道药学服务。对于住院患者，提供静脉药物集中配制、住院医嘱审核、药学查房、特殊用药管理与全咨询、床旁/移动药学会诊等服务。

（2）搭建基于互联网的用药咨询服务平台

搭建"互联网、物联网+药学"用药咨询服务平台，患者可通过图文和语音进行线上药学咨询，接受长期用药指导。远程手机端自动推送药品调配与领用信息，患者还可自行查询相关信息。建立线下送药到家的云端药学服务体系，结合在线审方调配与物流配送，实现常见病和慢病患者足不出户购药与合理使用。

（3）多种形式开展合理用药科普

自制合理用药的科普视频、自撰科普文章，结合世界疾病日等时间节点，开展多种形式的合理用药科普宣教。拓展用药科普的覆盖面，走进幼儿园、学校、社区，与电视台合作，定期开展线上线下大讲堂与学术会议；走进农村，组织"精准扶贫，医疗下乡"对口交流活动，关注留守儿童的用药安全可及和身心健康发展。

五　实行一站式服务流程创新

（一）改革趋势

1. 趋势一：门诊检查预约的一站式服务

以互联网医院为基础，提供"114"电话、网站、微信、手机应用软件、门诊自助机、医生工作站、护士站、门诊服务中心、分诊台和社区转诊等多种挂号途径，实施门诊预约统一号池管理。设置一站式检查集中预约服务台，提供医院 App 或服务中心热线改约支持。

2. 趋势二：多学科诊疗的一站式服务

以患者就医一站式全生命周期健康为核心，支持医院以去中心化方式，按照"以学科、器官为中心"分布式设置出诊区，打破传统学科划分格局。按照固定病种、人员、地点与时间的"四固定"标准化多学科诊疗管理模式，推进落实对多学科诊疗患者的全流程管理，为患者制定个体化最优诊疗方案。

3. 趋势三：外科加速康复的一站式服务

以"一站式 ERAS 院前评估单元""多学科协作管理和围手术期智慧化管控""院后延伸服务与随访"模式，全面优化围手术期健康教育、营养支持、疼痛管理和康复指导，打造门诊服务、入院评估、术前讨论、手术准备、术中管理和术后随访的标准化流程。

（二）具体实践①

1. 案例一：从线上到线下的就诊服务流程改革

门诊服务"一窗通办"：建立"门诊综合服务中心"，实现"一窗受理、一站服务、一章管理"的"三合一"服务模式。入院准备"一科搞定"：成立"入院准备中心"，实现"入院集中预约、床位集中管理、手续统一办理、院前检查检验、院前健康教育、麻醉前会诊"六项功能一体化。医技检查"一处预约"：成立"检查预约中心"，实现门诊、住院检查一站式集中预约，以"电影院"选座方式进行分时段统筹安排。出院办结"一步到位"：成立"一站式出院中心"，全面整合出院结算、病历打印盖章、出院带药和医保咨询，出院带药从"人等药"变成"药等人"，真正实现让患者出院"最多跑一次"的就医体验。医患问题"一站沟通"：成立"医患沟通中心"，集中受理医疗投诉、早期介入纠纷咨询。建立集远程诊断、远程影像、远程超声等服务于一体的"远程诊疗中心"。充分利用信息化技术，创新"互联网+服务"，构建"全资源、多渠道、一键式"智能化集中预约平台，围绕电子就诊卡革新与建设，引入人脸识别技术，打造"线上线下一体化生态"，实现"一张脸刷通就医全程"。建立 24 小时内及时会诊确诊制度，完善入出院制度，实行"7×24"小时办理入院，"7×10"小时办理出院，缩短检查检验预约和结果报告时间，并通过加强术后护理、康复与感染控制加速患者康复。

2. 案例二：构建一站式肿瘤诊治绿色通道与全病程管理体系

为肿瘤患者建立从门诊、日间病房到多学科诊疗病房的诊治绿色通道，一站式解决肿瘤患者诊治需求，缩短确诊时间与提高患者满意度。从八个方面推进建设肿瘤专病全生命周期智能管理平台。一是落实收案管理机制，整合 HIS 系统、超声及病理诊断系统，主动识别、通知及自动接入肿瘤患者就

① 特别感谢北京大学第三医院、浙江省人民医院、华中科技大学同济医学院附属协和医院、重庆医科大学附属第一医院、四川大学华西医院、四川大学华西第二医院对于本部分案例写作的贡献。

诊临床数据，记录患者咨询的问题及会诊信息；二是评估患者及其家庭需求，由平台提醒填写评估治疗计划书、访视记录及相关量表，并记录知会信息及时间；三是保持及时有效沟通，召开线上多学科诊疗会议、家庭会议，提醒会议时间、填写会议记录；四是落实个案追踪管理，个案管理师可以手机记录信息，患者有需求可直接通知相关人员，平台提供未回诊名单并通知个案管理师追踪随访；五是共建专病知识库，记录患者及其家属常见问题，并线上邀请各学科专家提供最佳解答，建立全程健康知识库；六是设置评估质量指标，制定成效评估量表，为照护质量提供数据采集基础；七是运营健康教育公众号，由亚专业团队在信息平台宣传医学知识及进行患者维护；八是实施"精准快捷诊断-治疗-健康教育-随访-智能提醒复诊"的"院内+院外"全生命周期信息化管理模式。

3.案例三：打造"一站式ERAS"服务全面推广加速康复外科理念

（1）全面梳理关键环节

构建科室医护共同参与、多学科协作的加速康复外科工作小组，梳理目标病种围手术期管理重点环节，打造"院前评估单元""院内多学科协作管理和围手术期智慧化管控""院后延伸服务与随访"模式，全面优化围手术期的健康教育、营养支持、疼痛管理和康复指导。

（2）以信息化、智慧化为目标建立完善围手术期管理体系

通过手术排程系统与麻醉管理系统，智能化保障手术质量安全核心制度有效落实。建立基于AI的智能全流程患者管理机制，实现对患者疼痛、营养、康复等方面的实时监控、实时预警，切实将手术质量与手术分级、技术授权密切挂钩，促进"精于术前、慎于术中、善于术后"的理念落地。

（3）强化康复早期介入，提高疗效

加强患者的术前沟通与宣教，向其介绍ERAS及相关建议，协助理解力好和身体素质好的患者，通过康复训练快速出院；下转不适合训练的高龄患者到社区医院，协助做好康复护理。

（4）减少患者的身心灵创伤

通过完善心理状态评估及时评估患者心理状态，建立完善分层分类的心

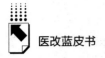

理干预机制。规范评估患者肺功能、血栓风险和疼痛基线，根据评估结果进行个性化健康指导与干预。加强营养风险管理，开展营养风险筛查，对营养高风险或已存在营养失衡的患者，由医护一体化制定术前营养支持方案。

六　促进便民服务配套创新

（一）改革趋势

1.趋势一：提供便捷预约服务

规范预约号源管理，调整放号机制，保障患者对号源的真实可及性。基于多种终端自助报到等分时段就诊管理体系，缩短患者预约等候时间至15分钟以内。

2.趋势二：提升医院环境品质

以改善人民群众看病就医感受为出发点，重视基础建设和诊疗环境的人性化设计，推动服务过程注重人文关怀，追求细节化、精细化，从人文的角度考量患者的需求，延展后勤服务的广度和深度，提升医务人员和患者满意度。

3.趋势三：优化标识导向系统

建立完善的室内外地图和科室索引数据，在医院微信公众号、手机App端设置便民模块提供院内导航服务，利用高精度定位技术，实现快速查找科室、规划行走路线，提升智慧医院就医体验。

（二）具体实践①

1.案例一：优化预约模式便利患者就诊

（1）实现多渠道预约

将预约号源释放比例提升至100%，开通自助机、线上、诊间、窗口等

---

① 特别感谢华中科技大学同济医学院附属同济医院、浙江省人民医院、浙江省台州医院、中南大学湘雅二医院对本部分案例写作的贡献。

多种预约挂号方式。自助机预约挂号可通过"一卡通"新模式实现，患者只要用身份证号码和手机号码即可自助预约挂号。对于线上预约，患者可通过关注医院公众号，或打开支付宝服务窗关注医院号，进行实名注册预约挂号。对于诊间复诊预约，医生会视患者病情，在工作站为患者预约下次复诊。对于出院患者复诊预约，病房医生和护士工作站可为出院患者提供预约挂号服务，确定门诊复诊时间。开设电话预约渠道，医院安排专人负责相关工作。

（2）实行分时段精准预约

推动门诊预约精准到分钟，患者到达诊区后通过自助报到机刷诊疗卡，自动加入排队序列，系统按照预约时间先后顺序，通过短信、微信消息推送提醒患者排号进度。

（3）提供个性化预约服务

患者根据个人需求，预约挂号时可直接预约医师个人。推出"全时空"门诊诊疗模式，通过信息化预约诊疗，让患者成功找到自己心仪的医师，打破空间与时间的限制。基于"互联网在线问诊"，患者通过微信即可进行问诊，线上医师团队根据患者提供的资料和病情信息给患者一一解答，做出初步诊断和治疗方案指导。对于需要进一步来院就诊的患者，医师告知患者提前进行网络预约挂号。

（4）调整预约放号机制

针对号贩"退号再挂号"的操作，修改已退号源的重新发放机制，实行"退号延时随机放号机制"。当出现退号时，此号源不会被立即放出，而是需随机等待一定时间后再放出。基于预约挂号系统进行跟踪分析，发现凌晨1：00到6：00的时间段，预约挂号人数较少，退号延时随机放号机制防范作用有限，号贩依旧能够利用此时段进行"退号再挂号"的"倒号"操作。针对此问题，将退号受理时段从无限制调整为每日8：00至22：00。推出满诊排队预约功能，让患者能够对已预约满诊的医师进行排队。当该医师的预约号源出现退号时，排队优先的患者通过微信服务号可接收到排队成功的消息，患者及时缴费即可成功挂号。具体流程为：对满诊医师进行排

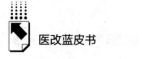

队-选择排队挂号时段-排队等待-排队成功通知-锁号缴费-挂号预约成功。推行挂号"黑名单"机制，对于多次反复违反预约挂号和退号相关规定的用户进行拉黑处理。

（5）实现住院电子化预约

门诊医师在诊间可根据患者的病情进行住院预约，开具电子住院证。患者通过微信服务号随时了解住院预约状态，医院通过微信和短信全过程通知患者，待通知确认后患者来院直接办理住院登记。

2. 案例二：整体规划医院环境品质提升

（1）实施院区整体环境改造

为解决老院区新旧建筑混杂、建筑功能衔接不足、急救功能建筑之间缺乏有效联系的问题，医院通过建设建筑连廊，提升医疗运转效率和环境品质。基于特殊患者需求，楼顶各出入口均采用无障碍通道设计，将消防安全、防跌倒相关措施等纳入工作考核指标体系。加强设置关键区域和关键部门的私密性保护设施，提升卫生间洁净程度，对厕所实行编号管理，建立网格化管理措施，对于使用率最高的公共厕所实行专人"一对一"管理。在医院房屋资源优化调整过程中，注重保护历史建筑风貌和升级人文绿化景观，打造花园式医院。利用门诊广场、庭院绿化、自然水体、屋顶绿化等方式，丰富建筑的空间、布局与形态，创造良好的景观视线及康复活动环境。

（2）开展院内交通治理

实施院内交通综合治理工程，优化交通流线以实现人车分流，缓解院内交通堵塞。安排巡逻车往返院内各区域，接送行动不便的患者。争取政府停车场专项债资金资源，改造并增设公共停车设施，配套建设直达医院门诊大楼的过街天桥，方便患者就诊，缓解停车难问题。用信息化手段实现智能停车缴费和车位管理，通过放置车位余量信息、保卫人员代泊车、扫码提前付费等措施，减少患者院内滞留时间。

3. 案例三：优化院内标识导向系统

（1）统一标识风格

统一设计医院标识导向系统，统一配色、字体、材质和工艺等外观风格，功能上注重可视性、连续性和准确性，提高医院辨识度。

（2）规范户外标识体系

在道路沿线设置全院平面图与楼宇索引及方向，道路分叉口设置多向导视牌，分别导向各医疗大楼。医疗大楼侧边设置醒目的楼宇号牌，增强识别作用。医疗大楼入口设置楼宇名称和编号，提示到达目的地。

（3）规范室内标识体系

在大厅、电梯厅、楼梯间处设置楼层科室分布索引，在转折点、交会点、分叉点及连续通道处设置悬挂式与平面式相结合的导向标识。用红色醒目区分急诊单元，畅通生命支持通道。

（4）强化夜间标识导向

将各种标识设为电光源型，根据季节昼夜长短设定和调节开关时间，满足夜间导视的需求，同时注重节能降耗。楼宇顶层及医疗大楼入口安装LED 发光字，提高夜间路径引导效率。

（5）设置线上标识导向

建立完善的室内外地图和科室索引数据，在医院微信公众号、手机 App端设置便民服务模块提供院内导航服务，利用高精度定位技术，实现快速查找科室、规划行走路线，提升智慧医院就医体验。

4. 案例四：提升便民服务水平

（1）开设多种形式的便民服务

在医院多处设置免手续免费轮椅，成立轮椅开放式管理项目组进行持续改进。在公共区域为患者提供网络、阅读、餐饮等舒缓情绪服务，设置咖啡吧、便民超市、书屋等；设置专门的衣物晾晒间方便患者晾晒衣物。另外，在每个病区设置专人免费为患者提供洗衣、干衣服务。

（2）多维度提升膳食服务质量

后勤部门定期开展餐饮满意度调查，结合临床走访和沟通座谈会，多渠道征集膳食改进意见和建议并加以改进。狠抓菜品质量，规范物资验收、粗加工、出品等环节，成立品控小组对菜品口味进行评估并及时调整。倡导"绿色、健康、营养"的餐饮理念，与临床营养科联合推出科室专属菜谱，

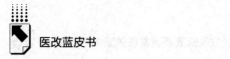

为患者提供饮食健康指导和多样化饮食，确保患者饮食合乎临床治疗和康复要求。实施饮用水质量提升工程，将电热水器升级为直饮水机，为患者提供质量安全、温度适宜的饮用水。上线微信小程序点餐系统，实现菜单可视化并提供菜品营养成分、热量等信息，及时更新菜品，引导患者健康平衡地饮食。

七　开展友善医疗人文创新

（一）改革趋势

1. 趋势一：关注患者社会心理

了解患者真实感受与需求，实现医患关系向"共同参与型"转变，提高患者对疾病诊疗的理解程度、风险与预后的接受程度。加强患者隐私保护，为患者提供心理疏导，帮助患者更好地回归社会生活。

2. 趋势二：建设老年友善医院

建立70岁以上老年患者疑难危重多学科诊疗绿色通道，实行70岁以上老年患者风险评估全员化、80岁以上孤身老年患者全程陪诊制，落实老年患者谵妄护理和安宁疗护，推进老年居家医疗护理服务。

3. 趋势三：推进个性化舒适化医疗

针对老年人、婴幼儿、残障人士、急危重症患者等特殊人群，探索构建舒适个性化诊疗服务模式。依托无痛胃肠镜等已有成熟技术体系和流程，围绕手术管理、康复锻炼、穿刺治疗等需求，制定针对性的个性化舒适化就医流程、技术体系和管理模式。

4. 趋势四：开展医务社工和志愿者服务

开展医务社工和志愿者服务，加大健康教育和宣传力度，探索发挥医务社工与志愿者在医患沟通、秩序维护上的作用。联动医疗服务与社会福利相关团体机构，开展公益慈善活动。

5. 趋势五：强化员工人文素养

在医院文化建设中加强人文素质教育，引导员工重点关注临床思考和医学人文实践内涵，在诊疗过程中融入人文关怀、弘扬高尚医德、展现医学温度，自发地关注患者尊严、敬畏患者生命。

（二）具体实践[①]

1. 案例一：特殊人群围手术期舒适化管理模式

针对外科围手术期高龄患者及婴幼儿特点，将全人关怀理念融入手术患者管理中，形成"3A＋"围手术期患者麻醉管理模式，即结构化术前评估（Assessment）、主要照顾者全程陪伴麻醉（Adding Primary Caregivers）、实施麻醉护理安全保障措施（Assurance）、个性化麻醉苏醒期管理（+PLUS）。

（1）结构化术前评估

对患者自理能力、主要照顾者照顾能力与需求进行评估，利用图片、视频等形式向高龄患者、婴幼儿及主要照顾者介绍麻醉手术环境、讲解手术流程，根据诊疗指南指导高龄患者及婴幼儿按照禁饮时间表禁饮。与患儿以角色扮演等方式演练麻醉吸入流程，降低其恐惧感。

（2）主要照顾者全程陪伴麻醉

通过手术麻醉宣传单让患儿家属了解陪同模式、注意事项、流程等。麻醉苏醒室按照1∶1的比例配备麻醉护士，对患儿家属进行护理指导。根据术前综合评估结果，选择主要照顾者进入预麻室陪伴高龄患者及婴幼儿麻醉，要求家属穿戴隔离衣、隔离帽等防护装备。患者人工气道拔除后，主要照顾者在麻醉护士协助指导下进行日常护理，开展观察患者病情、管理体位、早期床上活动与疼痛评估管理等工作。术前一日由麻醉苏醒室护士采集主要照顾者在安静环境下的音频文件，手术结束后为患者播放"唤醒性"录音文件，让患者能够平稳苏醒。

---

① 特别感谢吉林大学第一医院、四川大学华西医院、四川大学华西第二医院、江苏省肿瘤医院、浙江省人民医院对于本部分案例写作的贡献。

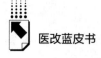

（3）实施麻醉护理安全保障措施

根据患者类型运用标识管理，在床头悬挂笑脸或太阳标识牌分别代表高龄患者及婴幼儿；以科室自定义颜色标识不同护理重点（如蓝色代表病情稳定患者），利于医护人员快速识别重点与组织实施抢救。强化细节安全管理，如术后对输注的血液及冲洗液进行加温，并使用充气式加温毯对患儿进行体外保温；制作可拆洗床档套与约束设备来保证安全。将"术后防压支撑架""伤口压迫带"等发明用于术后高龄患者及婴幼儿照护，促进患者舒适康复。

（4）个性化麻醉苏醒期管理

一是对于术后清醒且无外科禁忌证的高龄患者及婴幼儿，进行洼田饮水试验，无呛咳者可试饮少量清水（每次不超过10ml），逐步增加饮水量。二是制定术后疼痛评估表，实现疼痛评估及管理同质化。疼痛评估中强调对活动性疼痛和爆发性疼痛的评估，给药处置后15分钟评估药物镇痛效果，追踪随访急性疼痛患者使用镇痛药物后的不良反应并配合医生给予及时处理。三是提供个性化恶心呕吐管理，使用Apfel风险评分筛选出需要给予干预的高危患者，将柠檬切片或黄瓜新鲜切片放置于患者口鼻处，达到10分钟或患者要求时给予更换；或使用假饲疗法，对意识清醒的高龄患者给予口香糖咀嚼15分钟，其间由医护人员全程监督管理，避免不良事件发生。四是对患者给予围手术期心理支持，除了采用音乐疗法缓解高龄患者及婴幼儿心理压力，还提供平板电脑播放以围手术期流程为主题的动画片、儿童喜爱的动画节目以及玩具等，麻醉护士还会采用暗示、鼓励的方法与高龄患者和患儿进行交流。麻醉苏醒室采用分区管理，儿童区域采用童趣贴纸以营造熟悉的环境。

2.案例二：开展以患者和家庭为中心的Child Life服务

基于"以患者和家庭为中心的护理"（Patient and Family Centered Care，PFCC）理论，开展Child Life服务，关注儿童心理需求，优化患儿与家属就医体验。

（1）成立Child Life服务项目组

项目组设立组长与副组长各1名，下设督导组、培训组、设计组、宣传组、科研组，由全院各科室护士长与至少 1 名护士开展工作，并指导其他科内护理人员。制定 Child Life 岗位说明书、工作制度与标准作业程序，参考国外儿童医疗辅导师课程制定培训方案，对项目组成员定期开展培训。患儿住院期间，调动 Child Life 服务项目组各成员，医护团队、医务社工、志愿者团队共同协作，全程参与患儿治疗和护理。医护人员可以配合家属录制视频鼓励患儿，在患儿进行骨髓穿刺等有创操作时，使其反复观看视频缓解焦虑与恐惧心理。患儿转科过程中，可连同常规护理交接一同转介 Child Life 服务项目组成员（医护团队人员、护士及医务社工），保障定期的电话随访与互动。

（2）设计多元化辅导工具

针对不同疾病、不同年龄、不同医疗场景设计主题式多元辅导工具。例如，设计小儿血液肿瘤科游戏包并自制阅读绘本，开展亲子艺术治疗；设计小儿神经科患儿书屋、通用游戏包，并开展绘画治疗；设计小儿感染科健康知识飞行棋；设计手术室角色扮演工具包，为患儿提供"神奇手术室之旅"的体验，削减患儿恐惧与担忧。

（3）开展综合性患儿评估

基于疼痛评估量表评价患儿疼痛状况，基于儿童恐惧量表评估患儿对相关医护治疗的恐惧程度，基于医院焦虑抑郁量表评估患儿的心理状况，基于儿童心理社会风险评估表评估患儿及其家庭的风险等级，了解患儿身心综合情况，以此为基础开展针对性的 Child Life 服务。

（4）应用共情技术关注儿童心理

编制《儿童和家长游戏互动脚本》《护士教育手册》《家长教育手册》，指导护士、家长运用同理心与患儿进行更为有效的沟通。提供个性化心理护理，结合患儿生理与心理特点，观察其对于疾病和治疗的心理反应。重视自尊保护，尊重患儿隐私，患儿不配合时即刻停止操作，为患儿提供安静空间，待患儿情绪平复后再进行操作。护士在聆听患儿倾诉时，真正共情患儿的疼痛与焦虑，不断用言语确认其情绪与内心想法，释放亲和力，构建与患儿间的信任关系。

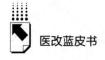

（5）开展丰富的儿童与家庭关怀活动

定期举办儿童活动，用气球和彩带装饰一个温馨的活动现场，由音乐治疗师带领小朋友开展音乐游戏，邀请患儿与家长共同参与游戏，感受快乐的同时增长医疗常识。开设"专家面对面"活动，医院各专家就儿童提问进行回答。开设儿童电台，将医疗护理操作编辑成生动的故事，以音频的形式进行推广，以满足不同患儿群体需求。针对不同类型患儿组织特定团体活动，如小儿消化科、小儿肾脏科定期组织患儿一起画画、讲故事、进行角色扮演活动，并给予小玩具奖励。

（6）调动患儿家庭支持

通过健康教育、治愈案例分享、亲子游戏、讲解相关安抚患儿不良情绪的策略等方法，缓解患儿父母的焦虑情绪，指导其如何帮助患儿做好角色转换、配合诊治与调整心态，并把正能量带给患儿，提升患儿医疗应对技能和安全感，共同战胜疾病。

3. 案例三：开展癌痛患者全程关爱服务

（1）住院阶段基于全面评估与沟通提供关怀

医护人员共同查房，开展典型案例讨论。设置温馨的家庭病房和谈心室以舒缓患者情绪，对患者及家属开展全面的身心评估并落实疼痛健康教育，帮助其建立正确认知。

（2）出院阶段提供个性化全覆盖癌痛管理服务

一是对癌痛患者开展全程电话随访。二是由疼痛科、肿瘤科执行家庭访视。三是通过智能化可穿戴远程控制 PCA（Patient Controlled Analgesia，患者自控镇痛系统），远程监控癌痛患者疼痛药物使用，确保患者居家镇痛的安全性和有效性。通过微信公众平台推送消息，提高癌痛患者自护能力。四是定期开展病友会活动，通过"无痛俱乐部"强化健康教育与同伴支持。开展死亡教育并推广生前预嘱，了解患者余生愿望，在可达范围内尽力帮助其实现。

4. 案例四：医务社工与志愿者服务介入模式

（1）规范医务社工与志愿者服务管理

探索"医务社工+志愿者+社会资源"的实践模式，明确医务社工的专业角色，促进医务社工和志愿者两支队伍的分工配合。逐步形成志愿者招募、管理、服务、评估、激励的制度闭环，规范志愿者队伍建设和机制建设。以患者满意度评价为基础，促进医务社工服务改进。

（2）夯实医务社工专业基础

申报并开展国家、省继续教育学习班，成立医务社会工作标准化领导小组，召开社会工作协会医务社会工作专委会理事会议，实现医务社会工作职业体系上的突破，打造医院医务社工品牌形象。申报医务社会工作标准化试点，制定医务社会工作服务指南，丰富医务社工标准化工作经验，促进区域内医务社会工作的相互交流和推进。社会工作部与高等院校共同建设专业学生实践基地，接受具有专业社会工作背景的学生在院内实习，积累专业实务经验。

（3）医务社工与志愿者协调医患沟通

医务社工全面入驻各临床科室，每天参与临床科室的早交班和查房，了解并解答患者及其家属提出的各种疑问，开展对患者、医护的双向交流，缓解医护患矛盾。基于医患沟通与平安医院建设注意事项开展志愿者岗前培训，做好消防安全、治安安全、信息安全、行风监管等工作，协助日常诊疗秩序维护；及时向有困难的患者提供帮助，开展日常引导与劝导工作。

（4）开展多样化的志愿活动

社工部工作人员带领医务社工及志愿者开展针对门诊患者的就医咨询工作。根据门诊实时情况及时导医分流，缓解人工窗口的压力；指导门诊患者使用自助服务机；解答患者和家属的各类咨询问题，包括路线楼层引导、预约挂号及医院的规章制度，并开展基础健康教育、提供保健咨询服务。医务社工与志愿者于门诊楼组织每周一次的抗癌大讲堂，邀请院内专家讲课。与新闻媒体共建肿瘤科普教育平台，实现线上线下同步直播。每周一次组织大学生及本院职工、志愿者在门诊大厅举办小型音乐会，开展正念减压课程、互助小组活动。吸纳患者作为志愿者，同医护人员一起走入社区，走进福利院、养老院，深入患者家中。设置不同志愿者组，开展自闭症儿童、脑卒中患者、慢病患者关爱活动，以患者、志愿者的真实经历为原型，分享心路历程与促进同伴治疗。

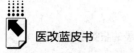

（5）链接社会资源开展公益活动

将医务社会工作作为链接社会福利与医疗服务的纽带，促进公益基金会、社会集团、医院三方商讨协议，对符合条件的住院患者进行救助，开展全国公益行暨大病救助活动。在"六一"儿童节等节日期间，联合志愿者等前往社会福利院看望孤残儿童及孤寡人士，并募集爱心物资。在春节、元宵节、端午节、重阳节等传统节日期间组织志愿者前往养老院开展义演义诊活动，为老年朋友送关爱。为偏远贫困地区儿童捐赠衣物，开展院外捐书活动，改善贫困地区小学生读书条件。开展赠书活动，给广大患者、家属赠送肿瘤科普图书。

国际借鉴篇

International Experience

B.11

国际顶级医学中心发展方向与经验分析

许树强 李为民 沈 洁 沈士祺*

摘　要：　公立医院进入高质量发展新阶段，要求我国大型高水平医院建设未来世界一流水平医院，推动国家医学技术整体提升。世界顶尖医院的管理实践可作为国内医院发展的对标参考，与美国《新闻周刊》世界最佳医院（综合）排行榜10家顶级医学中心进行对标，从国际顶级医学中心的核心竞争力、发展特色与具体举措来看，国际顶尖医院领先实践与我国公立医院高质量发展政策导向相契合，可为国内公立医院提供更多国际视角与经验借鉴。我国公立医院在临床专科建设、面向生命科学与生物医药科技前沿的技术创新、精细化运营管理、以患者需求为中心的医疗服务提供、医务人员关怀等方面均应着力加强，构建医院高质量发展的

---

* 许树强，博士生导师，上海交通大学中国医院发展研究院院长，主要研究方向为国家卫生健康体制改革；李为民，博士生导师，四川大学华西医院呼吸和共病研究院院长，主要研究方向为临床医学与公立医院管理；沈洁，博士，上海交通大学中国医院发展研究院执行院长，研究员，主要研究方向为医院发展；沈士祺，上海交通大学医学院附属瑞金医院高质量发展办公室研究员，主要研究方向为医院服务创新。

良性循环，实现我国医疗水平在国际范围内的提升赶超。

关键词： 国际顶级医学中心　医疗体系建设　医学技术创新

一　国际顶级医学中心与高质量发展体系

国外医疗服务行业发展的背后主要是资本对医疗行业的垄断，住院服务和医药产品的定价权并不由政府掌控，与我国"坚持政府主导、公益性为主导、公立医院主导"的总体要求不同。近年来，我国医院人员支出、医疗服务和产品价格随着市场经济变化增长较快，医疗服务费用的价值也得到更充分的体现；国际医院发展呈现了较高的灵活性与主动性，部分国际顶级医学中心从自身开始延伸医疗体系布局，扩大了业务覆盖度，提升了运营效率与产出，再加上自身多元体制的弹性，使得优质医疗资源通过不同形式得到分配。下文将围绕国际顶级医学中心有关医疗网络布局与管理、重大疫情救治体系建设实践，对国际顶级医学中心在发展体系搭建方面的经验展开分析。

（一）发挥国际顶级医疗中心在城市医疗集团中的牵头作用

1. 合理进行布局与管理，搭建协作医疗网络

（1）克利夫兰医学中心：以同心圆网络系统分层提供服务

克利夫兰医学中心 1990 年就开始建设并不断完善自身的网络系统，一个经济层面的原因是政府开始倾向于补偿以价值医疗为导向的机构。克利夫兰医学中心自 1993 年起开设独立家庭健康中心，到 2013 年这样的中心在周边社区已有 16 个。这是综合区域医疗服务系统的开始。

克利夫兰医学中心医疗服务网点分布在俄亥俄州的西部（包括佛罗里达州、内华达州、多伦多、阿布扎比），以同心圆的形式从中心扩散到外围。系统的中心是主院区，处理最为复杂的急危重症。从中心往外的第一个

圆环上分布着 16 个家庭医疗中心，用于体检预约和一些特殊预约以及一些小手术。部分家庭医疗中心开设了急救部门，并拥有直升机。圆环上还分布着克利夫兰医学中心的 8 个社区医院，向周边的社区居民提供诊疗服务。这些机构内的员工全部是克利夫兰医学中心的医生。

最大的一个圆环是患者的家。克利夫兰医学中心率先通过电子监控，将居家患者与医院连接起来，并进行追踪随访及提供其他服务，例如"家庭心脏护理"项目，帮助心血管疾病患者更早出院。克利夫兰医学中心的线上资源也让患者可以通过网络向世界各地所有的克利夫兰医学中心的医护人员进行咨询。

（2）梅奥医学中心：以技术输出延伸服务形成品牌效应

梅奥医学中心形成了完善的医疗保健网络系统，使患者不必亲自来到梅奥大型附属医院，便能获得梅奥医学中心专业知识和技能的帮助。梅奥医学中心通过与梅奥医疗集团内机构签订合作协议，向合作机构提供服务产品和信息共享工具，共同探索新型健康医疗保健模式，让社区的居民在家门口享受便捷的医疗服务。从 1992 年开始到 2022 年三十年间，梅奥医学中心已经在明尼苏达、威斯康星、艾奥瓦州 44 个社区建立了 16 家医院和 53 个多学科诊所。

同时，为延伸和拓展梅奥品牌，梅奥医疗集团施展地缘战略向海外布局拓展，在全球多个国家和地区搭建了代表处和独立转诊协调机构，使得梅奥医疗中心的保健网络稳定且体系化地扩展，以标准规范、实用便捷的诊疗服务开辟品牌核心竞争力。

（3）哈佛大学医学院附属麻省总医院：以整合的内部转诊网络提供服务

哈佛大学医学院附属麻省总医院利用品牌、规模和人才资金优势，将周边的多家医学中心纳入旗下，使其成为自己的子医院，形成一种紧密的关系。院本部主要接受家庭医生和初级医疗中心上转的疑难重症或急诊，在诊疗过程中，本院与下级医疗机构保持密切联系，及时将患者下转入体系内的康复医院、其他中小型医院或专科医院。这在类似于多院区的架构下体现不同的医疗功能，避免了床位资源重复投入的问题。整体而言哈佛大学医学院附属麻省总医院就是形成了一种关系紧密、功能互补极强的发展模式，让内

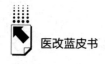
部转诊网络运行得非常顺畅。

2. 医疗网络内专业互补，错位发展有序竞争——以苏黎世大学医院为例

苏黎世大学医院全方位落实机构间合作，促进技术交流协同进步。苏黎世大学医院积极推动医联体建设，建立与区域内各类医疗机构的合作，实现医疗资源的综合供应，合作范围包括州医院、专科医院、地区医院、康养中心、家庭医生诊所等。例如，苏黎世大学医院与 Männedorf 医院之间合作完成手术、与韦德市医院进行老年医学和姑息治疗领域的合作。

通过医疗机构间深度的培训轮换合作，不同机构的医护人员可以相互学习巩固医学知识，并获得常见病的诊疗经验。苏黎世大学医学协调委员会鼓励所有机构之间的合作，促进研究、教学和诊疗水平的提升。苏黎世综合癌症中心就是苏黎世大学医院、苏黎世大学和巴尔格里斯特大学附属医院和附属儿童医院成立的联合卓越研究中心，其成立促进了创新的癌症研究、卓越的患者护理和跨学科培训。苏黎世大学医院还与苏黎世大学、苏黎世联邦理工学院和其他三所大学医院一起建设了一个联合医学研究中心，旨在通过生物医学信息共享来推进以患者为中心的临床研究项目开展。

除了合作提供医疗服务，苏黎世大学医院还以远程医疗带动提升专科诊断服务的全域覆盖能力。苏黎世大学医院与医联体内机构在普通外科、胸外科、放射科、心脏病科和血管外科等领域达成技术合作，一方面向诊所和研究所提供服务，例如实验室诊断、病理和感染检验；另一方面，围绕肿瘤、心脏、创伤、影像等专业问题提供远程医疗支持和意见。在新型冠状病毒大流行期间，远程医疗在康复服务和影像服务中发挥了突出的作用。医生可以通过远程医疗服务，在非常规工作时间，评估其他机构的检查结果并提供第二意见，这样的远程医疗服务在卒中患者护理领域也尤为适用。

（二）建立健全分级分层分流的重大疫情救治体系

1. 改革救治模式，提高重大疫情应对能力

（1）多伦多综合医院：快速响应疫情并应用新模式

疫情期间，医院探索"虚拟诊疗"的远程诊疗模式，在两周内开设疫情虚拟诊所，组建多学科团队，涵盖来自11个不同专业的47名临床医生，鼓励所有专科医生都为患者诊疗开启专科"诊疗循环"，即以各专科视角轮流提供诊疗意见，加速诊断与治疗方案的迭代，应对快速的病毒变异。患者可以通过电话、视频会议、微软团队工具、多伦多远程医疗网络系统、邮件等方式接受非会面的诊疗，医疗保健团队将与患者讨论其实时健康状况、症状和就医的需求，并由医护团队判断是否需要线下就诊，并安排后续的诊疗流程。

快速研发量产分体式呼吸机保障重症患者救治。针对疫情初期的呼吸机紧缺问题，麻醉与疼痛管理部门团队立刻着手设计并制造出更安全有效的分体式呼吸机，在围手术期成像实验室内，召集超百人协同修改标准医疗零部件和现场制造部件，构建呼吸机原型，并公布研究成果，确保全球医学同仁在遇到危机时获得支持，以医院的创新能力向世界贡献医学力量。

（2）夏里特医院：集合国际联盟的力量快速推进重大传染病研究

1710年，夏里特医院成立，柏林爆发鼠疫，传染病成为夏里特医院的研究重点之一。作为欧洲最大的大学附属医院之一，夏里特医院的研究人员在研究和治疗鼠疫、寨卡病毒（Zika virus，ZIKV）、重症急性呼吸综合征（Severe Acute Respiratory Syndrome，SARS）和中东呼吸道综合征（Middle East Respiratory Syndrome，MERS）等病毒及传染病方面有丰富的经验。新冠肺炎疫情期间，夏里特医院的研究人员在最短的时间内研发了第一个COVID-19诊断试剂。

由于德国参与了多项欧盟研究计划，夏里特医院在疫情期间参加的RECOVER项目中还有来自阿姆斯特丹大学和牛津大学等7个国家研究机构的科研人员。夏里特医院从临床医学、流行病学、病毒学、社会科学和实验医学等方面深入研究了新冠肺炎的发病机理、传染途径、病毒变异以及在采取限距隔离等不同措施下病毒的传播方式，随后不断探索疾病的治疗新方式，改善公共卫生状况。

2.改革应急流程，完善标准的程序与计划

（1）约翰·霍普金斯医院：疫情防控指挥中的大数据分析应用

医院在2016年成立的运营指挥中心是一个NASA级的精密系统工程，

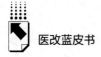
被喻为医院的"中枢神经系统"。在新冠肺炎疫情期间，医院利用指挥中心的运营管理经验和整合预测分析能力，在住院办公室内临时搭建了一个指挥部，指挥部由护士、数据分析师、行政职能人员组成。大数据分析应用中心采用信息系统掌握患者转院数据、床位信息、病情严重程度，从已有的医嘱、手术、影像、急诊、床位管理、实验室、药品管理、人事等系统中实时集成院内疫情防控各类数据，并推送至移动终端，实现工作流程的预测和优先级排序。通过将数据展示在调度中心大屏，协调各单位病床、调度人力资源、提升患者入院安置与出院管理效率，提供以患者为中心的医疗决策。

通过精准的指挥，89%的入院患者等待接受急诊救治的时间缩短到4小时，急诊手术排程缩短2小时，极大程度地提升了急诊容量。新冠肺炎疫情初期，通过精细化的运营管理和调度，实现运营成本节省和更安全的患者管理。

（2）多伦多综合医院：联合出台疫情防控指南并积极推进执行

新冠肺炎疫情出现后，世卫组织积极制定疾病诊疗路径的全球指南，抑制病毒传播，为所有患者提供最佳护理并拯救生命，同时尽量减少疫情对卫生系统、社会服务和经济活动的影响。为实现这些目标，世卫组织《卫生机构和社区COVID-19病例管理操作注意事项》描述了在无病例、散发病例、聚集性病例和社区传播的不同情景下各卫生机构和社区应采取的关键行动，以便及时保障临床和公共卫生服务。多伦多综合医院在指南的制定方面提供了帮助，同时以"支持协作委员会"的形式促进世卫组织的指导文件快速制定并传播。

感染预防和控制（Infection Prevention and Control，IPAC）、职业健康团队以及多伦多公共卫生部门共同认为疫情暴发后，多伦多综合医院快速响应出台了详细的应对预防疫情的指导文件和政策，并在疫情大流行期间规范应用，涉及入院、疫苗接种、手卫生、口罩使用、筛查检测、接触暴露、转诊、ICU陪护等专业的健康信息。疫情管理小组与常规医疗部门的工作人员一起实施控制措施，以防止疫情在患者和工作人员之间进一步传播。具体措施：对受影响的单位和所有工作人员及患者进行检测，在适当的情况下对接触者进行追踪，彻底地清洁并加强所有公共区域的消毒，包括个人防护装备、共用设备等，并严格执行人员进入的规定，遵守社交距离要求。除了计划制订外，多个部门还共同详细审查所有医疗流程，以确保降低传播风险。

3. 推进临床研究，提高重大疫情救治能力

（1）卡罗林斯卡大学医院：用临床数据和研究结果迅速调整改善治疗方法

在管理新冠肺炎重症患者的过程中，医院研究人员与卡罗林斯卡研究所的工作人员一起主导临床研究。医院传染病科主任、传染病顾问与 Nyköping 医院合作，在院内展开研究，探究新冠肺炎的长期并发症成因。参与者根据症状接受支气管镜检查、结肠镜检查或腰椎穿刺检查，研究者将确诊与未确诊的参与者进行比较。相关研究材料一并被提交给瑞典伦理审查局审查，以保证研究的规范性。

（2）约翰·霍普金斯医院：建立生物样本数据库与疫情统计预测模型

约翰·霍普金斯医院多位专家共同建立 JH-CROWN—COVID-19 患者信息和生物样本数据库，便于约翰·霍普金斯新冠病毒疾病精准医学卓越中心开展针对个体患者对疾病和治疗的反应方式的研究。

除发布可供一线临床医生使用的 COVID-19 住院风险计算器外，约翰·霍普金斯新冠病毒疾病精准医学卓越中心还基于医疗记录系统构建了新的疫情统计预测模型，通过患者的症状和人口统计学数据预测住院患者后续的重症或死亡率。

二 国际顶级医学中心与高质量发展趋势

公立医院高质量发展趋势必须由临床专业的发展来引领，临床专科建设是主要抓手，医学技术创新和医疗服务模式创新是必然要求，而新一代信息技术则是关键支撑。如何整合与重组学科资源，促进学科协同发展，带动诊疗能力和水平提升？如何转变研究模式与机制，做好学科产业链的建设布局，实现科研与转化的重大突破？如何落实以患者为中心的医疗服务模式改

革，真正为患者提供个性化、全流程的医疗与健康管理服务？如何通过智慧医院建设、远程会诊等方式实现偏远地区的优质医疗资源下沉？这些都是我们必须面对和回答的重要问题。下文将从临床专科建设、医学技术创新、医疗服务模式创新、信息化支撑四大方面，对国际顶级医学中心在学科建设方面的先进经验进行分析。

（一）加强临床专科建设

1. 以专科协同发展带动诊疗水平提升，提供全面的诊疗方案

（1）卡罗林斯卡大学医院：以专科融合建设促进外科技术能力提升与创新

卡罗林斯卡大学医院在发展过程中不断融合临床学科专业资源，逐渐形成六大临床领域，建设了三大功能专业；其中，六大临床领域分别是癌症、儿童、急诊和修复医学、心脏血管和神经、炎症和衰老、妇女健康和公共卫生；三大功能专业分别是医疗诊断、围手术期医学和重症监护、儿童围手术期医学和重症监护。通过整合学科资源，打造精锐的外科医生团队。一是让每名医师积累更多的手术经验，快速培养医师手术能力；二是在更紧密的专业组织协作下，加速临床技术的创新与推广应用。

卡罗林斯卡大学医院心脏病专业团队坚持创新发展，不断改良医疗技术，持续攻克疑难病例。由卡罗林斯卡大学医院运营的北欧地区最大的心律失常消融治疗中心，工作人员包括 14 名医生和 30 名护士，可提供全方位的现代电生理学治疗，覆盖从先天性心脏病儿童患者、危及生命的室性心律失常患者到需要体外膜肺氧合（Extracorporeal Membrane Oxygenation，ECMO）的心源性休克患者。2022 年，卡罗林斯卡大学医院拥有 4 个高科技电生理实验室，共进行了 1671 人次手术。近年来，团队人员专门研究复杂房性心律失常，并牵头一项多中心研究，论证新的消融概念对房颤的益处。同时，团队人员正致力于研究一种治疗严重心律失常的方法，即在心房外侧的小支管中注射酒精。目前已经治疗了 10 名患者，效果很好，未来将更加充分利用消融疗法改善房颤患者的预后。

（2）夏里特医院：整合医疗资源打造世界一流专科

夏里特医院是德国排名第一的医院，以骨科见长，其骨科中心由两个院区的骨科和创伤矫形外科组成，是整个欧洲最大的骨骼肌肉疾病治疗中心，覆盖所有细分病种。专家小组和骨科技术部门的团队合作致力于提升专病疗效，成立了国际公认的人工关节翻修中心。该部门有两个分支，其一为创伤和重建科，提供上肢/下肢损伤、退化性病变手术和关节镜检查；其二为骨科和脊柱外科，负责治疗骨盆和髋关节损伤，开展髋膝关节相关手术。该部门组织架构包括部门负责人、高年资医生、专家和助理医生，下设脊柱手术、关节手术、手部手术、创伤手术四个团队，明确的团队分工和互相配合使复杂的骨科疾病可以得到妥善解决。迄今为止，该部门已完成近10万例髋关节和膝关节置换手术，诊疗优势在于置换后松动、感染或翻修领域，擅长治疗严重膝关节畸形、先天性髋关节脱位或髋臼发育不良等疑难病。通过膝、髋、踝、肩和肘关节镜微创手术，治疗各类关节病变及膝关节半月板、前/后十字韧带、肩袖等各种运动损伤，年关节镜手术量达数千台。

夏里特医院还拥有欧洲最大及最知名的儿科疾病治疗中心，其在小儿肿瘤及外科方面享有国际盛誉。医院为将儿科打造成强势专科，将小儿外科、小儿麻醉科、小儿放射科及小儿重症医学科结合起来成立儿科中心，在小儿白血病、复杂先天性缺陷（如畸形）、膈疝、肠神经元异常、胸壁变形（如漏斗胸或鸡胸）、肺癌或肺囊肿、先天及后天肾脏和尿道疾病等专病领域持续深化治疗方案研究。

（3）多伦多综合医院：持续拓展心脏直视手术与心血管健康管理的边界

多伦多综合医院以彼得·蒙克心脏中心（Peter Munk Cardiac Centre）而闻名世界，心血管治疗方式持续创新，屡创"世界第一"——早在1935年就首次应用肝素治疗患者，1950年提出了体外起搏器的概念，1953年首次进行低温心脏手术，1976年首次使用实时超声来评估血管变窄的严重程度。

彼得·蒙克心脏中心每年接待55000例门诊患者，进行2680次心脏手术、7000次心脏导管手术，在体外循环心脏外科手术（Open-heart Surgery）

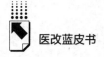

和心血管健康（Cardiovascular Health）领域遥遥领先。中心设立了七个卓越分中心：主动脉疾病卓越中心、心律失常疾病研究中心、跨国临床试验卓越中心、分子医学卓越中心、心血管康复医学卓越中心、心脏瓣膜疾病卓越中心、心脏功能卓越中心。

主动脉疾病卓越中心由心脏外科医生、血管外科医生和医学影像医生组成多学科团队，提供世界上先进的主动脉治疗服务，研究方向主要聚焦评估导致主动脉疾病发展的遗传易感因素、动脉瘤扩张机制的基础研究、评估动脉瘤破裂的预测因素和导致破裂后死亡的生物因素以及评估先进的主动脉分子成像方式，并与跨国临床试验中心合作开展主动脉瘤治疗的循证研究。

心律失常疾病研究中心以实现电生理疾病患者治疗、诊断和照护的世界性突破为目标，主要开展心律失常的临床研究，包含室性心动过速管理、心房颤动管理、植入式装置、先天性心脏病心律失常、心力衰竭心脏再同步治疗和遗传性心律失常六大主题领域。

跨国临床试验卓越中心以心血管系统疾病临床试验为特色，主攻心血管临床流行病学临床试验和健康结果研究。其中一项专题研究聚焦多血管冠状动脉疾病的搭桥手术和血管成形术之间的普遍模糊性，该研究重点关注糖尿病患者，认为冠状动脉搭桥手术是全球数百万拥有多个血管病变的糖尿病患者的标准疗法，搭桥手术可以挽救生命并降低高危糖尿病患者出现并发症的机会。

分子医学卓越中心为患者提供创新诊断和治疗技术，保障其他分中心在心脏和血管诊疗领域的全球领先地位。通过将包括成像在内的传统临床信息与遗传、分子、细胞和生理数据相结合，将重点放在"个性化"的患者治疗和护理方案上，例如心血管遗传学知识的进步让患有心律失常和心肌病的患者能够进行遗传评估以确定其病因。

心血管康复医学卓越中心首创了公私合作的健康保健形式，加强对心脏病患者的连续护理。核心是一项为期6个月的长期计划，专为有心脏病史的人，接受过心脏手术、瓣膜手术、血管成形术及心律失常、心绞痛或其他心脏病治疗的患者，心脏病高危人群设计康复计划。包括：①门诊心脏康复：

以小组为基础的门诊锻炼和教育计划；②居家心脏康复：为无法参加实地康复计划的人提供替代方案；③女性心脏康复：专为女性设计的心脏康复计划，更关注情绪管理；④心力衰竭、运动和教育：专为心力衰竭和心脏移植患者设计的心脏康复计划；⑤糖尿病运动和健康生活方式：帮助糖尿病患者通过饮食、运动和生活方式实现健康生活的教育计划；⑥卒中后风险因素调整和锻炼：帮助卒中患者改善功能并降低再次卒中可能性；⑦积极治疗和生活方式计划：专为正在接受乳腺癌治疗或正在康复的女性设计。

心脏瓣膜疾病卓越中心负责心脏瓣膜疾病相关的诊断、治疗和研究计划制订，以瓣膜性心脏病手术治疗的卓越和创新闻名于世。中心正在开发一个综合数据库，整合所有在彼得·蒙克心脏中心接受治疗的患者评估信息及数据。

心脏功能卓越中心专门研究晚期心力衰竭，包括机械循环支持、心脏移植、心脏再同步化治疗和药物治疗优化等疗法。重点是改善临床结果、提高生活质量、进行患者教育、相关研究和医学教育。中心同时也在进行开创性研究，包括化疗前评估癌症患者心血管风险和心脏病检测，进一步减少癌症引发的心脏问题。例如，中心开创了首个乳腺癌患者心脏病风险的评估系统，由肿瘤学家对患者进行筛查并提供"b风险评分"，该评分代表了患者在癌症治疗后5~10年内患心血管疾病的可能性。这项研究能够确保医生在考虑到心脏毒性风险的基础上，制定个性化的癌症治疗方案。另一项研究是关于心脏核磁共振能否在化疗初期识别乳腺癌患者的早期心脏损伤，进而减少发生心力衰竭的风险的研究，这一心脏肿瘤学的研究将改变现有治疗乳腺癌患者的方式。

2. 持续改进医疗质量与安全体系，致力于保障患者安全

（1）梅奥医学中心：守护患者安全的紧急事件"加一制度"

在医院紧急事件处理制度方面，梅奥医学中心从患者的角度出发，制定员工"加一制度"。此前，梅奥医学中心和其所属的联合委员会研究发现，较大的医疗事故往往是由于疏于沟通而导致的。因此在2007年的梅奥各诊所机构患者安全保障目标中，梅奥医学中心将"进一步促进护理人员有效

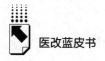

交流"确定为第一要务，由此诞生了"加一制度"，即任何员工都可以在患者遇到紧急情况的时候向任何其他员工求助，不论级别也不必得到批准，以此确保及时有效地满足患者的需要并提升效率。即使凌晨两点，护士也可以紧急召唤一名医生，只要她认为一个患者需要帮助。以"患者为中心"的价值观成为组织成员"DNA 的一部分"，它不仅体现在日常工作中，而且赋予了员工一种特别的权利和道德权威，使其能够在特殊的场合应对自如。

（2）克利夫兰医学中心：建立医疗质量数据披露与外部监督机制

克利夫兰医学中心提倡透明公开地报告医疗质量数据，为患者及医生提供他们所需的信息，以便患者在选择接受治疗护理时能够做出正确的决定。为了提高医院的医护水准和医疗安全，克利夫兰医学中心创建了质量与安全研究所，该研究所主要关注医院的临床疗效、认证体系、医疗风险管控、数据资源管理、环境健康与安全、感染控制、患者医疗安全、流程改进与质量等方面。

2007 年以来，质量与安全研究所每年在官网发布可供查阅与下载的电子版质量报告"Outcomes Book"，同时还印制数万本纸质报告提供给公众。根据各专科的具体情况，质量与安全研究所展示其疗效、治疗程序、手术量以及患者满意度等多种类型的数据。质量报告主要包括医学趋势、典型治疗方案、新科技及创新的总结、年度收治患者数量和治疗结果的相关质量数据等方面的内容。以心脏手术为例，质量报告会分类统计克利夫兰医学中心这一年中完成的各类心脏手术数量、各类术后并发症发生率以及死亡率。

2007 年，克利夫兰医学中心首开先河设立首席体验官（Chief Experience Officer），始终坚持"患者第一"。"患者第一"包含安全医疗、高价值医疗、高质量医疗和患者满意的内涵。克利夫兰医学中心认为，虽然医疗质量是根本，但是患者对质量的看法其实很大程度上会被就诊体验影响，因此患者体验与满意度也是质量报告的评价维度之一。

（3）哈佛大学医学院附属麻省总医院：形成零责备的不良事件上报文化

建立一个"做错事难"的系统是解决医院不良事件问题的根本之策。

只有从大量实践中不断总结经验、发现问题再修正改进，才能促进流程再造，从流程设计上减少犯错机会。因此，哈佛大学医学院附属麻省总医院坚持建立一种零责备的包容性文化，鼓励主动承认错误，鼓励不良事件上报。建立医疗差错和不良事件内部报告系统，广泛收集相关医疗差错信息。建立医疗差错研究基金，指导和教育医务人员充分认识医疗差错，提高防范意识。

哈佛大学医学院附属麻省总医院还于 2007 年创立爱德华·P. 劳伦斯质量和安全中心，其专业领域包括患者安全、质量测量和报告、应用信息学、流程改进、临床合规性、风险管理、培训和教育以及研究。中心同时引入了责任保险来分散风险与分担损失，医生均被纳入医疗过失行为保险的保障范围，一旦发生事故则大多由保险公司负责赔偿，并聘用取得专业证书的风险管理专家，从事该领域的理论与实践工作。

（4）约翰·霍普金斯医院：建立质控研究、培训的专职机构与团队

约翰·霍普金斯医院设立患者安全与质控中心，专注于研究减少并发症、医疗失误及感染的措施，以形成标准化的护理操作实践。患者安全与质控中心对医院所有医护人员进行专业培训并持续监督，并在全美及世界范围内推广统一标准。在持续的质量改进下，医院本部、湾景医学中心及社区医院，均获得国际联合委员会（Joint Commission International，JCI）认证的质量与安全最佳表现奖。

另外，全球领先的误诊研究专家 David Newman-Toker 博士领导医院发展卓越诊断中心，通过对诊断方法和过程的不断改善，提升医疗质量与安全。卓越诊断中心的工作内容包括：①让患者、医疗服务提供者和管理人员了解诊断错误、提高认识。②测量误诊危害的频率和其所带来的额外成本。③利用先进技术在临床实践中提供更准确的诊断。④创造新方法来衡量误诊成本、识别误诊原因和测试解决方案。⑤为诊断研究人员组织成立一个共同协作的中心。⑥召集多学科团队，吸引合作伙伴。⑦找到错误来源，并设想预防和解决问题的策略。⑧衡量对诊断准确性、效率、价值和满意度的影响。⑨培养下一代诊断研究的学术领袖。⑩利用合理的绩效指标和诊断研究资金

激励引导。

（5）苏黎世大学医院：从深度业务学习促进临床实践改进

苏黎世大学医院拥有较为成熟的死亡病例、疑难病例讨论体系，通过深度讨论，结合最新研究成果，促进临床实践的改进。医院所有科室常规开展并发症讨论和死亡病例讨论（Mortality and Morbidity meetings，M&M 会议），以结构化的形式重新评估内部的治疗程序和并发症，并结合最新科学发现将改进措施应用在临床实践中。同时，质量管理委员会将回顾并审查疑难病例，与参与治疗的科室共同讨论总结经验，并将经验融入重症患者的治疗活动中。

除此之外，医院还为各个临床部门制定了标准操作程序（Standard Operation Procedure，SOP），定义所有常见病的标准治疗流程，提供规范化的治疗建议。参与执行瑞士统一的医疗质量控制和保证措施，例如在治疗髋关节骨折、创伤后髋关节置换时执行外部质量保证程序（External Quality Assuarnce，EQA）和瑞士植入手术质量保障基金会植入物登记程序（Schweizerisches Implantat-Registerregistre Suisse des Implants，SIRIS）。同时使用危急事件报告系统（Critical Incidents Reporting System，CIRS）匿名报告重大事件和险情，加强了过程管理中的信息收集与快速应答。

在药物管理及感染管理方面，医院确保了医疗信息的记录、分析、培训与再优化。在每年的年度计划中，重复检查、审视及更新医院感染相关的应对措施。不断制订更新药物安全计划，并融入现有的药物管理措施。引入"单位剂量"的控制指标，提升用药安全水平。建立共同的知识库，以促进对初级医生的进一步培训，发布关于"初始抗菌治疗"的指南和共识。例如《肌肉骨骼系统感染：原理、预防、诊断和治疗》由瑞士骨科和瑞士传染病学会"肌肉骨骼系统感染"专家组编辑发布，并有至少一名创伤学专家和一名专门研究骨骼和植入物相关感染的感染学专家加入编委会。医院还开发了液体取用监测程序，患者可以在病床上用平板电脑操作液体药品的取用系统，管理员预先为患者注册专门的容器，根据患者病历设置液体药品取用限额，护士将在简单的程序界面上记录患者的每日药品摄入量。此系统将提供精准的患者每日药品取用量数据，突出异常值，医生也可共享此日志。

通过成立专业委员会，例如创伤中心成立了感染学-创伤学委员会，提高感染管理质量。针对与创伤相关的骨或软组织感染患者，加强对处在危险中或已经出现感染的患者的管理。在专业委员会指导下接受过不同级别培训的医生每周会面一次，针对外伤后有复杂感染问题的患者进行讨论，并制订治疗和后续护理计划，确保地区现有的专业知识，在所有救援、诊疗的医护人员之间得到有效利用。

（二）推进医学技术创新

1. 面向生命科学、生物医药科技前沿，加强基础和临床研究

（1）卡罗林斯卡大学医院：通过院校资源协同与外部企业合作深化研究

为实现突破创新，卡罗林斯卡大学医院积极寻求内外部研究资助，加强技术创新资源支持。2021 年，医院与卡罗林斯卡医学院合作，获得 23 亿克朗的外部研究资助。1300 个正在进行的临床研究项目中，学术研究数量占 60%，而企业赞助的研究数量占 40%。医院与医学院共同申请并被美国国立卫生研究院（National Institutes of Health，NIH）授予项目基金，同一年还参与了 40 个欧盟赞助的项目，同时，申请了 20 个欧盟赞助的项目，开发远程解决方案和人工智能。除了向外获取研究资源外，医院也不断开办创新课程，吸引来自医院、本地区和来自欧洲的 429 名学员共享技术创新经验。

医院还设置了医工结合创新中心，重视技术创新数据库的建立与维护。建成了临床研究综合数据库，提供所有研究的概述。临床研究综合数据库由卡罗林斯卡大学医院的 IT 组织与研究、开发、教育和创新部门的工作人员合作开发。卡罗林斯卡大学医院加入欧洲大学医院联盟，与患者、企业、研究人员、公共部门和其他医疗机构开展战略合作。欧洲"医疗转型学院"教育倡议的提出，也让医护人员有机会直接负责推动医疗保健事业的未来发展。

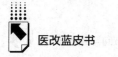

卡罗林斯卡精准医学中心的成立促进了医院和学校在诊断、治疗、开发和研究方面的合作，巩固了瑞典国家生命科学研究实验室（SciLifeLab）和卡罗林斯卡大学实验室在罕见遗传疾病临床诊断上全基因组测序的成果，并逐步在更多的技术和疾病领域拓展研究。卡罗林斯卡精准医学中心还研发了更有效的治疗急性髓性白血病的药物，以不断迭代的现代精准药物使低收入国家和地区的患者获得治疗。

（2）哈佛大学医学院附属麻省总医院："智囊团"式的院企合作模式激发灵感

哈佛大学医学院附属麻省总医院成立了转化研究中心（Translational Research Center，TRC），该中心位于哈佛大学医学院校园的"心脏"地带，拥有18张临床试验床位。转化研究中心凭借高精尖的硬件、专业的医护配备、研究人员和项目经理，建立了与生物制药界的合作关系。

为了扶持临床专业知识有限的小型生物技术公司，转化研究中心会邀请来自麻省及其他地区的疾病专家，协助其建立临床试验方案，在评估新型疗法时实现双向互动沟通。创建全方位、全行业"智囊团"式的新型院企合作模式，研究人员、风险投资家和医疗行业厂商协作，集思广益开展对罕见疾病、神经变性和其他关键领域的研究。同时，转化研究中心简化行政对接点、合同谈判和伦理审查委员会批准流程，以促进研究与转化。

（3）新加坡中央医院：成立一站式研究资源与服务支持机构

新加坡中央医院利用其多学科能力、专业深度以及庞大的患者基础，积极开展临床研究，实现了医疗、护理和相关卫生部门的临床医生以及科学家的相互合作。医院将临床科研作为医学实践不可或缺的一部分，组建了一站式研究资源与服务支持机构——临床试验和研究中心（Clinical Trials and Research Center，CTRC）。中心成立于1999年5月，拥有最先进的医疗设施，旨在促进和协调新加坡中央医院的高质量临床试验。CTRC的设施有咨询室、实验室、流动空间、简易储存室、监控室、产品研究室，致力于将新加坡中央医院的医学园区打造成全球的转化医学和临床科研中心。

中心的一站式工作内容包括：①协助一站式规划和审批提交，实现从可行性研究到现场启动的无缝衔接，协助向机构审查委员会和其他监管机构提交文件，协助编制预算和审查协议。医院所属的新保集团成立了伦理审查委员会，所有新的伦理审查申请都可以通过电子平台 iSHaRe e-CIRB 提交。赞助商负责相关伦理审查文件的提交；研究者发起的试验（Investigator Initiated Trial，IIT）由首席研究员进行提交。CTRC 会在必要时提供协助和指导。②提供设施、服务、学习指导，协助研究人员提供联系信息、拟议的时间表、协议副本、完整的服务/设施申请表，提供经过良好临床实践（Good Clinical Practice，GCP）培训的临床研究协调员（Clinical Research Coordinator，CRC），并提供试验用药品（Investigational Product，IP）的管理服务，收集和初步处理样品，促进现场监测访问、审计和检查，完成相关文档归档和账户关闭。③根据专业推荐最好的调查人员，协助赞助商提供可行性研究、帮助研究项目选址，并为启动医院的临床试验提供指导。赞助商与 CTRC 联系并提供拟议的时间表、协议概要、对研究的任何特殊要求。④临床转化科学（Clinical Translational Science，CTS）与 CTRC 合作，设计和执行生物标志物定向临床试验，并将新型细胞免疫疗法转化为临床试验。CTS 包括临床转化研究部，位于医院研究实验室。医院共有 12 个实验室，横跨医学、外科、神经科学、肌肉骨骼科学等学术临床项目（Academic Clinical Programs，ACP）。医疗服务研究和数据管理部门共同进行生物标志物的临床相关性分析，利用医疗技术和设备开发包括纳米技术平台在内的设备，用于改善疫苗、试剂和细胞疗法的成果。

CTRC 与许多制药公司、合同研发组织（Contract Research Organization，CRO）合作，并通过建立患者的基因库和临床资料中心，提高医疗和教学质量。至今，医院的科研经费已经超过 12 亿新币（60 多亿元人民币）。新加坡中央医院所拥有的实验室是美国病理学院（College of American Pathologists，CAP）认证的东南亚最大、最全面、最综合的实验室，也是东南亚唯一一家拥有多学科癌症研究中心的医疗机构。

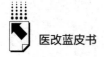

（4）苏黎世大学医院：成熟规范的科研管理体系

苏黎世大学医院的临床试验中心（Clinical Trials Center，CTC）支持医院的研究人员以及合作企业规划和开展临床研究。临床试验严格根据《瑞士人类研究法》和国际良好临床实践指南（International Conference on HarmonizationI-Good Clinical Practice，ICH-GCP）开展。CTC建立了生物学数据库，其包含的疫情前后的患者样本由生物研究服务中心分配。CTC除了作为科研中心，也对外提供收费服务，例如针对有关数据和样本研究提供咨询、审计和定价策略服务。研究者可以在CTC的协调下，与数据治理委员会（Data Governance Board，DGB）协作，与客户签订服务合同。

苏黎世大学医院的物理职业治疗研究中心（Zentrum Physiotherapie Ergotherapie Forschung，ZPEF）与医院的各诊所、苏黎世联邦理工学院和外部企业合作，开发、实施、评估了远程康复、认知运动训练和测量仪器特性测试等领域的项目，并在专业期刊上发表了研究成果，包括短波紫外线（Ultraviolet-C，UV-C）消毒机器人、世界上第一台光子计数计算机断层扫描仪、恶性皮肤肿瘤癌症治疗新形式的免疫疗法和机器人手术技术（如淋巴结移植或者清除肺动脉中的血凝块）等。

苏黎世大学医院的生物样本库服务中心（Research Biobanking Service Center，RBSC）为研究人员在人类研究项目中存储和管理样本。中心与医院IT部门合作建成样本管理软件（CentraXX），与临床化学研究所共同建设了生物样本处理系统，以及用于短期存储实验室器具的自动化存储系统（SAM HD），共可容纳75000个样品。

苏黎世大学医院的临床数据共享平台在2021年实现了35个项目的加密数据交付，传输次数超过300次。这标志着瑞士个性化健康网络正式搭建起来，可以对来自所有五家瑞士大学医院的匿名结构化临床信息集的队列进行可行性研究。平台已记录了超过450000名患者的7000万个数据。平台不断扩展，可访问并连接ARIA放射肿瘤源系统、Schiller心电图系统以及影像档案系统Synedra的元数据。在将与健康相关的个人数据用于研究项目之前，必须根据伦理申请检查患者授权状态，医院的"同意服务"让员工可以轻松地访问患者同意的共享数据。

2. 推动疾病预防诊断治疗的原创性新技术、新产品、新方案、新策略等产出

（1）梅奥医学中心：全方位推动医疗健康创新的萌芽、孵化与落地

梅奥医学中心的创新不仅关注临床服务，而且已进一步延伸到了健康服务和产品领域。梅奥医学中心创新中心（Mayo Clinic Center for Innovation, CFI）是由 60 人组成的跨学科小组，主要目标是与梅奥医学中心的医生和外部伙伴携手改变健康和医疗保健的服务方式。梅奥医学中心创新中心下设机构、项目与主要运营模式如下。

建设"CoDE"（Connect，Design，Enable——连接、设计、启用）孵化器平台，以内部风险投资公司的形式，以网络为基础工具，每年筛选约 10 名员工的想法并为其提供种子资金，使员工临床的想法付诸实践。同时，平台的年度创新大会"通过 CoDE 进行变革"项目为梅奥医学中心创新中心提供了内外部的交流与提升机会，成功地使得整个组织中贯穿了一系列的交流，推动培训赋能并征集新的想法，助力创新加速器孵化创新技术，让创新成为组织的"肌肉记忆"。

为了推动创新研究成果的产出，在实验室验证创新模式的原型，通过 1:1 的环境模拟让研究成果更加具有落地性。例如，建造门诊患者实验室，模拟真正的门诊环境，并按照原型的要求医治真正的患者，完善多学科治疗的流程与空间配套。而健康老年和独立生活全功能实验室，模拟了老年人的真实居住环境。健康生活实验室的建造，是为了测试在家庭和办公环境下的健康服务和产品。

搭建多学科的创新团队，从临床接触点出发，设计相关产品和流程。创新团队包括服务设计师 14 人、创新协调专员 5 人、行政助理 4 人、临床助理 4 人、项目经理 13 人、平台经理 4 人、技术分析和程序师 5 人、医疗主管 5 人、经营发展经理 1 人、医疗和行政主任 2 人、运营经理 1 人、设计战略专家 1 人、财务分析师 1 人及来自护理、法律、系统和诉讼、医疗支持服务和人力资源领域的相关成员。

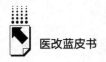

创新中心提供成套的技能和服务，连接组织内部和外部机构，提供例如信息技术、沟通交流、商业发展等服务，建立内部组织网络。联合外部伙伴如商业公司、非营利性机构、协会、教育部门等，与提供不同资源和经验的伙伴合作经营，例如在远程会诊项目中与思科公司的合作、老年健康和独立生活全功能实验室项目的开展。

创新中心除接受由资深临床和行政领导、患者组成的内部顾问委员会监察外，还建立了外部顾问委员会。每年组织召开两次会议，与来自设计领域的思想领袖、技术专家、广告专家、生意人和医疗健康领域的专家进行沟通咨询，委员会提供战略方向、外部创新的经验、外联资源、对创意的反馈等。

（2）克利夫兰医学中心：以疾病为导向整合研究力量

克利夫兰医学中心拥有全球最大的泌尿外科，现整合建立了"格利克曼泌尿与肾脏研究所"。该研究所合并了克利夫兰医学中心的泌尿外科和肾脏内科，这一突破性结构变化实现了围绕器官和疾病系统而非个别专科临床领域的重组。同时，研究所与陶西格癌症研究所、影像学研究所等保持紧密的沟通，使得各领域专家在同一栋楼中从事前列腺癌症、肾癌、尿失禁、性问题等临床研究，所有医生与其所在的研究所的专业知识实现共享，为患者提供更好的临床护理、研究、治疗和预防服务。

传统膀胱癌的治疗方法是早期化疗，晚期进行膀胱切除手术。新的临床研究显示，在膀胱切除前后进行化疗管理可以减少重患癌症的风险，由此膀胱癌的治疗流程得到了优化。负责化疗的肿瘤医师和泌尿外科医生密切协作可以确保患者使用正确的药物和剂量，并且确定手术的最佳时间。

（3）夏里特医院：不断扩大创新研究规模，加速成果向临床实践转化

秉持"发展创新力及管理赋能，使患者和社会受益"的核心科研原则，夏里特医院积极成立研究所、企业和医学中心。2013 年夏里特临床医学院和 Max Delbrück 分子医学中心（Max Delbrück Center，MDC）合作成立了柏林健康研究所（The Belin Institate of Health，BIH）。2015 年，柏林健康研究

所成为一个独立的实体。2021 年 1 月 1 日起，柏林健康研究所成为夏里特医学中心的转化研究所，和夏里特医院、夏里特医学院共同构成夏里特医学中心的三大支柱（医院、研究、教学）。

在研究团队的创新投入和成果转化上，医院的 4693 名研究人员积极参与医学领域的开创性研发工作。研究团队特别注重基础研究和以患者为中心的研究之间的相关性，寻求与国际伙伴的跨学科合作。

德国对研究和教学的补贴为 2.3 亿欧元，而夏里特医院的第三方资金收入高达 2 亿欧元。每年，夏里特医院都会牵头并参与数十个多中心合作研究，成立并参与德国科学基金会研究小组、研究培训小组、临床研究小组、欧洲合作项目，参与欧盟项目，其中一半项目由欧洲研究委员会（European Research Council，ERC）拨款。

3. 激励科研突出贡献人员，加速科研成果的转化

（1）哈佛大学医学院附属麻省总医院：打造医疗实践、创新和收益的良性循环

作为全美最大的研究型医院，哈佛大学医学院附属麻省总医院每年投入的科研预算总计 8 亿~9 亿美元，其年收入在 40 亿美元左右，其中约 1/4 直接来自医院科研收入。从临床到高校再到市场，哈佛大学医学院附属麻省总医院在医疗实践、医疗创新和医疗收益上形成了一个良性循环：临床案例为科研提供了良好"素材"，而科学研究又为市场提供优秀产品，市场上的收益则为临床和研究工作提供资金支持。

与市场为邻，让哈佛大学医学院附属麻省总医院的医疗成果转化持续充满活力。在整合多方面（包括医疗单位、医学生物学和其他工科专业的实验室等）资源的前提下，成立专门的转化医学中心。针对转化医学各环节提供专业咨询，提供实验室硬件方面的支持与帮助，简化科研流程，使得"good idea"成为最核心的创造力。学科的融合、碰撞产生交叉学科，加速成果的产出和生产力的转化。波士顿目前已经成为美国的生物医学制药硅谷，麻省理工学院（Massachusetts Institute of Technology，MIT）周边鳞次栉比的初创公司多是 MIT 或哈佛大学的教授创办的生产自己的专利产品的

公司。

与研究者为邻，临床与科研相互促进。据统计，哈佛大学医学院附属麻省总医院研究员占5%、专职科研人员占18%，接近1/4的人员从事专门的医学研究。另外，作为哈佛大学医学院的第一家教学医院，哈佛大学医学院附属麻省总医院几乎所有的医生都来自哈佛大学医学院，绝大部分医生也承担了很多临床科研工作。这样的临床-科学家队伍，既做临床工作，又做科研工作，是临床与基础研究的桥梁，他们发现临床问题，然后与基础研究人员沟通合作开展研究，最后将研究成果运用于临床。

医疗转化实验（Health Care Transformation Lab）征集好的研究项目，并转化为可用于实际的医疗技术。哈佛大学医学院附属麻省总医院利用极强的研发能力、充足的研发经费和孵化器研发具有时代意义的科研成果，互联网医疗是医院现阶段的研究重点之一。

（2）苏黎世大学医院：依托得天独厚的医药产业集群，促使成果转化快速落地生根

瑞士是全球最重要的医疗技术基地之一，不仅医疗健康保障支出占国内生产总值的比例超过10%，而且医疗技术产业产值也占约2.3%。得益于一流的科研设施和高度发展的卫生事业，瑞士的医疗产品创新需求促成了一个极具吸引力的医疗技术研究、开发和生产基地。

行业内的技术转让和合作关系是独一无二的，94%的瑞士医疗设备制造商与大学、医院或机械制造和医药业的公司合作，促进了创新和成果转化。在瑞士，医疗技术领域的制造商及专业供应商和服务商云集，已形成独一无二的医疗技术产业集群。

作为世界上最重要的融资地之一及欧洲最重要的生命科学领域的证交所，瑞士证交所（SIX Swiss Exchange）的风险投资和私募股权投资基金资源充足，其将49%的交易资金投入生命科学项目，近3/4的瑞士风险资本注入了生命科学领域的公司，生命科学与生物医药科技公司享受着绝佳的融资条件。

（三）推进医疗服务模式创新

1.深入实践多学科诊疗模式，关注患者的健康与生活质量

（1）哈佛大学医学院附属麻省总医院：成熟的多学科联合诊疗体系

注重多学科协作的哈佛大学医学院附属麻省总医院组织架构以中心化建设为主，与哈佛大学医学院建立专家协作平台，形成了麻醉重症监护和疼痛医学、癌症中心、消化保健、急诊医学、神经病学、骨科与整形外科、心脏中心、妇产科、移植中心、创伤中心、血管中心、小儿专科、成像、病理、物理医学与康复、放射肿瘤学、介入放射学等多中心和部门，带动疑难重症诊疗水平提升，实现临床、医技、护理有机结合。

基于"以患者为中心、多学科协作"的服务理念，医院成立了多个中心，各个中心配备了专业的内外科、影像、麻醉和护理团队，确保治疗诊断方式的全面性，同时病房的设置也能够满足这些中心的需求。多学科团队在癌症、消化系统疾病、神经科学、心脏病、骨科、移植、泌尿系统疾病和创伤护理方面的创新闻名于世。

以心脏疾病的诊治为例，哈佛大学医学院附属麻省总医院心脏中心是一个多学科合作的医疗团队，由心脏内科专家、心脏外科医生、心脏影像专家、麻醉科医生和护士等组成。这个团队对患者进行个性化服务，针对不同的患者情况成立了不同的治疗专业组（Program），如成人先心病组、心律失常组、心脏病预防中心、心血管遗传疾病组、冠心病组、心衰和心脏移植组等。患者在哈佛大学医学院附属麻省总医院心脏中心门诊就诊时，首先由专科分诊台初步收集患者信息，并匹配一名心脏专科医生；专科医生将全面负责并解答患者就医过程中的全部医疗问题。患者将在心脏中心接受心脏状态和高危因素的全面评估并进行心脏影像学检查，专科医生提出预防和管理心脏疾病的建议，根据病情需要为患者安排转诊介入治疗、手术等。对于需要住院治疗的患者，手术相关的检查和宣教均在门诊完成，仅在术前一天住院，住院后完成常规术前检查并接受麻醉师查房，进行术前准备，第二天接受手术。心脏中心有不同护理层次的住院单元，患者接受了心脏手术后，从

手术室转到心脏外科重症监护室（Intensive Care Unit，ICU），然后再进入降压单元，最后再转回到手术前的单元。不同的单元配置了相应的具备不同经验的专业护理团队，做到更具针对性的服务。术后一般两天内出院，如患者接受手术后家庭内无照顾者或需要恢复，负责该患者的个案管理师会协助将患者转到合适的康复机构进行进一步的康复治疗。

哈佛大学医学院附属麻省总医院儿科团队提供全方位的儿科保健服务，覆盖从初级保健到复杂和罕见疾病的前沿治疗，向患者提供全流程、定制化的治疗方案。以哈佛大学医学院附属麻省总医院制定的"青少年减重手术项目"为例，医生团队为常规的患者设计了"评估访问""项目接触""手术和随访"三个标准诊治流程，并将规范化的流程公布在医院官网上，包括疾病治疗的周期、方式、相关参与者等信息。

"评估访问"阶段：患者需要与专门从事体重管理的医生、营养师和心理学家面诊。医生开展深入的咨询和血液测试，分析患者体重增加的原因。营养师负责了解患者对食物和体育活动的偏好和常规习惯后，提供针对性的饮食指导。心理学家负责寻找情绪、压力和其他干扰健康的问题，并提出相应解决措施。

"项目接触"阶段：患者进一步了解减重手术项目，通常持续 6~12 个月。患者初期将与营养师和心理学家进行个人月度沟通，中期帮助患者逐步了解减重手术的相关信息和手术技术，后期将与外科医生会面，讨论手术的益处、风险以及术式选择。外科医生通常是一位经验丰富、与儿科体重中心团队密切合作的减重外科医生。

"手术和随访"阶段：由外科医护专业团队进行青少年减重手术。对于青少年来说，大多数手术日期安排在初夏或学校假期。手术后，体重中心团队将密切关注青少年个人康复表现乃至家庭情况。术后数月内需要频繁随访，之后随访每年至少进行一次。此外，综合体重中心还提供医疗营养计划和其他非手术的体重管理方法。

（2）希巴医疗中心：临床多专业融合以提供综合诊治方案

希巴医疗中心包括急诊医院、康复医院、妇女医院、儿童医院、癌症治疗和研究中心、心脏中心、Tel Hashomer 医疗研究等 59 个医疗部门和 75 个实验室。患者除了获得先进的医疗技术治疗以外，也可能参与到临床实验中，例如干细胞疗法、糖尿病细胞替代疗法和小儿实体脑肿瘤治疗等。

以心脏中心为例，希巴医疗中心心脏中心整合心脏医学资源，为患者提供齐全和便利的医疗服务。中心由心脏科、心胸外科、血管外科、介入心脏科、心脏重症监护室、导尿实验室、门诊部、无创心脏病学、核心脏病学、电生理学、心脏康复、心力衰竭研究所等组成。跨学科团队由心脏病学家、电生理学家、营养学家、心理学家和支持人员组成，合作治疗心力衰竭患者。中心大力提升了对于心脏康复的配套投入，让患者在发生重大心脏不良事件或心脏手术后，降低未来出现心脏问题的风险，提高患者的生活质量。中心除了提供最新的西医诊断方案，还提供包括物理治疗、营养学家以及专业护理人员的支持、心理服务在内的辅助治疗，以满足患者的心理、社会和缓解需求。

（3）梅奥医学中心：基于主诊医生负责制的个性化团队诊疗模式

梅奥医学中心作为一个高度协作和灵活的组织，汇集多领域专家为每位患者提供细致、专业的医护服务。为患者提供服务的不是一位医生，而是"整个组织"，有些患者甚至可能会到多个医生处就诊。一般情况下，为患者治疗的主诊医生负责与其他医生及患者的社区医生进行协调沟通，确定诊断结果并制定医疗护理方案。根据患者的自身情况，梅奥医学中心将组成不同的团队提供个性化的照护服务，团队成员包括外科医生、手术室护士、技术人员、专科护士、营养学家、理疗专家和社会工作者等。在针对某一位患者进行医疗护理之后，团队成员将会重新组合，为其他患者提供诊疗服务。

2. 推行门诊与日间诊疗模式，满足日益增长的医疗服务需求

（1）苏黎世大学医院：积极推动门诊与日间治疗模式转型

苏黎世大学医院门诊占地 2000 多平方米，位于医院主入口旁。共有 30 个日间治疗场所、血液干细胞和免疫细胞采集单元以及 17 个检查和治疗室。医院结合患者的需求和提升医疗效率的需要，在相关配套条件成熟的基础上，逐步将接受复杂诊断和治疗的住院患者向门诊转移，将专业优势和专病特长结合，更加有效地利用了门诊设施、提升了成本收益率。

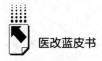

医院利用门诊健康中心，积极推广门诊治疗来增加医疗资源供给，提高医疗服务效率。日间化疗的患者用时在 30 分钟到 8 小时不等，这个治疗流程的优化，极大程度上缓解了住院化疗的业务压力。

门诊业务聚焦头颈门诊（耳鼻喉科、眼科和口腔颌面外科）、肿瘤科（血液科、肿瘤科、放射肿瘤科）和皮肤科，门诊外科手术业务也是发展重点之一。随着门诊外科手术例数的快速增加，医院正加快门诊扩容的脚步。门诊服务的次均费用通常不如住院服务，但这样的结构调整不仅能够降低成本，在多数情况下也能符合患者对就医便捷性的需求。

院内的"服务量能管理"项目覆盖了入院、转院和出院的全部流程。此项目通过集中资源、改进流程，确保了床位容量的合理规划，不仅有助于根据需要调配床位，同时还能够满足择期和紧急入院的住院容量需求的变化。再如，为已经满足出院条件但尚在等待出院的人员设立一个开放空间——出院休息室，保证住院床位的合理使用。这一项目显著减少了门诊和住院之间的协调工作，同时也能够充分保障患者康复所需时间。

（2）希巴医疗中心：做好日间住院患者的康复保障

日间患者的住院时间短，解决其康复需求也是重要的一环。希巴医疗中心日间康复科最初由神经康复科成立，主要是照护有烧伤、慢性重度疼痛、神经损伤和关节等方面问题的患者。团队由医生、护理人员、社会工作者、心理学家等组成，平均每年需照护 3500 名患者，为白天在院或 48 小时内出院的患者提供综合护理。

希巴医疗中心康复中心为患者提供专业舒心的术后康复照护，包括物理治疗和水疗服务，拥有专业的康复设备，为心脏病患者及其他康复人群提供专业康复服务。患者及家属可以享受酒店式宽敞舒适的房间和便利设施，以及各种由医生指导的项目，如水疗、跑步和其他治疗方案。

3. 完善护理服务体系建设，提供高水平同质化护理服务

（1）克利夫兰医学中心：持续改进护理工作系统并拓展护理服务

克利夫兰医学中心认为更好的医疗不仅仅在于应用先进的设备或是创新性药物，还在于医护人员更加关注临床工作，利用已知的最佳方法去治疗患

者，并且设计更有效的工作系统。自 2006 年起，克利夫兰医学中心在医学照护的"软硬件"两大领域开展了大量的改进工作，涵盖空间、食物、沟通以及医护人员行为专业化等方面。

克利夫兰医学中心主要从信息技术、医护交互、护理路径以及家庭医疗四个维度整合并完善自身护理体系。克利夫兰医学中心加大投入规模搭建电子病历系统，致力于建设可以帮助医护人员实时跟进患者情况的系统，并配置便捷合理的医护交互场景。

在护理路径的设计过程中，克利夫兰医学中心根据不同学科制定不同路径。以关节置换护理为例，从制定患者手术最佳时间表开始，克利夫兰医学中心争取实现"性价比"最高的安排，即对患者最有利、成本也最低。在手术开始之前，克利夫兰医学中心组织保健医生与其他学科专家（如内分泌专家，如果患者是糖尿病患者）告知患者针对自身的护理服务（如内分泌专家提到的特殊需求和术前焦虑）。在手术结束后，康复路径的设计包括康复专家协助患者康复的全过程。除此之外，克利夫兰医学中心组建护理团队参与家庭医护模式的构建，即为患者配备专业护理团队，并由该团队提供长期稳定的护理服务。

（2）卡罗林斯卡大学医院：突出护理专业的自主权与转型发展

卡罗林斯卡大学医院在组织架构设计上有较大自主权，部分区域遵循"两条腿结构"，即一名科室主任和一名护理部主任，而不是传统的单一科室主任，护理权责得到极大程度的提升。为了提高医院护理能力，设置医院内部"护理能力成长阶梯"，为员工提供阶梯式薪酬，并提供专科护士和助产士的带薪培训。面对老龄化的发展趋势，卡罗林斯卡大学医院提高针对老年患者的护理与出院评估相关专业知识与技能水平，还特别成立老年病小组，用来支持急诊部门为老年患者提供适宜的治疗方案。

4. 提供一体化个案管理服务，传递家庭支持的人文关怀

（1）克利夫兰医学中心：通过个案管理模式促进优质连续高效的医疗服务提供

克利夫兰医学中心的癌症中心通过个案管理系统来协调和管理患者院

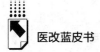

中、院后的照护服务。个案管理团队由经验丰富的护士、社工、保险审查员组成，评估患者的生理、心理、社会和经济状况，让医生、患者及家属保持紧密联系，协助确定患者的需求并解决患者潜在的困难。克利夫兰医学中心内一些特定的手术科室也会配备个案管理团队，比如监护室、儿科病房、新生儿病房、急诊室等，以确保患者在住院期间接受优质的医疗护理服务，并且在出院后也能在合理时间和场所进行康复训练。

个案管理师是集部门协调者、意见咨询者、教育指导者、问题研究者和诊疗变革者于一身的临床支持角色。个案管理师为患者提供就诊评估和干预服务：①评估患者和家庭的社会心理风险因素及财务、社会、情感、教育和环境资源，并根据患者当前的医疗状况确定需求，减少影响患者有效使用医疗资源的社会心理障碍。②根据与自身医疗状况相关的对患者本人和家属的评估结果和需求，制订个性化的护理计划。③推动诊疗过程中的跨学科合作，协助患者和家庭改善治疗结果。参与复杂患者的出院计划活动，以确保患者及时出院并与出院后的护理提供者保持联系。了解患者所在社区的资源信息、患者及其家庭的教育背景。④个案管理部还为残疾患者提供服务，包括手语翻译、隐藏式字幕电视转换器和便携式电传打字设备。让所有患者及其家属和其他工作人员都可以获得服务，解决影响患者健康的社会和情感问题。

在以个案为中心的资源管理模式中，个案管理师的角色作用是分析问题和提供信息。作为运营管理的一部分，个案管理师的一项工作是分析个案病例的医疗资源消耗，比如某患者的住院天数太长，某患者的用药超标，及时提醒科室的护理经理（Nurse Manager），然后由护理经理向科室主任或临床医生转达问题，并要求他们提出具体的解决方案。通过专业训练和长期的工作经验积累，一个经验丰富的专职个案管理师每天可以分析50~100份的病例，能够很快从病例记录分析中抓住重点问题，并与临床医生及时沟通。

（2）约翰·霍普金斯医院：以个案管理服务贯穿肿瘤患者多学科诊疗全流程

约翰·霍普金斯医院是全美第一家开设多学科综合治疗门诊的医院，由不同专科的医生共同会诊并制定治疗方案。该门诊拥有40多个亚专科多学科诊疗团队，涵盖了动脉瘤、胰腺癌、肺癌、脑癌、脊髓癌等各类疑难病症。以肺癌为例，最快可在一天内检查、诊断，并制定治疗方案。患者会见到包括肿瘤内科、放射肿瘤、介入性肺病、胸外科、放射科等专家在内的肺癌专家团队，他们将帮助患者对自己的病情和诊断有更完整的理解，并制订出最合适的治疗计划。

约翰·霍普金斯医院肿瘤中心的各个亚专科团队之所以能够高效运转，是因为其具有专职的个案管理部门。这些部门对服务和人员配置持续进行监测和管理，并且依据州和联邦政府的规定以及医疗组织认证联合委员会的流程，制定个案管理指南来指导临床实践。个案管理团队由具有执照的社会医学工作者以及护理个案管理师组成，帮助患者及家属应对住院期间的疾病照护问题。他们能够提供临床评估和咨询服务，促进患者和家属以及跨学科团队之间的沟通，积极与其他医疗机构沟通患者的需求，并且能根据需求安排家庭护理服务。

5. 推进院前医疗急救网络建设，创新急诊急救的服务模式——以克利夫兰医学中心为例

克利夫兰医学中心建设院前急救网络并推进流程优化与新技术应用。秉持"没有不能医治的患者，没有触及不到的患者"的理念，克利夫兰医学中心建立了医疗护理外联网络，将各种实体组织整合连接，例如在机构之间运输患者的救护车、将突发心脏病的患者从郊区运送到主院区的直升机，以及将患者从世界各地运往俄亥俄州的喷气式飞机等。2013 年，克利夫兰医学中心至少在 40 个州、20 个国家进行过患者的空中运输，医疗团队在 1 万英里以上的高空使用呼吸机、临时心脏起搏器和诊断图像设备对患者进行检测和临时救治。

通过院前急救、院内急诊和 ICU 充分衔接的急诊医疗服务体系，为急危重症患者救治提供关键保障。克利夫兰医学中心重症监护车队通过移动 ICU 车辆、直升机和固定翼飞机在所在区域或全球范围内运送婴儿、儿童和青少年急诊患者。当儿科患者在转诊设施和途中稳定时，儿科运输医护人员与儿科重症医师保持密切的双向沟通。治疗会在转移过程中根据需求开始，及时

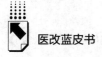

改善感染性休克和新生儿先天性心脏病等疾病的预后。到院后及时分诊到急诊科、新生儿重症监护病房或儿科重症监护病房，通过绿色通道立即入院。

2015年，克利夫兰医学中心为了加速对卒中患者的院前救治，推出了"移动卒中病房"，移动卒中救护车配有小型移动CT、相关检验和监测设备以及信息化支持系统，集检查、CT诊断、溶栓治疗、监测功能于一体。利用高科技救护车，将急诊部直接带到卒中患者身边。这一创举利用移动远程医疗设备，在救护车行驶去医院的路上就可以为急救患者提供最快速、有效的救治。

院前急救服务的提升与突破，离不开现代信息技术的支持与流程的前置优化。以其中一种具有代表性的美国院前急救项目——休斯敦医疗中心紧急远程医疗导航项目为例，该项目参与方包含"911"呼叫中心、药剂师、医疗机构等区域性合作机构、当地社区和志愿者，他们共同为救护对象实施远程服务。危急患者的数据能传输给休斯敦医疗中心，由休斯敦医疗中心提供导航服务，同时社会志愿者或医疗机构人员会跟踪患者情况，做好后续身份确认及辅助工作。

在这个过程中，"911"呼叫中心可以实时与现场的急救专家利用平板电脑和App沟通患者状况、讨论运送路线和落实指挥调度等。其中，高效的信息交换对医疗人员救治方案的制定起到决定性作用。具体主要体现在下列方面：①调用或查看患者已有的电子医疗档案记录，减少信息交换时间；②通过综合技术手段，帮助医护人员收集有价值的音频、视频等多媒体信息；③充分利用有限的碎片时间进行信息的沟通和交流；④充分利用同步双向的语音无线通信技术；⑤通过技术驱动的急救导航系统，能让患者以最短的时间到达最合适的医疗机构抢救，同时充分利用社区与医联体机构的合作关系。

（四）强化信息化支撑作用

1. 推进电子病历、智慧服务、智慧管理的建设

（1）克利夫兰医学中心：拓展电子病历的数据深度与应用广度

通过信息互联互通，克利夫兰医学中心提升了全流程诊疗的效率与质

量。克利夫兰医学中心的电子病历系统覆盖患者从入院到出院的全流程管理，帮助医护人员在系统中随时跟进患者情况。例如，假设一位老人遭遇了车祸而被送到主院区进行救治，在治疗过程中医护人员得知这位老人有糖尿病、家住在 30 英里以外的地方。在其出院后，主院区的医生可以继续跟踪老人恢复的情况以及在康复诊所治疗糖尿病的情况，同时当地的医生也能获得同样的患者信息。之后每当这位患者进行糖尿病治疗时，他的主治医生都会持续收到来自克利夫兰医学中心医疗健康系统的相关通知。

除了用于搭建高效的实时数据库，数据资源的充分利用更有助于诊疗方案的制定和医学研究。针对某种疾病，大规模的信息数据资源能够帮助医生和研究者快速判断各种治疗方式的有效性，减少因药物成分相互作用、药物过量或患者资料丢失带来的死亡等突发情况，同时使得遗传特征和特殊疾病的关联性更容易被发现。利用信息数据资源，医生能够通过系统链接世界，在任何时间、任何地点精确获取任何患者的健康历史和用药记录；医学研究者可以对数百万人进行研究，并且现有的研究记录能够保存多年。

与此同时，克利夫兰医学中心还开展了"知识计划"项目，支持疾病诊疗与临床研究。一方面，"知识计划"项目要求患者在电子病历系统中输入个人感受，其中门诊患者需要回答关于疾病和自身身体状况的问题，并随着病程变化进行更新。医生可以将患者的反馈信息与实际观察结果进行比较，从而了解患者病情的进展情况，根据这些信息调整和修改治疗方案。另一方面，由专业的统计学家、计算机工程师和研究员学者组成小型团队，共同进行临床研究，研究员学者能够利用平台上的所有数据和工具来进行分析，获取对患者病情的新认知并编写研究报告。通过研究患者群来建立有用的研究模型、明确发展趋势，推测各种治疗方案的有效性，从而帮助医生对患者的病情进行有效管理。

精准的医疗记录不仅可以助力科学研究，也能够促进医疗质量提升。克利夫兰医学中心编撰并出版患者年度治疗结果，以出版物的形式每年印刷 5 万本，分发给医生和其他相关人员。患者年度治疗结果包括医疗服务和手术情况，涵盖患者数量、治疗结果和死亡率、对比分析数据、治疗方

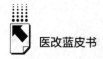

法改革的描述、克利夫兰医学中心的医生和研究者的出版物清单、其他研究所认为会有帮助的医师及机构信息等，另外还包括患有某种特定疾病的患者在医院停留的时间、经过各种治疗后患者可以存活的时间以及患者等待器官移植的时间。虽然最后成果不一定完美，但是这些完整的医疗记录促进了医院与公众之间的相互信赖，对医疗质量的不断改进和提升有很大的激励作用。

（2）卡罗林斯卡大学医院：医疗大数据开发应用，共享技术平台助力管理决策

作为欧洲最好的智慧科技和数据管理医院，卡罗林斯卡大学医院招聘开发人员和信息人员，改善医院 IT 系统的运营和维护效果。通过模块化的架构，组织轻松地实现了在内部集成新的解决方案，最大限度地减少对外部供应商的依赖，并节约了成本、控制了风险、提高了效率和灵活性。

在医护人员的推动下，医院还开发了标准化的地区应用程序，融合了医疗保健领域最新、最重要的现代管理举措。这一共享的技术平台开放给当地所有医疗服务提供者并提供技术支持，旨在提高和加强应用程序、数据和技术的通用共享标准和协作。在这个开放式和模块化的医疗数据平台上，使用者通过 App 的用户界面读取和录入数据，再利用电子健康记录（Electronic Health Record，EHR）进行标准化组建临床数据库，通过标准化应用程序编程接口（Application Programming Interface，API）提供可访问的临床数据，以实现对管理基准化、医学研究、精准医疗和临床决策的支持。

除此之外，医院还改造了医疗保健数据平台，形成现代存储解决方案和集成平台解决方案。对医疗保健数据平台进行数据仓库的技术升级，增加新的数据源；构建一致的医疗信息环境，减少对旧系统的依赖，减少对业务的干扰，并由此建成支持交互操作性和集成护理路径的平台。新的文档管理系统 Centuri 取代了旧系统 DominoLis，并提供了更安全、更轻松的文档管理，员工可以使用 Centuri 来创建、编辑并删除各种文件或指南。医院和斯德哥尔摩南方总医院（Södersjukhuset）参与了一项语音识别程序的试点研究，目的是提高患者安全、改善工作条件并减少形成流程时长。

2. 深化远程医疗和互联网诊疗的发展与应用

（1）梅奥医学中心：构建连接医患的数字医疗健康服务

电子医疗（eHealth）是一种居家健康医疗模式，把部分住院患者延伸到居家环境中，利用健康管理平台和可穿戴设备拓展远程医疗功能。通过会议工具和技术平台，医护团队可以提供远程指导、虚拟查房、专业护理、药物治疗观察、临床化验、居家小型影像检查、康复理疗、心理咨询等服务，使患者不用离家就能享受优质的医疗服务，实现连续性医疗照护的目标。

移动医疗（mHealth）使用移动技术（如医疗 App 等）来进行健康管理，并对特定疾病如哮喘提供护理服务。这种新模式能够把妇产专线（OBNest）和糖尿病等项目的医疗重心转移到患者身上，有望成为慢性病管理和健康护理的新工具。此外，医院还为心脏病患者提供装载有自动化导医服务的 iPad，以帮助患者了解治疗计划、手术程序以及痊愈过程，同时利用移动技术跟踪监测心脏手术患者的恢复情况。

（2）卡罗林斯卡大学医院：居家护理监控和随访健康测量数字化

卡罗林斯卡大学医院在远程居家护理监控这一领域进行了多项投资，为院前、院中和院后的远程监控打下了坚实的基础。在心脏护理试点项目中，有心力衰竭风险的患者使用血压监测仪、体重秤和手机向医生发送自身每日的血压、心率和体重相关数据，为风险评估提供参考依据，使医院能够提供个性化护理并在早期发现严重的疾病进展，防止患者病情恶化。如果医生在监控中注意到患者情况良好，健康状况稳定，就不需要让患者再次来到医院接受检查。

患者随访包含了患者对自身健康和功能的看法，在患者评估方面，医院开发了针对肺癌、脑肿瘤和风湿病患者的测评工具。例如在风湿病学中，患者可以利用工具自测疼痛程度和功能水平，从而形成风湿病质量登记册，这些测评数据在患者治疗、预约和咨询中发挥了积极的作用。医护人员可以在仪表板中跟踪到关于疼痛、疲劳和功能水平的信息，并将这些信息用于治疗评估。

3. 推动智能医疗设备和辅助诊疗系统研发与应用

（1）哈佛大学医学院附属麻省总医院：医疗与科技的跨界融合

一方面，哈佛大学医学院附属麻省总医院积极开展智能医疗设备的独立

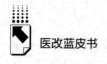

研发工作，如自主研发的数字衍射诊断（Digital Diffraction Diagnosis，D3）系统的可移动癌症诊断设备，能够将一部智能手机转化为癌症诊断工具。

另一方面，医院与外部拥有成熟信息技术的机构，围绕数字医疗和智能医疗展开合作。2004年左右，医院与TIAX公司合作，帮助该公司开发SENSORS系统，利用装有生物传感器的可穿戴设备采集战场上士兵的各项体征指数，并将这些数据传回电脑以分析士兵所面临的精神压力。2012年，医院与Zephyr Technology公司合作，帮助该公司测试可穿戴监测设备。2014年，医院作为主办方之一举办了可穿戴产品编程马拉松大赛，在活动中与三星及麻省理工学院相互合作，共同发掘卓越的人才和有价值的创新想法。2015年，医院携手麻省理工学院参与了苹果公司组织的ResearchKit项目，一起研发了一款健康管理应用GlucoSuccess。这款应用不仅能帮助Ⅱ型糖尿病患者进行健康管理，还能收集用户数据以供医院的医生对Ⅱ型糖尿病进行科学研究，从而促进新疗法的研发。

（2）希巴医疗中心：将AR技术充分应用于康复治疗

希巴医疗中心在改善患者生活质量方面处于技术前沿地位，其拥有临床虚拟现实培训设施，能够为患有运动障碍、脊髓损伤、创伤后应激障碍、行为恐惧症、截肢和瘫痪等疾病的患者提供康复治疗。

希巴医疗中心利用虚拟现实技术创造了一种名叫卡伦（CAREN）的临床智能康复系统，配备大型3D视频监视器、图形工作站和实时动作捕捉系统。在专业医护人员的指导下，通过允许患者进入虚拟环境、创造物理体验、模拟日常活动（比如在公园散步或在船上平衡）来帮助患者在安全可靠的环境中增强协调能力、平衡能力和耐力。使用CAREN时，患者站在可以操纵、由计算机系统引导的运动平台上，在对屏幕上的内容做出反应时，内置运动传感器会监控并记录其每个身体运动，康复治疗专家会根据系统信息为患者制定或调整康复策略。

（3）苏黎世大学医院：重症、麻醉、康复病房智能化改造

在苏黎世大学医院的战略阶段"USZ 2030"中数字化将发挥决定性作用。共计6个重症监护病房引入了重症医学、麻醉学和新生儿科电子患者数

据管理系统（Patient Data Management System, PDMS）。以前，患者数据、医疗处方、医疗护理服务以及消耗品和药物的使用均采用纸质记录的形式，现在可以在住院期间通过系统来记录、评估和共享，且可以在任何地点访问数据、获取清晰评估信息和图表，提升了服务准入质量和患者安全。

每年约有3400名患者住院后在专科诊所进行康复治疗。医院改进了康复中心的治疗流程，与康复诊所进行了更有效的合作，并制定了标准、规范的转出流程。数字查询工具记录康复诊所的等待时间并减少个人查询时间，重新定位工具也可以预测和记录转出时间，通过分析，这些举措将平均住院日缩短了1.3天，提高了医疗服务质量与资源利用率。

4.打造药品存储、调配与管理的智能化应用闭环——以哈佛大学医学院附属麻省总医院为例

哈佛大学医学院附属麻省总医院打造了一体化智能药品管理系统。硬件上，充分利用科技手段进行药品管理，药房技术人员可以利用自动化的智能药房系统来开展工作，形成药物存储、制备和分配闭环，尽可能避免人工操作中可能出现的错误，从而节省物理储药空间，提高药品管理效率，改善药物分发处理流程。

软件上，能够让护士在远端就对智能药柜进行管理，或者按照医院的要求定制药物管理流程。以毒麻药品的管理流程为例，结合双锁双人双核的设计，满足当地法规要求，使得药物处理更高效安全。

同时，药品管理系统也提供了大量精准可查询的电子数据与记录，比如借助EMAPPS药品管理系统保证患者、药物、医护的三码一致之后才会发放药品。这不仅能有效减少大量传统的行政与记录工作，使药剂师更加专注于患者的临床问诊，也能缩短医嘱与药物派送之间的时间差，改善患者的整体就医体验。

三 国际顶级医学中心与高质量发展效能

从规模扩张时代跨入精细化管理时代是现代医院发展的必经之路，公立医院应通过运营管理全面转型，释放高质量发展的新效能。新时代发展背景下，我国公立医院发展要在深化公益性的基础上，突出强调以经济管理为重点，改变重临床服务、轻运营管理的状况，就必须加快补齐运营管理的短板。而国外医院尤其是营利性医院，十分重视运营管理工作，将提高投入产出比摆在突出的位置上。国外医院多数实行"业务与运营两手抓"的模式，通常会配备强导向的管理职能与团队，以运营管理促进业务质量与效率的提升，由此形成许多成熟的管理制度与经验。下文将围绕运营管理体系与内部控制制度两大方面，分析国际顶级医学中心值得借鉴的领先举措。

（一）健全运营管理体系

1. 运营管理职能分工明确，优化业务与管理流程

（1）梅奥医学中心："1+1>2"的医生-管理者合作模式

以心脏科为例，科主任将服务重心放在临床与管理工作中，医生专注于临床业务与科研创新。医院会为科室另外配备运营主管，其通过充分利用管理观念和组织理论，帮助科室优化制度和程序，改进相关工作，从而实现患者满意且财务成功的目标。

科室主任作为心脏病学专家，负责科室的业务远景与战略规划、人员团队建设。业务远景与战略规划包括临床活动、门诊业务、心脏病诊断实验室（如超声波心动描记）、导管插入以及住院业务等；人员团队建设包括每位心脏专业医师的职业发展、医学研究与实践及绩效评价。

运营主管负责日常运营管理，综合信息并分析数据，为医生提供发展目标与建议，对医护人员以及临床实验室进行监督和管理、提出临床创新方案并征求所在部门医生的意见、协助医生进行内部评述和决策等，直接向医院领导和医疗监督机构汇报。运营主管由首席行政官任命并受雇于管理部门，根据不同管理活动的需要分派到那些最重要的临床部门和科室，任期一般从五年到七年不等。当然，科室主任也会参与到管理人选的遴选与确定当中。

（2）卡罗林斯卡大学医院：精简与优化运营管理职能

卡罗林斯卡大学医院取消首席运营官的职位，将运营管理的额外责任分

配给各诊疗功能区，使得临床人员充分运用其拥有的经验和技能，并确保其能充分参与关键决策并开展广泛合作。对于急诊医学、儿童、癌症、心脏血管和神经、炎症和老化、妇女保健六大主题设置主题经理（Theme Manager）角色，推进业务流程与管理优化。主题经理负责规划与管理医院整体运营流程、改进手术流程，通过 KPI 看板管理全方位优化流程。通过跨院区联合诊疗计划（Joint Cross-hospital Planning），赋予主题经理更大的管理责任，明确每周诊疗任务并定期进行校准和调整，实现全院医疗资源（包括人员、设施、医疗设备等）的协调与整合；简化院内医疗数据信息，扩大访问权限，使得管理者能够及时了解各部门的运作过程和结果。

医院将权力下放至医务人员，简化和减少行政职能、减少行政负担。减少只从事行政工作的员工数量；通过发放 ID 卡和出入证来简化入职流程；采用电子签名系统和语音识别程序；利用 Tessa 等 IT 工具进行日程安排；采用 Centuri 文件管理系统提高内部信息导航的便利性；采用新的采购系统连接订单交付与发票开具的流程；通过 Outlook 进行会议预定，制定会议标准化指导（如限制会议时长）；等等。

2. 立足业务优化成本与费用，减轻患者就医负担——以克利夫兰医学中心为例

克利夫兰医学中心着力实现运营成本、服务价值与患者需求的精准平衡。从 2009 年起，克利夫兰医学中心就将减少物资费用预算作为目标之一。为了削减内部成本，克利夫兰医学中心成立了委员会以提高护理人员的成本意识，把价格标签贴在仪器和用品上，使护理人员可以看见直接成本从而仔细斟酌物资的使用，实现两年内削减耗材支出 1 亿美元的目标。为了提高成本意识，医院还制定了可量化和易衡量的质量及成本计分卡，每三个月检查一次计分卡成效，并采取各种措施方式鼓励成本节约，成功削减心脏瓣膜移植手术 20% 的成本，同时提高 10% 的质量水平。

除了与供应商谈判确定更适宜的价格，克利夫兰医学中心还对自身业务进行系统评估，从源头上分析资金浪费的原因。医生和专家共同分析手术过程中的耗材，以探索如何用更低的成本实现相同或者更好的结果。例如，对

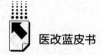

前列腺切除术所需要的全部用品进行彻底清查（包括实验室、护士站、手术供应室等）。从缝合的成本到实验室的进程，通过密切关注每一个复杂的医疗流程，缩减无效的成本。第一年，克利夫兰医学中心节约了 15% 的成本，两年以后节省了 25% 的成本。

从患者需求出发，克利夫兰医学中心将不再权衡其所使用的物资和仪器的成本及其所带来的收益，而是关注其日常所使用的工具的优缺点。例如，克利夫兰医学中心的外科医生通常使用两种缝合器来为肝移植手术重新连接血管和止血，其中一种缝合器成本为 4000 美元，另一种成本为 1400 美元。外科医生并没有特别偏爱任何一种，同时发现用 5 美元的缝合线一样可以轻松安全地止血，因此为了削减成本直接停止使用缝合器。

克利夫兰医学中心认为，管理者在分析时应该思考：我们与其他领先医疗机构的工作方式是否相同？出现差异的原因是什么？我们提供给患者的服务价值是否会导致成本较高？即使短期内会增加成本，我们应该为患者做些什么？

（二）完善内部控制制度

1. 健全内部控制制度，加强合规审计与风险控制职能

（1）哈佛大学医学院附属麻省总医院：业财融合的内审与预算管理制度

美国大型医学中心的首席财务官除了负责日常内审、账务管理等事务工作，还需要负责预算与计划、战略决策、投资以及与保险公司谈判等方面的工作。首席财务官直接向首席执行官汇报、首席运营官根据财务数据和各种预测模型制定医院战略，帮助医院高管和理事会评估并管理财务、投资、收入和成本等各方面的风险。首席财务官需要参加许多医院内跨部门委员会（如财务委员会、审计委员会、投资委员会、融资委员会等），和其他部门的主管共同商议资源分配的优先级。

哈佛大学医学院附属麻省总医院的财务管理系统为首席财务官的工作提供了极大的便利，除了可用于评估医院整体的成本与效益，其统计数据库还

可为财政、人员和物资等资源利用的相关规划和决策提供支持。通过数据分析，医院可以发现影响资源利用的内外部变化趋势，并协助制定应对策略；评估患者护理服务的财务可行性，并提供相应的建议；管理年度运营和资本预算编制，监控预算执行情况。

（2）卡罗林斯卡大学医院：持续推进关键领域的内部规范修订

一方面，卡罗林斯卡大学医院发布明确的整体治理流程，及时更新和清晰传达医院文件，如政策、程序和权力下放等；制定多点执业和医师参会的相关规则；明确接受捐赠的流程，制定利益冲突的解决措施。

另一方面，医院不断更新和发布内部行为准则文件。医院内部行为准则文件最新版本被称为 Vgvisaren（指出正确的方向）。该文件的目的是帮助员工按照规章制度和法律做正确的事情，其中一个重点便是利益冲突领域的内容。医院法律办公室由地区议会管理，以中立和客观性获得公众的信任。

2. 公布医院财务年报，提高民众知晓度并强化社会监督

（1）卡罗林斯卡大学医院：以业务需求为导向的财务预算管理

卡罗林斯卡大学医院近年来停止使用年度内部预算程序，进一步关注年度的业务结果、预测情况、趋势及关键绩效指标。这显示出，相比预算偏差和财务报表，管理人员更加关注如何改善发展趋势和结果以及业务与财务之间的相互关联关系，注重展示医疗业务的内部管理与改进措施、过程及成效，注重提高结果的透明度和报告的自动化水平，提供包括月度绩效和质量的报告，使医院董事会和运营管理层能够及时跟踪业务发展情况并制定相应策略，同时也使患者和公众更容易获取医疗质量与结果的相关信息。医院会在一定周期内制作专题视频并在官网发布，以展示医院的医学创新成果。

（2）苏黎世大学医院：凸显业务导向、规范易读的财务年报

苏黎世大学医院的财务状况受苏黎世州的监督和控制，根据瑞士通用会计准则和法律规定，医院董事会负责编制和合并财务报表，并参与设计、实施和维护与合并财务报表编制相关的内部控制系统。州财政管制部门的审计师负责按照公认的审计原则审查医院财务管理的规律性、合法性、便捷性、经济性和有效性，评估合并财务报表的总体列报方式。另外，为了提高财务

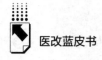

年报的可读性，医院与设计公司 LikeBerry 合作编撰年度报告，更加重视展示业务过程，提供医疗质量进步的相关信息和对医疗研究与教学的见解，同时确保年报内容清晰、真实。

3. 关注成本消耗的关键环节，降低能耗保护环境——以苏黎世大学医院为例

苏黎世大学医院着力实现可持续发展的能耗管理。瑞士是能源消耗大国，苏黎世大学医院自 2008 年以来一直追求每年提高 1.5% 的能源效率，为此，引入能源管理措施和能源政策，提出了可持续利用能源资源的战略原则。2017 年，苏黎世大学医院成为第一家获得 ISO 50001 能源管理证书的瑞士医院。医院对于未来的节能运营规划如下：到 20 世纪 40 年代中期，完成整体结构改造后，年度能源需求将大幅下降；建筑物将采用绿色外墙和屋顶、光伏元件以及 CO_2 中性氨制冷剂的冷却器；医院将采用节能战略，使热网温度尽可能低、冷网温度尽可能高，最大限度地减少发电和分配过程中的能源损失、最大限度地利用废热，通过使用地热热泵和冷水机组实现区域供热。

医院电力 90% 来自水电，10% 来自风电。从 2022 年开始，风力涡轮机开始承担 100% 的电力供应。供暖方面，CO_2 中性源能够满足 78% 的热量需求，其中约 63% 来自垃圾焚烧厂，约 15% 来自燃木发电厂；仅 22% 的供暖（冬季和高峰负荷）仍由天然气和石油实现。医院未来的能源供应将更加生态化：垃圾焚烧产生的多余蒸汽可回收利用；在冬天，冷水机组产生的废热将被送入能源回收网络，用于为建筑物供暖。

四　国际顶级医学中心与高质量发展动力

公立医院发展的"新动力"，"新"在以改革创新为根本动力，通过政府投入、医疗价格、医保支付、薪酬分配等综合改革，建立完善维护公益性、调动积极性、保障可持续的运行新机制。虽然世界各国的医疗体制不尽相同，薪酬分配制度和医务人员培养评价制度也有各自的发展脉络与历史背景，但对于医疗机构而言，建立科学、健全、适宜的薪酬分配制度和医务人员培养评价制度是其实现可持续发展不可或缺的两大动力来源。对标国际顶级医学中心的薪酬分配体系与文化，了解它们如何为医务人员提供完善的培训与学习体系，对于建立符合中国国情的薪酬分配制度与人才培养评价制度具有重要的参考价值。下文将围绕薪酬分配制度与医务人员培养评价制度两大方面，分析国际顶级医学中心值得借鉴的领先举措。

（一）改革薪酬分配制度——以梅奥医学中心为例

梅奥医学中心构建固定薪酬体系与绩效文化。在美国，医生主要是通过自由行医获取报酬，其劳动价值由以资源为基础的相对价值体系（Resource-based Relative Value Scale，RBRVS）来评价，全美医生人员的编制总控、临床诊疗规范和临床诊疗行为处罚措施等均由美国医学会（American Medical Association，AMA）制定。与此同时，医生的技术、行医品行、行医差错等评价和历史问题信息都是公开的，患者可以随时上网查证。因而患者更加看重医生的口碑而非医院口碑，医生与医院之间是靠合同维系的松散性关系而非从属关系。

在此背景下，梅奥医学中心的医生不会从建议患者开展的检查和治疗上获得经济利益，即医生的工作薪资不与医院收入挂钩。在这种模式下，医生以患者的需求为核心，为患者安排最合适的诊疗流程和最优秀的治疗团队。

美国医疗的市场化程度高，梅奥医学中心的医护人员待遇与薪酬体系是在市场调研和商业可行性分析的基础上逐步建立起来的，梅奥医学中心通过研究其他医疗机构的薪资水平、分析医疗行业的市场总体情况来确定医生的薪资。由于市场上内科和外科医生的薪酬水平本身就不相同，因此梅奥医学中心内部相应科室医生的薪酬，也存在一定差异。但是梅奥医学中心自身为确保做同样工作的医生团队，能够获得同一水平的薪酬，加强了内科和外科医生之间的合作。综合而言，梅奥医学中心医生的薪水比市场一般水平更有竞争力。

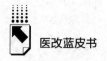

（二）健全医务人员培养评价制度

（1）苏黎世大学医院：终身学习培训体系

苏黎世大学医院为医护人员提供终身学习的培训服务，以线上与线下相结合的形式展开。线上培训都在苏黎世大学医院的学习管理系统（Learning Management System）上进行。线下开展专门的研讨会，例如讨论新冠病毒对移植患者的影响。医院针对医疗护理行业和医疗技术转移基地（Medical Tech Transfer Base，MTTB），为未来的领导者进行积极的职业规划，并与众多教育机构合作，开发面向医护人员的领导力培训课程，为完成课程的员工提供额外的资格证书，例如医学专业的亚专业头衔或各种其他专业组的CAS（Creativity，Action，Service——创造力、活动、服务）课程证书（高级研究证书）。

除了医院员工，苏黎世大学医院还为外部人员提供大量培训、进修和高级培训的机会。截至目前，共有约3000人参加了医院模拟中心的培训课程（医院员工约占2/3，外部员工约占1/3），其中超过400人完成了团队中复杂医疗情况管理的跨专业培训，超2000人接受了复苏和紧急援助培训。此外，模拟中心的培训和研究成果已经在包括《英国医学杂志》在内的八份出版物上发表。

（2）克利夫兰医学中心：以问题为导向开展医疗教育

克利夫兰医学中心不局限于传统的医学教学方式，而是实行创新的医疗教育模式。学生被分为研究小组，以解决问题为导向，合作研究现实生活中的患者案例。在研究过程中，克利夫兰医学中心会为每一个研究小组分配导师，但是主要强调学生之间团结协作或者自主探究患者的病因以及治疗方法。为了完成导师给小组分配的任务，学生需要自学掌握医生必备的知识和技能，包括传统领域（生物医药、解剖学、生理学）和非传统领域（信息技术和医疗伦理等知识）。在这种模式下学生可以较好地参与到科研计划中，如果小组有了突破性的发现，导师与学生可以组成工作小组展开深入研究。

（3）梅奥医学中心：开展特色的职业与领导能力项目

梅奥医学中心的职业与领导能力项目包括四个部分，分别是为期一周的新员工培训、为期三天半的领导团队培训、为期一天半的针对经过选拔的部门董事和其他领导的培训以及针对三个院区的行政董事的培训。新任命的领导通过领导能力项目培训后，会成立一个"领导社区"，目的是让青年领导者在把自己当作一名专业医生之外，还要时刻认识到自己是一名管理者，认清自己在梅奥医学中心的角色。

（4）哈佛大学医学院附属麻省总医院：完善的入职培训与战略联盟计划

医院重视医护人员培训，在每一位员工上岗之前都会进行完善全面的入职培训，确保员工的能力全方位满足岗位需求。此外，通过开展"学术界与行业之间的桥梁"战略联盟计划，指导医院研究人员进行转化思考并加强行业合作。目前通过战略联盟计划，医院员工在心脏代谢、神经炎症中的神经变性、表观遗传学、免疫肿瘤学、微生物组和罕见疾病方面已经系统性地开展研究工作。

五　国际顶级医学中心与高质量发展文化

医院文化是医院全体职工认同的核心价值观。作为一种无形的力量，文化体现在医院的战略落地和所有员工有形的行动中，文化决定了医院在面对医疗工作、患者和员工时，秉承怎样的理念、采取怎样的方法。优秀的医院文化能够增强医院的凝聚力、生命力和竞争力。公立医院改革发展进入了新的阶段，医院文化也应当被赋予新的时代内涵。公立医院高质量发展攀峰过程中，最艰巨也最关键的就是医院文化塑造，这比许多有形的投入与建设更加有挑战性。以梅奥医学中心为例，无论任何时候，梅奥医学中心的任何员工，包括医生、护士以及其他工作人员，在同时和患者到电梯门口的时候，都会主动让患者先进入电梯，这反映的就是以患者为中心的文化。国际顶级医学中心在悠久的发展历史中积淀了自身特有的文化底蕴，在以患者为中心

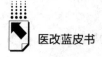

的实践中涌现了不少特色做法。下文将从强化患者需求导向、建设特色鲜明的医院文化和关心关爱医务人员三大方面，分析国际顶级医学中心值得借鉴的领先举措。

（一）强化患者需求导向

1. 优化配套设施与流程，打造友好的就医环境

（1）梅奥医学中心：打造舒适流畅的患者就医体验

从患者需求出发，通过改造医院建筑结构来缓解患者的紧张感，包括强调自然光线并营造贴近大自然的氛围、在医院内通过便利的标识指引方向、减少喧闹等，同时还设计娱乐活动来使患者放松。除硬件环境外，梅奥医学中心规定医生工作期间需要身着商务正装或手术服，而不是普遍的白大褂，从而展现出医生对于就诊场合的重视以及对于患者的尊重，满足患者被尊重的需求。在行为方面，将理想的医生行为作为本院医生的行为标杆，主要通过采访梅奥医学中心患者得出七种理想的医生行为，即自信、感情投入、仁慈、因人制宜、直率、尊重患者以及全力以赴。

在预约诊疗方面，梅奥医学中心采用工业产品管理的"基因算法"管理预约安排。采用计算机技术考量患者性别、年龄和病史等变量，为预约诊疗的患者配备相对应的医生和设施。一旦医生接收了患者，其余部门会优先考虑该患者的检查与化验，从而实现全流程高效、流畅服务；此外，预约系统不仅包含所有的现时预约，还提供预约分析管理，程序分析人员在历史数据的基础上建立预测模型，实现对于未来需求的预测。

（2）苏黎世大学医院：满足患者关键的日常生活需求

在饮食方面，苏黎世大学医院为患者提供健康且多样化的服务，患者可以从入住的第二天开始选择午餐和晚餐，可根据自身需要选择订购半份餐品、富含碳水化合物的配菜或更多蔬菜等，也可以购买医生许可的非酒精和酒精饮料。此外，医院内还设有小酒馆和咖啡吧，提供蛋糕、三明治、帕尼尼、果汁、各种特色咖啡等自制产品，餐单每周都会更换，患者及其家属可以自行选择堂食或外带。此外医院还为患者及其家属提供付费洗衣服务，院区内还设有银行和自动取款机。

医院的所有病房都配有收音机、电视、电话和 WiFi，部分病房还设有带淋浴的私人浴室。医院为持有一般保险的患者提供宽敞的多人间，患者也可根据自身需要在登记表上申请双人间或单人间；为持有半私人保险的患者提供双人间；为持有私人保险的患者提供单人间。根据院内可用空间，医院将尽可能满足患者的需求并明确保险可覆盖的额外费用范围。

（3）新加坡中央医院：保障安全与隐私的空间布局和设施

新加坡中央医院大楼设计旨在减少患者就诊期间的移动次数及消耗时间，从整体来看，全院病房是连体结构的综合大楼，包括门诊急诊科、病房内科、外科、医技科室和办公室等部门，各科室间通过密闭的中枢传送系统进行联络，方便快捷且安全性高。每层楼均设有 6 部电梯，具体包括 1 部患者专用电梯、2 部家属专用电梯、1 部工作人员电梯、1 部餐车电梯以及 1 部运送污物电梯。其中患者专用电梯只到二楼，并且所有的医技科室都在二楼以上，这样的设计旨在有效地保护患者隐私。

医院病房分为 A、B1、B2 级三类病房。其中 A 级病房是单人间，配备有卫生间等完善的基础生活设施和电动床；而 B1 级病房是 4 人间，与 A 级病房不同的是，B1 级病房配备的是手动摇床；B2 级病房是 6 人间，不配备电视、电话及卫生间，但在病区内设有一个活动室，配备电视、图书和公用卫生间供患者及家属使用。医院设置不同级别的病房，意在让患者按照自身经济能力来选择床位，避免跨科及借床的麻烦，最大限度地满足了患者的需求。在三类病房内，每张床位均配备滑动围屏，医务人员的所有诊疗操作均在围屏内进行，既保护患者隐私，也有效减少不必要的纠纷。在各病房门口设有白、绿、黄、红四种颜色的指示灯，白灯亮时，为健康助理员在病房内操作（如协助患者擦身、喂饭、上卫生间等）；绿灯亮时，为医护人员在病房内进行诊疗或操作；当黄灯闪烁并伴随警示声，为患者求助（多是输液问题、患者在卫生间求助或患者跌倒等），医护人员需及时解除报警；所有病房内医护人员需要帮助或患者发生意外时，按下床头急救灯钮，病房外的红色报警灯会不断闪烁并发出急救声，提醒当班全体医护人员立刻赶到求助

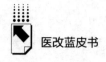

病房协助抢救，指示灯的设计能够高效保证患者的最佳抢救时效。

2. 考虑患者多元化需求，提供人性化医疗服务

（1）哈佛大学医学院附属麻省总医院：多方面凸显患者人文关怀

哈佛大学医学院附属麻省总医院组织医生、护士、治疗师、营养师、药师、社会工作者和牧师成立一个团队，专注于为患者提供全方位的服务，其中牧师负责满足患者的精神安抚需求。除此之外，医院极其注重为患者营造温暖舒适的诊疗环境，提供人性化医疗服务。例如，在医院内随处可见要求尊重患者的隐私的标语；在病房里拉开窗帘，宁静美丽的查尔斯河便映入眼前；在肿瘤病房外有一堵希望之墙，贴满了患者成功抗争肿瘤的故事，墙顶上挂满写着亲人祝福话语的各色旗帜，从而给患者带来力量与希望。

医院内设有五个疾病中心，包括消化病中心、心血管病中心、癌症中心等，并通过设置平台来促使内科、外科、影像等多学科医师加强协作。在协作治疗过程中，医院以全科病房为主，专科病房为辅，从而以全科病房的视角，整体性、系统性地诊治患者的病情。除此之外，诊疗团队除医生和护士等医务人员外，还包括患者自身及其家属。诊疗团队在制定治疗方案过程中，采取 ICE 原则——"I"即"Idea"，重视患者的看法；"C"指"Concern"，考量患者的担忧；"E"指"Expectation"，参考患者的期望，给予患者充分的尊重。

（2）克利夫兰医学中心：专门成立患者体验办公室，提供综合性、持续性的医疗服务

自 2006 年起，克利夫兰医学中心开始进行文化和组织的改造，将提升患者体验作为医院置顶的优先战略，由此成立患者体验办公室并任命首席体验官。克利夫兰医学中心将"患者至上"定义为给患者提供各个方面的照顾，涵盖患者的身体舒适度、情感诉求和精神诉求，目的是创造出独特的患者体验、形成自身专有特色。为了明确医院需要改进的地方，患者体验办公室和体验理事会进行合作，共同讨论负面问题解决方案，并审查影响患者体验的新政策，其中患者体验办公室人员包括来自克利夫兰医学中心的社区医院和健康中心的众多医生和护士以及 15 名患者等。此外，市场研究部组织

成立了一个包含超过4000名患者的在线调查小组，以每月2次的频率向小组成员询问患者体验相关的问题，同时收集新的想法。

克利夫兰医学中心会为每位患者配备一支综合的医护团队，团队成员可能包括初级保健医生或专科医生、护士、医生助理、医务助理、注册护士、医护协调员和药剂师等。其中，医护协调员的任务就是确保其他团队工作人员了解患者对护理方式的偏好，从而制定恰当措施；药剂师帮助患者调理慢性疾病，例如高血压、糖尿病、充血性心力衰竭等。当患者入院时，克利夫兰医学中心将通知团队中的保健医生负责患者的诊疗；当患者前往康复中心或者专业护理机构时，团队会确认安排与患者的需求保持一致；当患者前去专家门诊就医时，团队需要确保患者成功就诊。由此，团队成员和患者之间会建立密切的联系，通过与患者交流日常锻炼、病情治疗方案等信息来帮助患者预防疾病。该模式的核心目标就是利用各种资源帮助患者治愈疾病并保持健康。

（3）苏黎世大学医院：提供多样化的医疗、生活与社会服务

苏黎世大学医院开展患者咨询服务，为患者提供信息、协调各方、解决可能存在的问题与矛盾，并在必要时邀请患者进行讨论。患者如果对门诊或住院服务（如治疗程序、基础设施等）有不满或疑虑，可由患者咨询服务人员转达给相应的部门。

医院会根据患者实际情况明确患者的需求，为患者提供能够满足其要求的、合适的护理形式；在有关住院、治疗方案、康复及家庭护理等各种事宜上为患者及其家人提供支持；针对与疾病、事故、怀孕和分娩等相关的技术和法律问题为患者提供建议；为患者提供善后护理并帮助其重新融入社会。此外，还会协助患者解决经济限制等问题。

组建临床伦理团队，审查日常临床实践中不同范围的伦理问题，针对困难的临床决策提出具体解决方案，为患者及其亲属和治疗团队提供个案咨询服务，协助患者和家属在困难的情况下做出决定。临床伦理团队关注的问题包括：如何解决青少年患者与父母意见不同的问题；被强行禁闭的患者应该如何得到支持；如何处理文化上不同的健康和疾病观念；在没有预设医疗指

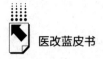

示的情况下如何解决危机情况；等等。临床伦理团队还为苏黎世大学医院的员工提供培训课程，为相关伦理问题提供指导、提出建议；同时也会与国家和国际机构合作，并参与临床伦理领域的各种研究项目。

而对于有宗教信仰的患者，由医疗保健牧师提供精神支持。医疗保健牧师来自新教、罗马天主教或基督教天主教会，均具备相应的神学资质且接受过专业的临床牧灵培训。该项服务向所有有宗教信仰或没有信仰的人开放，且适用于患者的家庭成员、朋友和医院员工。医院会为参与服务的人员进行严格保密，根据患者要求为其联系其他的牧师。当患者在苏黎世大学医院去世时，医院的牧师会提供情感和教牧支持，在尊重患者宗教信仰的基础上，协助其家人与患者进行告别。院内设置有特殊的观察室，同时医院教堂也可以提供简短的告别仪式。

此外，医院还有自己的殡仪馆，馆内工作人员会为死者家属提供咨询服务、解释相关手续、签发死亡证明并发送到市政当局，并协助将死者转移到居住地或其他地方。如果对已故患者预设医疗指示的解释有疑义，可联系临床伦理团队协助解决。

（5）梅奥医学中心-儿童中心：提供患儿全家庭的 Child Life 支持服务

随着护理服务范畴与内容的不断深化和拓展，当前国际医疗护理行业盛行"以患者和家庭为中心"（Patient and Family Centered Care，PFCC）的护理模式，关注患者生理、心理、社会、精神等各方面需求，提供全方位、具有人文关怀的医疗服务。其中，Child Life 支持服务关注儿童和家庭的社会心理需求，产生于帮助儿童缓解住院和医疗保健中的负面行为、更好地应对医疗保健经历的目标。

梅奥医学中心-儿童中心的 Child Life 支持服务由具备儿童发展背景的 Child Life 专家提供，专家使用适合患儿年龄的语言、视觉辅助工具、医学游戏、道具等来减轻患儿对于检查、手术以及医疗环境的焦虑和恐惧，通过舒适的体位、呼吸放松练习、分散注意力等方法来缓解患儿在检查过程中的紧张情绪；同时为家长及照护者提供支持，鼓励他们参与到患儿照护团队中；除此之外，还会关注患儿的兄弟姐妹和其他小伙伴是否也会受到疾病的影响，并且积极维持患儿及家属的正常生活。其中，特色项目是娱乐与表达性活动，鼓励孩子通过玩耍、讨论、艺术、手工制作、音乐或其他形式来表达自己的体验，这使得患儿和家属都能参与进来。

（6）克利夫兰医学中心-儿童医院：结合"快乐狗"计划提供 Child Life 服务

克利夫兰医学中心-儿童医院会在病床边或游戏室开展治疗性及娱乐活动，比如医疗角色扮演、艺术和工艺治疗活动、棋盘游戏、看书、看电影和玩视频游戏等。同时，Child Life 专家对患儿的兄弟姐妹也提供支持，帮助兄弟姐妹了解正在发生的事情，以及处理他们的感受和担忧。其中，"快乐狗"计划这个特色项目，通过与儿童欢乐基金会和宠物智能慈善机构建立合作，安排宠物狗和 Child Life 专家一起看望患儿，为患儿带去温暖与欢乐，缓解患儿就医过程中的不安，促进患儿身体健康恢复。

（7）希巴医疗中心：针对海外患者提供人性化支持服务

作为以色列最大的医院，希巴医疗中心需要为来自中东各地的患者提供服务。为了打造国际级别的医疗系统，希巴医疗中心为全球患者提供专业协调员的服务。每位存在语言障碍的患者都会得到一名专职的希巴医疗中心协调工作人员的帮助，患者在以色列期间，协调工作人员都会用患者的母语为他们免费提供帮助，包括翻译医疗信息、医生指示，解决出现的各类沟通问题。

秉持"个性化的世界一流医疗服务"的院训，患者首先将通过电话咨询获得就诊指导，由受过专业培训的资深护士针对性地开展临床询问，审查和协调患者所在地区的医疗记录，全面收集患者的相关信息，整理反馈给医学专家。由个案管理师直接与高级别的专科医师联系沟通，反馈患者的病情，在心理上支持和照顾患者并解决语言文化沟通障碍等，让全世界来访的患者得到家人般的陪伴。

（二）建设特色鲜明的医院文化

1. 传承历史精神与服务宗旨，发扬特色文化——以梅奥医学中心为例

梅奥医学中心以《梅奥医学中心护理手册》传承服务宗旨。1998 年正

式采用的《梅奥医学中心护理手册》，记载了梅奥医学中心自建立以来的基本运营情况。梅奥医学中心在不断前进发展的过程中，以卓越的服务质量和人性化的医疗护理服务为特征，始终坚持"患者的需求第一"的服务宗旨。在患者照护方面，在确定诊疗方案过程中认真听取患者的意见，充分尊重患者、患者亲属及当地医生，通过全方位的综合评估，及时有效地展开治疗；在医院氛围方面，梅奥医学中心的医院文化注重培养高素质的员工，凭借员工的专业技术和职业素养，打造梅奥医学中心良好的医学研究和医学教育的学术氛围，为门诊和住院患者提供同等的热诚服务。

2. 挖掘医院历史底蕴，凝练责任与使命

（1）夏里特医院：悠久历史孕育鲜明文化

柏林医学史博物馆（Berliner Medizinhistorisches Museum）坐落于夏里特医学院-米特校区，成立距今已有124年。1998年博物馆重新开放，展出医学各个领域的收藏，展品范围涉及解剖学、心外科等学科。博物馆的创立者鲁道夫·菲尔绍通过保留典型标本、进行大量器官研究来记录当时已经被了解的病症。博物馆不断将医学和医学史的新观点列为展览主题，并系统性介绍历史上的各种疾病。除此之外，博物馆还展示了医学与艺术、病理学、古代神话学以及医学与工业之间的交流与联系。

（2）苏黎世大学医院：关注医院多样性与包容性

苏黎世大学医院有着来自全世界90个国家的8200多名员工，充分展现了医院的国际化特点。例如，苏黎世大学医院的临床心血管研究部门由三个研究小组组成，每个小组都有数名博士、研究助理和来自世界各地的学生。长期以来苏黎世大学医院都非常重视医院多样性与多元化发展，在金融、IT、设施管理和餐饮等非医疗领域共拥有约2000名员工。

（三）关心关爱医务人员

1. 提倡医务人员团队合作，培养支持性的员工文化——以梅奥医学中心为例

梅奥医学中心着力培养互助的团队合作文化。梅奥医学中心的患者大多患有疑难杂症，并且寄最后的希望于梅奥医学中心，因此梅奥医学中心的医务人员面对的要求更高，承受的压力也更大。为了缓解医务人员的心理压力，梅奥医学中心对每一位医务人员均承诺提供团队的支持和帮助，并且鼓励员工遇到难题时向团队请教，加强成员之间的交流。此外，培养团队合作文化也是为了通过医护人员的通力合作更好地治疗疑难杂症，使得医护人员有更广阔的发展空间，能更好地发挥各自的专长。

2. 帮助员工实现职业发展，关爱员工身心健康状况

（1）哈佛大学医学院附属麻省总医院：支持医务人员的发展与成长

在医务人员成长过程中，哈佛大学医学院附属麻省总医院设有职业发展中心，为员工提供各类培训。在年终，医院设计了上下级沟通的环节，通过寻找部门发展目标与员工成长目标的契合点，共同商议员工年度目标以及职业发展规划。在日常工作中，医院通过调整科室管理架构、完善职能部门人员的通才模式、提供员工帮助项目来支持员工更好地实现职业发展。

医院的管理层会接受领导力相关的培训，培训内容涵盖包括人员、流程、沟通、财务等各方面的管理内容以及领导力等方面的内容。医院将部门员工的满意度、离职率和多元化（例如有无种族歧视）这三项与员工有关的指标纳入管理层年终考核范围，由此强调员工满意度和体验感的重要性。除此之外，同层级医务人员的年终考核指标包括是否以患者为中心、是否尊重和信任同事、团队协调配合情况、在工作中是否不断奋进或力争上游等内容，强调员工团队内部团结协作。

（2）卡罗林斯卡大学医院：让员工有感的福利与帮助

医院关注医务人员的生理与心理健康，成立员工健康中心和健康协助办公室，举办各种健康主题讲座，并向员工发放用于锻炼的健康津贴。医院制定改善员工工作环境和心理健康状况的策略，为医务人员提供内部康复咨询服务，支持和推广正在进行的关于员工心理健康和福祉的研究。此外，为了适度缓解医务人员工作压力，医院在2021年为员工提供4周假期，设置了2天的额外假期，2022年额外假期进一步扩增至4天。

附：国际顶级医学中心基本情况介绍

1.（美国）梅奥医学中心（Mayo Clinic-Rochester）

梅奥医学中心于1863年在美国明尼苏达州罗切斯特创立，是一个具有综合功能、提供综合性服务的医疗体系。它以持续发展与革新的医学教育和全球一流的医学研究为两大支柱，无论是规模还是设备先进程度都在全美首屈一指，在明尼苏达州罗切斯特、亚利桑那州斯科茨代尔和凤凰城以及佛罗里达州杰克逊维尔设有主院区。还经营着跨越明尼苏达州、威斯康星州和艾奥瓦州的约70家医院和健康网络系统。拥有梅奥医学院、梅奥研究生院和面向毕业后医学教育的梅奥学校，与其相关的约有3400名学生和住院医生，这符合梅奥医学中心的教育使命。实施目的地医疗，每年接诊来自全球135个国家的超过120万名患者。医生和住院医生6900人，管理和医技护理63100人，所有临床员工合计70000人，全职科研人员4221人。

梅奥医学中心以通过综合临床实践、教育和研究激发希望并促进健康为使命，以改造医学来连接和治疗患者、成为严重或复杂疾病的全球权威为愿景。以患者需求为本是其首要价值观。梅奥医学中心能够在医学界享有盛名的一个特殊原因在于其所倡导的价值观。为了能够长期稳定发展自身这个拥有百年历史的品牌，梅奥医学中心乐于在选拔和培养职工方面投入充足的各项资源，职工选择在梅奥医学中心度过他们的整个医疗生涯正是梅奥医学中心领导层所希望的。

梅奥医学中心医学研究在临床上得到广泛的应用，包括新的诊断方法、药物、设备、工具和程序。梅奥医学中心创新中心（Mayo Clinic Center for Innovation，CFI）的成员与梅奥医学中心的医生，还有外部合作伙伴携手合作，通过跨行业多学科的团队、原型实验室、CoDE创新孵化器、外部顾问委员会、变革论坛、创新工具包与培训等多举措，取得了卓越的科研成果。

2.（美国）克利夫兰医学中心（Cleveland Clinic）

克利夫兰医学中心是一所集临床治疗、患者护理、研究和教育于一体的非营利性多专科学术医疗中心，从属于俄亥俄州一家非营利性公司——克利夫兰临床基金会。本部位于克利夫兰市，在美国佛罗里达州、内华达州以及加拿大和阿布扎比设有分院。本部共有超过 1400 个床位，整个医院体系拥有 4400 个床位。在周边社区经营着 18 个家庭健康与门诊手术中心，在佛罗里达州经营着一所医院和家庭健康中心，在加拿大安大略省多伦多经营着一家门诊诊所，经营着俄亥俄州东北地区 11 家医院。

克利夫兰医学中心是一家最早引入"智慧病房"设计、移动综合医疗信息系统等技术的美国医院，打破传统的专科管理模式、取消内外科的限制、充分整合相关专科的医疗资源，如成立了消化疾病中心、心血管疾病中心、呼吸疾病中心等。于 1945 年建立 Lerner 研究所（Lerner Research Institute），专门从事生物医学研究，2002 年又与 Case Western Reserve 大学合作，建立了克利夫兰-Lerner 医学院（Cleveland Clinic Lerner College of Medicine，CCLCM），使临床、科研、教学得到了有机结合。克利夫兰创新部（Cleveland Clinic Innovation，CCI）致力于将医护人员发明的具有突破性的技术转换为对患者有益的医学产品或公司。有四大孵化器，分别涉及医疗信息技术、医疗设备、诊断治疗学或交付解决方案。2019 年披露的公开发明有 309 项，比 2018 年的 281 项增长了 10%；递交专利文件 4287 份，其中获批 1694 份；转化成产品的有 92 例。

3.（美国）哈佛大学医学院附属麻省总医院（Massachusetts General Hospital，MGH）

哈佛大学医学院附属麻省总医院作为全美第三家综合性医院，建立于 1811 年，是哈佛大学医学院第一家教学医院，几乎全体医生均服务于哈佛大学医学院。作为全美最大的研究型医院，哈佛大学医学院附属麻省总医院每年投入的科研预算总计在 8 亿~9 亿美元，年收入在 40 亿美元左右，其中约 1/4 直接来自科研收入。据统计，2020 财年，医院的新技术披露达到 384 个，知识产权应用达到 1483 个，完成了 484 份专利，版税和许可结果达到 1.429 亿美金。

医院拥有超过 10 亿美元的研究运营规模，拥有美国国立卫生研究所（NIH）资助的最大医院研究项目。其研究项目覆盖全院 30 多个临床部门和

中心，目前已进行约 1200 项临床试验，在自然指数（Nature Index）排行榜上名列前茅，在"高影响力"期刊上发表的文章数量超过美国所有医院。

医院成立了多个多学科协作中心，如心脏中心、肿瘤中心、消化系统健康中心、MGH 儿童医院、移植中心和血管中心。各中心拥有庞大的医生网络，这些医生多数是哈佛大学医学院教授及各自领域的领导者。通过打造平台，促使内科、外科、影像等多科医师加强协作。其多学科团队以癌症、消化系统疾病、神经科学、心脏病、骨科、移植、泌尿系统疾病和创伤护理方面的创新而闻名于世，医院相关专家提供全面、最先进的医疗保健。其儿童医院提供从初级保健到复杂和罕见疾病的前沿治疗服务。

与患者为邻，培养卓越的临床能力。基于患者护理研究院（MGH Patient Care Services）推进了多学科医疗保健的首创模式。与研究者为邻，使其成为科学研究的摇篮。据统计，院内研究员占 5%、专职科研人员占 18%。接近 1/4 的人员从事专门的医学研究，大部分医生在临床承担了很多科研工作。与市场为邻，让医疗转化持续充满活力。合理利用了其无可比拟的优越的科研大环境，在医疗转化方面积极进发。在整合多方面（包括医疗单位、医学生物学和其他工科专业的实验室等）资源的前提下，成立了转化医学中心。

4.（加拿大）多伦多综合医院（Toronto General-University Health Network）

作为加拿大大学医疗网络（University Health Network）中的一家医院，自 1819 年以来，多伦多综合医院一直是心脏科、器官移植和疾病复杂患者治疗领域的领导者。自胰岛素问世以来，多伦多综合医院一直专注于内分泌系统和人体自身免疫疾病的新疗法。多伦多综合医院于 1983 年进行了世界上第一个成功的单肺移植，随后于 1986 年进行了首次双肺移植。1950 年，第一个外部心脏起搏器被用于心脏直视复苏。1922 年，胰岛素被开发出来并首次用于治疗多伦多综合医院一名年轻患者的糖尿病。

多伦多综合医院以彼得·蒙克心脏中心（Peter Munk Cardiac Centre）闻名世界，该中心每年会接待 55000 人次门诊，进行 2680 次心脏手术，7000 次心脏导管插入手术，被认为是心内直视手术（Open-heart Surgery）和心血管健康（Cardiovascular Health）领域的"全球领导者"。彼得·蒙克心脏中心在心血管治疗中取得了很多世界第一，早在 1935 年就首次应用肝素治疗患者；1950 年提出了体外起搏器的概念；1953 年首次进行低温心脏手术；1976 年首次使用实时超声来评估血管变窄的严重程度。为了对不同的心脏病"对症下药"，彼得·蒙克心脏中心设立了七个卓越分中心：彼得·蒙克主动脉疾病卓越中心、托马斯·托比赫尔心律疾病研究中心、彼得·蒙克跨国临床试验卓越中心、彼得·蒙克分子医学卓越中心、GoodLife 心血管康复医学卓越中心、彼得·蒙克心脏瓣膜疾病卓越中心和泰德·罗杰斯心脏功能卓越中心。

与此同时，从科研资金方面来看，多伦多综合医院在加拿大的研究机构中列首位，连续九年被知名咨询公司 Research Infosource 评为加拿大排名第一的医学研究机构，号称"加拿大最好的医院"。如今，医院已经成长为一家知名且规模庞大的医院，集结了大批内、外科和各领域的专科医生，每年接待患者众多，其中仅急诊科就超过 30000 名患者。2020 年，多伦多综合医院被美国《新闻周刊》评为全球十大最佳医院之一。

5.（德国）夏里特医院（Charité -Universitätsmedizin Berlin）

夏里特医院是现在欧洲最大的大学附属医院之一，亦是欧洲最大的教学医院之一，目前共设置 3011 张病床，近 100 个研究所，总共构成了 17 个研究中心。每天有 4454 位科学家和医生参与 1000 多个项目合作，连续多年被德国最权威的杂志 Focus 评为德国排名第一的医院。

医院分为四大医疗区域，分布在柏林的不同地区，总建筑面积约 54 万平方米，是柏林最大的雇主之一。布赫校区运营了癌症转移临床研究的高校中心，地处大型德国生物技术园区，汇集了大量创新公司；南院致力于老年病的医疗；魏尔啸校区侧重点是妇科及儿科与心血管治疗；位于市中心的本院区在神经科学、耳鼻喉及免疫学方面有重点研究。

医院拥有 300 余年的悠久历史，这里所有的临床护理、研究和教学都是由国际最高标准的医师和研究人员提供的。包括超过一半的德国生理或医学诺贝尔奖得主。这一批医技精湛、德高望重的楷模逝后留有雕像。医院设有

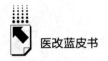

德国乃至全世界最大的院史及病理陈列馆，接受全世界的参观。2021年1月1日起，柏林健康研究所成为夏里特医学中心的转化研究所，和夏里特医院、夏里特医学院共同构成夏里特医学中心的三大支柱（医院、研究、教学）。

6.（美国）约翰·霍普金斯医院（Johns Hopkins Hospital）

作为约翰·霍普金斯大学经营的首家教学医院，约翰·霍普金斯医院成立于1889年，位于美国马里兰州巴尔的摩市，是唯一一家长达22年蝉联《美国新闻与世界报道》全美最佳医院榜首的医院，常年在全美最佳医院年度排名中位居前列。拥有1154张床位，超过2100名全职主治医师。

设立26个临床研究中心，包含约翰·霍普金斯病理科与放射科拥有的细胞影像研究中心、脑功能影像研究中心、肿瘤转移研究中心、分子基因研究中心等；团队内有245名资深诊断专家，其中115名专家在放射影像诊断方面造诣深厚，其余专家则有着丰富的病理诊断经验，每位专家专注于1~2个亚专科领域，比如胰腺、肝脏、神经血管等。每一例诊断都会由所涉及的多个亚专科专家共同研究，以确保准确诊断。其中，约翰·霍普金斯病理科与放射科所获得的美国国立卫生研究院科研经费多年位列全美同类科室榜首，仅2017年获得的科研经费就超过7000万美元。

2021年处理的发明披露数量为444项，取得新专利166项，另外还签订了144项新协议，实现了大约400万美元的许可收入。除此之外，约翰·霍普金斯医院孵化的初创公司在2021年达到了174家，其中30家创业公司在2021年获得了768万美元的风险投资，公开股票发行达496万美元。

7.（瑞典）卡罗林斯卡大学医院（Karolinska University Hospital）

卡罗林斯卡大学医院起源于瑞典国王在1810年成立的军医学校，如今作为卡罗林斯卡医学院（生命科学与医学大类世界排名第7，牙科学世界排名第1）的附属医院，是瑞典最好的医院。2022年，在美国《新闻周刊》（Newsweek）"全球最佳医院"榜单中位列第8。

卡罗林斯卡大学医院设有两家儿童医院，并以生殖医学、胎儿医学、外科、泌尿外科和神经外科等科室而闻名，是欧洲18个主要关注罕见病的转

诊医院之一。医院拥有员工 1.5 万人，平均开放床位 1086 张，每年治疗约
140 万名患者，开展手术超过 5 万台，年净收入 7.4 亿克朗（约 4.9 亿元人
民币）。医院与卡罗林斯卡医学院开展紧密合作，另与其他高校和机构合
作，承担斯德哥尔摩地区的科研与教学任务。拥有专职研究人员 2600 人，
正在开展的临床研究 1300 项，与卡罗林斯卡医学院共同获得 23 亿克朗（约
16 亿元人民币）的外部研究资助，并获得美国国立卫生研究院项目基金，
同时参与 40 个欧盟赞助的项目。

卡罗林斯卡大学医院拥有全球领先的数据驱动管理体系，在 Newsweek
智慧科技和数据管理医院排名中，获得全球第 8、欧洲第 1 的成绩。注重临
床数据库的建设，建立并维护可视化业务看板，持续强化信息集成平台建设
以提供更好的医疗信息环境。

8.（以色列）希巴医疗中心（Sheba Medical Center）

希巴医疗中心位于以色列特拉维夫，1948 年作为以色列第一家军事医
院成立，目前是特拉维夫大学附属医院，是以色列国家卫生政策和流行病学
研究中心（相当于美国国立卫生研究院）、以色列国家医学模拟中心（Israel
Center for Medical Simulation，MSR）、以色列国家血库和脐带血库以及萨弗
拉国际先天性心脏中心的所在地。开展超过以色列全国 25% 的医学临床研
究，还与几乎所有以色列医疗机构合作提供医学教育，并与世界各地的生物
技术和制药公司合作开发新药和新疗法。2022 年，在美国《新闻周刊》
（Newsweek）"全球最佳医院"榜单中位列第 10。

希巴医疗中心拥有床位 1430 张，员工近 7000 人（约 1250 名医生、
2300 名护士、1500 名其他医务人员），另有近 1000 名长期志愿者、研究人
员和外国实习生，每年为超过 100 万国内外患者提供服务。设有急诊医院、
康复医院、妇女医院、儿童医院，围绕主要疾病，设立癌症中心、心脏中
心、骨科中心、神经病学中心等。其康复医院世界闻名，提供整合性的综合
治疗方案，为饮食失调、创伤后应激障碍、脊髓损伤等疑难杂症提供专业服
务，在世界同类部门中都较为罕见。拥有世界唯一的虚拟现实（Virtual
Reality，VR）训练中心，应用 VR 技术帮助患者康复及医务人员开展患者数

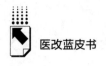

据监测。

　　每年服务大量海外患者，为每位患者提供专职协调员，提供医疗信息与医生指示翻译、问题沟通协调的全流程服务，并协助获取和整合患者当地的医疗记录，安排签证、交通和住宿等。另外，设有希列夫酒店，为心脏手术和心脏病发作患者，甚至院外其他有康复需求的客户提供康复服务。

　　9.（新加坡）新加坡中央医院（Singapore General Hospital，SGH）

　　新加坡中央医院建于 1821 年，是新加坡历史最悠久、规模最大的医院，新加坡最大的急症医院及全国转诊中心，也是亚洲最大的 JCI 公立教学医院。拥有新加坡最大的病理实验室（Pathology Lab），新加坡其他医院的病理检验都在该医院进行。2005 年，由美国医疗机构评审联合委员会认证为全球第二大医院。

　　新加坡中央医院隶属于 SingHealth Group（新加坡保健集团），该集团集国立专科中心和综合性医院于一体。SingHealth 整个医疗园区开展的医疗行为占据了新加坡全国整体医疗行为的 40% 以上，实施的日间手术占新加坡全国日间手术的 51% 以上。新加坡人均预期寿命高达 82.6 岁。SingHealth Group 旗下的新加坡中央医院及其专科中心有 20903 名医护人员，年问诊达 300 万人次。新加坡中央医院还是东南亚唯一一家全面的多学科癌症研究中心，是一家拥有 40 多个临床学科的三级转诊医院。

　　新加坡中央医院作为维系新加坡国民健康的医院，也作为新加坡政要人物，如李光耀、李显龙等指定的医院，代表着新加坡医疗最高水准，与美国梅奥医学中心、克利夫兰医学中心并驾齐驱。新加坡中央医院于 2008 年加入了 JCI 安全和质量标准体系；在 2010 年获得了"亚洲第一所磁性医院"（Magnet Hospital）的殊荣，同年医院获美国护理资格审查中心（American Nurses Credentialing Center）颁发的 Magnet 认证，是亚洲第一家获此殊荣的医院。

　　10.（瑞士）苏黎世大学医院（Universitäts Spital Zürich，USZ）

　　苏黎世大学医院为全世界患者提供基础医疗和尖端药物，采取个性化、高度专业化和最新的研究，治疗健康问题。拥有 43 个科室和机构，年治疗住院患者约 42000 名，门诊就诊次数超过 500000 次。拥有 980 张病床，是瑞士最大的医院之一。

苏黎世大学医院致力于钻研疾病最新的治疗方法，并按照严格的科学标准加以应用，是瑞士众多疗法的唯一提供者。来自全国、全世界患有复杂和多种健康问题的患者至此接受治疗，所以苏黎世大学医院患有复杂疾病的患者比例特别高。2021 年病例组合指数（Case Mix Index，CMI）为 1652（上一年为 1644）。严重程度最高的 10% 患者的平均 CMI 为 7612（上一年为 7382）。它们占总成本的权重为 46.1%（上一年为 45.1%）。2021 年平均住院时间为 6.41 天，比 2020 年（6.49 天）减少 1.3%。

团队构成多元化，有来自 90 个国家的 8200 多名员工，包括 1500 名医生、2600 名训练有素的护理专业人员以及 900 名医疗和医疗技术员工。此外，在金融、IT、设施管理和餐饮等非医疗和支持领域拥有约 2000 名员工。在苏黎世大学医院，共有 120 个职业由 500 多个角色代表。在研究和教育方面，与苏黎世大学的医学院和实验室密切合作，有许多合作项目。这使医院处于瑞士医学研究的前沿，派遣专家前往世界各地参加会议，以交流经验和专业知识，享有卓越的国际声誉。

参考文献

Charité-Universitätsmedizin Berlin, Center of Medical Excellence, https：//www. berlin-health-excellence. com/berlin-center-medical-excellence.

Johns Hopkins Medicine, About the Center for Diagnostic Excellence, https：//www. hopkinsmedicine. org/armstrong_institute/centers/center_for_diagnostic_excellence/about. html.

Karolinska University Hospital, Introduction, https：//www. karolinska. se/en/karolinska-university-hospital/.

Sheba, 360 Degrees Approach for You-for Individual Patients, https：//www. shebaonline. org/360-degrees-sheba-medical-center/.

Singapore General Hospital, SingHealth Duke-NUS Academic Medical Centre Annual Report 2021/2022, https：//www. sgh. com. sg/about - us/news - room/annual - reports -

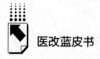

singapore-general-hospital.

University Health Network, About University Health Network, https：//www. uhn. ca/corporate/AboutUHN/Pages/our_ programs. aspx.

University Hospital Zurich, 2021 Annual Report of University Hospital Zurich, https：//2021. usz-jahresbericht. ch/geschaeftsbericht/.

托比·科斯格罗夫：《向世界最好的医院学经营——克利夫兰诊所的经营之道》，科特勒咨询集团（中国）译，机械工业出版社，2018。

利奥纳多 L. 贝瑞 、肯特 D. 赛尔曼 ：《向世界最好的医院学管理》，张国萍译，机械工业出版社，2009。

陆菁菁：《麻省总医院的管理启示》，https：//www. cn-healthcare. com/article/20120612/content-434070. html？ appfrom＝jkj。

案例致谢

特别感谢由《中国医院院长》杂志成立的中国医院绩效改革研究院。感谢中国医院绩效改革研究院为助力绩效考核落地、洞悉指标背后管理实践所组织的绩效大会优秀案例，及其对公立医院高质量发展的实践支持。

感谢以下医院对于本书所录案例的贡献（按医院名称首字母排序，不分先后）：

安徽医科大学第二附属医院

北京大学第三医院

重庆医科大学附属第一医院

复旦大学附属中山医院

广州医科大学附属第一医院

湖南省人民医院

华中科技大学同济医学院附属同济医院

华中科技大学同济医学院附属协和医院

吉林大学第一医院

嘉兴市第一医院

江苏省肿瘤医院

罗湖医院集团

南京大学医学院附属鼓楼医院

上海交通大学医学院附属新华医院

上海市第十人民医院

上海市儿童医院

上海市肺科医院

上海市同仁医院

上海市胸科医院

首都医科大学附属北京友谊医院

首都医科大学宣武医院

四川大学华西第二医院

四川大学华西医院

西安交通大学第一附属医院

西南医科大学附属医院

新疆医科大学第一附属医院

浙江省人民医院

浙江省台州医院

浙江省肿瘤医院

中南大学湘雅二医院

中南大学湘雅医院

中日友好医院

Abstract

With the release of "Opinions on Promoting High-quality Development of Public Hospitals (General Office of the State Council, PRC [2021] No. 18)" on May 14, 2021, public hospitals entered a new stage of high-quality development. Under the new situation and new requirements, promoting the effective implementation of high-quality development of public hospitals has been the top priority to further deepen the reform of the medical and health system.

To promote the high-quality development of public hospitals, the main content lies in one center, one goal and one main line, that is, to take people's health as the center, to establish and improve the modern hospital management system as the goal, and to adhere to and strengthen the Party's overall leadership over public hospitals; In three changes, three improvements, three changes, that is, the development mode changes from scale expansion to improve quality and efficiency, the operation mode changes from extensive management to fine management, resource allocation changes from focusing on material elements to pay more attention to talent and technology elements, improve efficiency, improve quality, improve the treatment of medical personnel, humanization is the purpose, functionalization is the orientation, intelligent is the means; In the "five new", that is, building a new system of high-quality development of public hospitals, leading the new trend of high-quality development of public hospitals, improving the new efficiency of high-quality development of public hospitals, activating the new driving force of high-quality development of public hospitals, and building a new culture of high-quality development of public hospitals.

The state is combining all aspects to promote the high-quality development of public hospitals, organizing hospitals as a unit, the National Health Commission

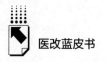

has selected 14 large-scale high-level public hospitals in 9 provinces and cities to carry out pilot, through the way of co-construction of the party committee and province, the central and local joint efforts to break through policy barriers, integrate high-quality resources, and promote the upgrading and overtaking curves of medical technology and hospital management, create a model for the high-quality development of public hospitals and a template for modern hospital management system. The state is promoting pilot hospitals to focus on medical technology research on the basis of the transformation of the system and mechanism, driving the national medical level to a new level, further promoting the national public hospitals in the current stage to confirm development tasks, find their own development advantages and shortcomings, by learning from domestic and foreign leading practical experience, better towards high-quality development.

The report includes five chapters: General Report, Policy Interpretation, Practice Guidance, Case Innovation and International Experience. General Report includes summary of the background, current situation and trend of high-quality development, and puts forward suggestions for the high-quality development of public hospitals. Based on the in-depth research on the background, connotation and evaluation indicators of the high-quality development policy of public hospitals, the Policy Interpretation chapter confirms the orientation of high-quality development. Through the study of the implementation plans of each province, the Policy Interpretation chapter further summarizes the progress of high-quality development of domestic public hospitals. The Practice Guidance chapter shares the experience and suggestions of Party building leading the high-quality development of public hospitals and provides a high-quality development guidance framework based on the performance excellence management model, on one hand, shares the development and construction measures of national pilot hospitals under the guidance framework, on the other hand, extracts four breakthrough points of high-quality development and uses them as the leading theme of the Case Innovation chapter. Based on breakthrough points of high-quality development, the Case Innovation chapter introduces practical operational measures that can be implemented by analyzing the reform trend of concrete management practice of domestic public hospitals, so as to provide reference for the implementation of high-quality development of public hospitals across the country. At the end of this report, based on the case study of the top ten international medical centers in the authoritative evaluation list of world medical centers in terms of comprehensive strength, and mapping the international excellent practice experience and high-quality development orientation, the International Experience chapter verifies the comprehensiveness and scientific nature of the national high-quality development framework, and provides an international perspective for domestic public hospitals to achieve high-quality development.

Keywords: High-quality Development; Public Hospital Reform; International Hospital Benchmarking

Contents

I General Report

Abstract: The national medical and health development has entered the "14th Five-Year Plan" period, facing the contradiction between the people's growing health needs and the unbalanced and inadequate development of medical and health undertakings, the problem of "difficult and expensive medical treatment" still exists, and after the "supplementing medical treatment with medicine" mechanism of public hospitals has been completely broken, the price reform of medical services is still not in place, and it is urgent to further promote the transformation of the operating mechanism of public hospitals, and carry out technical research through deep capacity building to promote the overall progress of national medicine. With the issuance of "the Opinions on Promoting High-quality Development of Public Hospitals by The General Office of the State Council (No. 18, 2021) ", China's public hospital reform has entered a new stage. According to the provincial implementation plans for high-quality development released by all provinces, some provinces have planned implementation measures with localized characteristics, and there are still some differences in the understanding of high-quality development in different regions based on their own medical development level. High-quality development requires China's large high-level hospitals to build world-class hospitals in the future. By analyzing the high-quality development trend of international top medical centers and domestic leading public hospitals, this report summarizes the successful practical experience of high-level hospitals at home and abroad, and uses the framework of scientific theories to make breakthroughs in four main aspects: system construction, discipline shaping, digital innovation and service reform, to realize mechanism transformation and technology upgrading.

Keywords: High-quality Development; Public Hospital Reform; International Hospital Benchmarking

II Policy Interpretation

B.2 Interpretation of National Policies for High-quality Development of Public Hospitals

Shuqiang Xu, Weili Zhao, Tieshan Zhang and Jie Shen / 027

Abstract: The national guidelines on promoting high-quality development of public hospitals have been issued, marking that the reform of public hospitals has entered a new stage of high-quality development. Public hospitals have always promoted development through reform, leaders of public hospitals should combine high-quality development with reform to understand to grasp of the core essence of high-quality development. Through in-depth analysis of the policy background and connotation of the national opinions on high-quality development, the overall requirements and core meaning of promoting the high-quality development of public hospitals are clearly defined. The "three leading, three transformation and three improvement" is the main objective of high-qualituy development, which requires government leading, public welfare leading and public hospitals leading, so as to promote the transformation of the operation mechanism of public hospitals, strengthen the system integration of medical reform and deepen the implementation. With reform and innovation as the fundamental driving force, the system structure

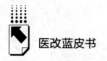
医改蓝皮书

should be optimized to build a new pattern of orderly medical services. By sorting out and analyzing the evaluation index system of high-quality development, the corresponding relationship between indicator design and high-quality development opinions is summarized and the policy orientation of high-quality development is strengthened.

Keywords: Public Hospital Development; Five New Connotations; Regional Evaluation Index; Hospital Evaluation Index

B.3 Analysis of Provincial Implementation Plans for High-quality Development

Xianqun Fan, Shuyang Zhang, Tieshan Zhang and Xiliang Leng / 042

Abstract: Promoting the high-quality development of public hospitals has become a key task in deepening the reform of the medical and health system. After the release of the opinions on the high-quality development of national public hospitals, provinces have successively launched high-quality development implementation plans with localized management characteristics. By sorting out the specific plans of 31 provinces and Xinjiang Production and Construction Corps that have been released, under the "five new aspects" policy-oriented framework of high-quality development, the provincial-level implementation plans are deeply interpreted and horizontally analyzed, the specific construction goals and plans formulated by each province to meet the requirements of high-quality development are refined, the development differences of different regions are found. While issuing relevant plans and supporting measures, provinces should strengthen system integration, pay close attention to the practice effect, and steadily promote the high-quality development of public hospitals on the basis of ensuring the accurate interpretation and promotion of policy guidance.

Keywords: Reform of the Medical and Health System; High-quality Development; Policy Implementation Deviation

B.4 High-quality Development Action Document and
Sample Analysis of Pilot Hospitals

Guang Ning, Weimin Li, Jie Shen and Qi Zhang / 080

Abstract: In order to promote the high-quality development of public hospitals, the state has issued action policy documents to promote the high-quality development of public hospitals. The high-quality development promotion action document defines the overall requirements of "one goal, one ruler, one driving force, two guidance, three supports, and five priorities", focusing on four key construction actions and four capacity improvement actions to provide action guidance for promoting the implementation of high-quality development of public hospitals across the country. The national high-quality development pilot hospital shoulders the responsibility of leading domestic public hospitals to carry out major medical technology research and drive the overall improvement of the national medical level, and should further deepen the implementation of its own high-quality development pilot program and lead by example, and the successful experience explored by the pilot hospital in the development can provide a model path for other public hospitals in China to achieve high-quality development.

Keywords: High-quality Action Document; National Pilot Hospital; High-level Pilot Goals

Ⅲ   Practice Guidance

B.5 Promoting the High-quality Development of Public
Hospitals Based on the Guidance of Party Building

Jieming Qu, Tingbo Liang, Jianming Ma and Yijie Liu / 093

Abstract: The implementation of high-quality development cannot be separated from the guidance of efficient organization. By giving full play to the leading role of Party construction and strengthening the deep integration of

organizational construction and medical service work, the deviation in the development path could be prevented and a strong guarantee for the high-quality development of hospitals could be provided. The public hospitals led by the Party committee have experienced many years of exploration and practice, and can sum up the construction experience that fits the actual development of China's public hospitals. Party building in public hospitals is not a formalism separate from medical service work. In the process of planning and operation, public hospitals should pay attention to the deep integration of party building and operation work, and truly play the leading role of the Party in the hospital's efforts in building a new system, leading new trends, enhancing new efficiency, activating new impetus, and building a new culture, and do practical party building work in the aspects of strengthening the foundation, building dreams, shaping culture, building teams, creating vitality, and winning battles, to effectively promote the high-quality development of public hospitals.

Keywords: Public Hospitals' Party building; Party Building Leadership; Six Elements of Party Building; High-quality Development

B.6　Promoting the Implementation of High-quality Development
　　　of Public Hospitals Based on the Performance
　　　Excellence Model

Guang Ning, Weli Zhao, Bin Sun and Zhigang Liu / 103

Abstract: Theoretical research on basic science is an important guide for the implementation of development transformation. As a science, the practice of hospital management is also inseparable from the guidance of scientific theory, and high-quality development is inseparable from the guidance of strategic framework. Scientific hospital management theory will help the construction and improvement of public hospitals to follow rules and achieve high-quality development efficiently. By focusing on classical theory and management model research, and taking the essence of medical management theory, the consistency of the performance excellence model and high-quality development policy orientation is verified, further clarifying to take the performance excellence model as a theoretical reference. For domestic public hospitals, to implement high-quality development policies, it is necessary to apply a local guidance framework that is more understandable, easy to learn, and easy to use. Based on the theory of performance excellence, the implementation guidance framework of high-quality development is built to help hospitals introduce a high-quality development system that can be learned and applied actively. Under this guidance framework, the high-quality characteristic practice of Ruijin Hospital and other national high-quality development pilot hospitals are taken as examples. By sharing the measures of public hospitals in functional positioning, discipline shaping, public demand meeting, resource operation, hospital management, quality result optimization, digital transformation, scientific research improvement, and other aspects, etc., to provide experience for public hospitals across the country.

Keywords: Performance Excellence; Domestic Leading Experience; Hospital Functional Positioning; Leadership Triangle; Management Results Triangle

Ⅳ   Case Innovation

B.7   Exploration of Medical Centers' Construction in

Innovation System of Public System

Xianqun Fan, Guanghua Lei, Xiliang Leng and Shiqi Shen / 148

Abstract: Medical center is an important carrier to promote the expansion of high-quality medical resources, promote the balanced distribution of regional medical resources, and build a high-quality and efficient medical and health service system, which is of great significance for promoting the high-quality development of public hospitals. Through in-depth interpretation of relevant policy documents

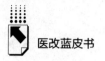

related to the construction of medical centers and practical analysis of national regional medical centers, specialty alliances, urban medical groups and other models, this paper analyzes the latest development trend of medical centers, including the promotion of cross-hospital multidisciplinary diagnosis and treatment and cross-regional technical research in the construction of national regional medical centers. Establish a personalized cooperation mechanism in the construction of specialty alliances, promote the implementation of hierarchical diagnosis and treatment system, promote the interconnection of specific disease information, etc., and promote the integration of operation management, personnel management, and medical services in the construction of urban medical groups. The second is to summarize the collaborative innovation measures of public hospitals at different levels such as medical treatment, teaching, scientific research and management during the construction of medical centers, so as to provide practical experience for integrating regional resources and forming a joint force to promote the high-quality development of public hospitals.

Keywords: National Regional Medical Center; System Innovation Medical Alliance; Urban Medical Groups

B.8 Building High Quality Public Hospitals by Descipline Shaping

Shuqiang Xu, Shuyang Zhang, Bin Sun and Zening Xie / 159

Abstract: The high-quality development of public hospitals cannot be separated from the drive of high-level clinical science. Discipline construction and development is the key content and path to achieve the high-quality development of public hospitals. Through the in-depth interpretation of the high-quality development policy related to discipline construction and the analysis of the leading practice of public hospitals in China, it is found that discipline construction should be shaped based on the historical development background of hospitals and clinical discipline characteristics, transform the simple understanding, tap the development potential of disciplines and give play to the development advantages of disciplines, and avoid "one-size-fits-all management" and "departmentalism". For the systematic project of discipline shaping, according to the existing discipline construction mode in China, we should focus on the four key themes including discipline positioning and cluster integration, projects for talent development, scientific innovation, and disease management and lean operation and realize the overall improvement of medical level based on the discipline characteristics and the actual key breakthroughs of development.

Keywords: Discipline Shaping; Discipline Positioning; Talent Cultivation; Scientific Research Innovation; Diseases Management

B.9 Promoting High-quality Development of Public Hospitals by Digital Innovation

Guang Ning, Tingbo Liang, Zening Xie and Qi Zhang / 182

Abstract: Public hospitals to achieve high-quality development cannot be separated from the support of information technology, in the process of medical personnel making diagnosis and treatment decisions, hospitals providing various patient services, and hospital operation and management, informatization plays an important enabling role, which can help improve the efficiency of medical services and hospital operation, reduce the work burden of medical personnel, and improve patients' medical experience. At present, cloud technology, blockchain, 5G technology, big data and other technologies are the main trend of technology application in the medical industry, and the premise of effectively playing the role of informatization is to fully consider the actual business development, organically integrate information technology with various medical scenes, build a new generation of integrated electronic medical record system to eliminate information islands, provide accurate diagnosis and treatment support to improve the level of diagnosis and treatment. Establish early warning analysis and monitoring intervention system to improve medical quality, promote intelligent settlement,

visual asset operation and maintenance optimization operation and management, etc. , and truly realize the empowering role of digital innovation in hospital operation and development.

Keywords: Digital Innovation; Diagnosis and Treatment Decision; Medical Service Transformation; Digital Management Decision

B. 10 Practice of Service Innovation in High-quality Development of Public Hospitals

Jieming Qu, Guanghua Lei, Zhigang Liu and Yijie Liu / 203

Abstract: High-quality development of public hospitals lies in firmly grasping the central idea of "taking patient demand as the guidance", that is, on the basis of standardized diagnosis and treatment and symptomatic treatment, we should face patients' needs for returning to life and continuing health, pay attention to the efficiency and experience of patients' medical treatment process, and promote the reform and innovation of medical services guided by patients' needs. According to the leading practice of domestic public hospitals, hospitals can carry out innovation in medical service mode by promoting multidisciplinary diagnosis and treatment for diseases, implementing one-stop and daytime medical services, and promoting extended care service. In addition, by improving pharmaceutical management, optimizing convenience services, caring for special patient groups, promoting medical social workers and volunteer services, and improving medical dispute prevention and handling mechanisms, we can provide all-round humanistic care for patients, improve patient medical experience, and promote high-quality development of hospitals.

Keywords: Multidisciplinary Diagnosis and Treatment; Day Treatmentt; Friendly Medical Services; Continued Nursing; Pharmaceutical Managemen

V   International Experience

B.11   Analysis of Development Trend and Experience of
International Top Medical Centers

Shuqiang Xu, *Weimin Li*, *Jie Shen and Shiqi Shen* / 231

Abstract: The reform of public hospitals has entered a new stage of high-quality development, requiring the construction of world-class hospitals and promoting the overall improvement of national medical technology. The management practices of international top hospitals can be used as reference for the development of domestic hospitals. Based on the "World's Best Hospitals (Comprehensive)" ranking of the US Newsweek, 10 top medical centers are selected for comparison. From the perspective of the core competitiveness, development characteristics and specific measures of the international top medical centers, the leading practice of international top hospitals is consistent with the policy orientation of high-quality development of public hospitals in China, which can provide more international perspectives and experience for domestic public hospitals. China's public hospitals should focus on improving clinical specialty construction, technological innovation for the forefront of life science and biomedical science, refined operation management, patient-centered medical service provision, and medical staff care, building a virtuous cycle of high-quality development of hospitals, to realize the development of China's medical level in the international scope.

Keywords: International Top Medical Center; Medical System Construction; Medical Technology Innovation

皮 书

智库成果出版与传播平台

❖ 皮书定义 ❖

皮书是对中国与世界发展状况和热点问题进行年度监测，以专业的角度、专家的视野和实证研究方法，针对某一领域或区域现状与发展态势展开分析和预测，具备前沿性、原创性、实证性、连续性、时效性等特点的公开出版物，由一系列权威研究报告组成。

❖ 皮书作者 ❖

皮书系列报告作者以国内外一流研究机构、知名高校等重点智库的研究人员为主，多为相关领域一流专家学者，他们的观点代表了当下学界对中国与世界的现实和未来最高水平的解读与分析。

❖ 皮书荣誉 ❖

皮书作为中国社会科学院基础理论研究与应用对策研究融合发展的代表性成果，不仅是哲学社会科学工作者服务中国特色社会主义现代化建设的重要成果，更是助力中国特色新型智库建设、构建中国特色哲学社会科学"三大体系"的重要平台。皮书系列先后被列入"十二五""十三五""十四五"时期国家重点出版物出版专项规划项目；自2013年起，重点皮书被列入中国社会科学院国家哲学社会科学创新工程项目。

权威报告·连续出版·独家资源

皮书数据库
ANNUAL REPORT(YEARBOOK)
DATABASE

分析解读当下中国发展变迁的高端智库平台

所获荣誉

- 2022年，入选技术赋能"新闻+"推荐案例
- 2020年，入选全国新闻出版深度融合发展创新案例
- 2019年，入选国家新闻出版署数字出版精品遴选推荐计划
- 2016年，入选"十三五"国家重点电子出版物出版规划骨干工程
- 2013年，荣获"中国出版政府奖·网络出版物奖"提名奖

皮书数据库

"社科数托邦"
微信公众号

成为用户

　　登录网址www.pishu.com.cn访问皮书数据库网站或下载皮书数据库APP，通过手机号码验证或邮箱验证即可成为皮书数据库用户。

用户福利

- 已注册用户购书后可免费获赠100元皮书数据库充值卡。刮开充值卡涂层获取充值密码，登录并进入"会员中心"—"在线充值"—"充值卡充值"，充值成功即可购买和查看数据库内容。
- 用户福利最终解释权归社会科学文献出版社所有。

数据库服务热线：010-59367265
数据库服务QQ：2475522410
数据库服务邮箱：database@ssap.cn
图书销售热线：010-59367070/7028
图书服务QQ：1265056568
图书服务邮箱：duzhe@ssap.cn

社会科学文献出版社 皮书系列
SOCIAL SCIENCES ACADEMIC PRESS (CHINA)
卡号：167736422412
密码：

S 基本子库
SUB DATABASE

中国社会发展数据库（下设 12 个专题子库）

紧扣人口、政治、外交、法律、教育、医疗卫生、资源环境等 12 个社会发展领域的前沿和热点，全面整合专业著作、智库报告、学术资讯、调研数据等类型资源，帮助用户追踪中国社会发展动态、研究社会发展战略与政策、了解社会热点问题、分析社会发展趋势。

中国经济发展数据库（下设 12 专题子库）

内容涵盖宏观经济、产业经济、工业经济、农业经济、财政金融、房地产经济、城市经济、商业贸易等 12 个重点经济领域，为把握经济运行态势、洞察经济发展规律、研判经济发展趋势、进行经济调控决策提供参考和依据。

中国行业发展数据库（下设 17 个专题子库）

以中国国民经济行业分类为依据，覆盖金融业、旅游业、交通运输业、能源矿产业、制造业等 100 多个行业，跟踪分析国民经济相关行业市场运行状况和政策导向，汇集行业发展前沿资讯，为投资、从业及各种经济决策提供理论支撑和实践指导。

中国区域发展数据库（下设 4 个专题子库）

对中国特定区域内的经济、社会、文化等领域现状与发展情况进行深度分析和预测，涉及省级行政区、城市群、城市、农村等不同维度，研究层级至县及县以下行政区，为学者研究地方经济社会宏观态势、经验模式、发展案例提供支撑，为地方政府决策提供参考。

中国文化传媒数据库（下设 18 个专题子库）

内容覆盖文化产业、新闻传播、电影娱乐、文学艺术、群众文化、图书情报等 18 个重点研究领域，聚焦文化传媒领域发展前沿、热点话题、行业实践，服务用户的教学科研、文化投资、企业规划等需要。

世界经济与国际关系数据库（下设 6 个专题子库）

整合世界经济、国际政治、世界文化与科技、全球性问题、国际组织与国际法、区域研究 6 大领域研究成果，对世界经济形势、国际形势进行连续性深度分析，对年度热点问题进行专题解读，为研判全球发展趋势提供事实和数据支持。

法律声明

"皮书系列"（含蓝皮书、绿皮书、黄皮书）之品牌由社会科学文献出版社最早使用并持续至今，现已被中国图书行业所熟知。"皮书系列"的相关商标已在国家商标管理部门商标局注册，包括但不限于LOGO（▉）、皮书、Pishu、经济蓝皮书、社会蓝皮书等。"皮书系列"图书的注册商标专用权及封面设计、版式设计的著作权均为社会科学文献出版社所有。未经社会科学文献出版社书面授权许可，任何使用与"皮书系列"图书注册商标、封面设计、版式设计相同或者近似的文字、图形或其组合的行为均系侵权行为。

经作者授权，本书的专有出版权及信息网络传播权等为社会科学文献出版社享有。未经社会科学文献出版社书面授权许可，任何就本书内容的复制、发行或以数字形式进行网络传播的行为均系侵权行为。

社会科学文献出版社将通过法律途径追究上述侵权行为的法律责任，维护自身合法权益。

欢迎社会各界人士对侵犯社会科学文献出版社上述权利的侵权行为进行举报。电话：010-59367121，电子邮箱：fawubu@ssap.cn。

社会科学文献出版社